火为万病之本

——岐黄医理揭秘122条

杜全成 著

北方联合出版传媒（集团）股份有限公司

辽宁科学技术出版社

图书在版编目（CIP）数据

火为万病之本：岐黄医理揭秘 122 条 / 杜全成
著 . —沈阳：辽宁科学技术出版社，2024.2（2025.4 重印）
ISBN 978-7-5591-3280-2

Ⅰ.①火… Ⅱ.①杜… Ⅲ.①中国医药学- 研究
Ⅳ.① R2

中国国家版本馆 CIP 数据核字 (2024) 第 013591 号

出版发行：辽宁科学技术出版社
　　　　　（地址：沈阳市和平区十一纬路 25 号　邮编：110003）
印　刷　者：辽宁鼎籍数码科技有限公司
经　销　者：各地新华书店
幅面尺寸：170mm×240mm
印　　张：19.5
字　　数：300 千字
出版时间：2024 年 2 月第 1 版
印刷时间：2025 年 4 月第 2 次印刷
责任编辑：于　芳　赫　昊
封面设计：华夏长鸿　六　一
版式设计：华夏长鸿
责任校对：康　倩

书　　号：978-7-5591-3280-2
定　　价：59.00 元
联系电话：024-23284363

《火为万病之本——岐黄医理揭秘 122 条》

杜全成　著

董江海　张李香　高成宝　编辑整理

序

　　中医幽深玄奥，难懂、难学的程度超过了众多学问。本书中的"医理揭秘122条"让人豁然开朗，使人明白了中医之所以成为"模糊学问"，是因为缺乏唯物辩证法的哲学思想的指导和现代先进科学技术的支撑，人们不易识别古中医中的精华与糟粕，继承了精华的同时也承袭了错误，结果是阴阳难辨，寒热难分，中医学就变成了"模糊学问"。这本书充分展现了作者多年的临床实践，也给了中医界一个很好的启示，那就是：中医的发展，必须在唯物辩证法指导下，充分融入现代科学，才能告别"模糊学问"，更快、更好地向精准医学的方向发展！

　　书中所创立的四维辨证法，提纲挈领，融合了历代医学大家的主要学术思想，使整个辨证施治过程都站在巨人的肩膀上进行，都在运用医学大家的智慧。这一点难能可贵，是对中医基本理论的创新和发展！

　　本书是一本既能帮助广大中医临床者快速提高临床水平，又能帮助初学者快速入门中医的好书。

　　特为之序！

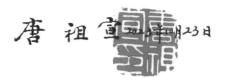

国医大师唐祖宣教授为本书写的序

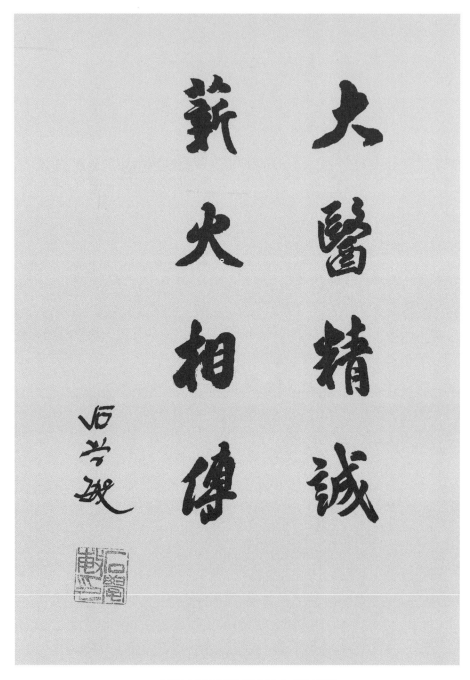

大醫精誠
薪火相傳

石学敏

国医大师石学敏院士给本书的题词

自　序

　　我出于对中医的喜爱，报考了中医专业，可是对于古中医学的许多基本概念和医理，我和同学们从一开始就不能理解，几十年都在困惑和迷茫中探寻，一边临床一边读书，包括经典著作、百家之书、前人经验汇编、今人学术专著以及现代医学的相关书籍。我读了几十年，实践了几十年，思考了几十年，还是很迷茫！

　　幸遇师父吕英教授指点迷津，师父对一气周流原理精深独到的见解和精辟讲述，让我豁然开朗！太师父李可老中医高超的医术和高深的学术精髓，以及他老人家推崇的《圆运动的古中医学》，都给了我极大的灵感，我因此从春生、夏长、秋收、冬藏之气机升、浮、降、沉的自然规律中，悟出了人体生理病理的一些奥秘，并经多年临床实践证明是符合人体实际的，在验证自己的参悟是否正确的临床实践中，我也同时认识到唯物辩证法的哲学思想对于继承和发展中医具有十分重要的意义。我认识到了两点：一是现代中医的发展必须建立在现代科学技术之上，二是中医必须以唯物辩证法为指导思想。在用唯物辩证法和现代科学原理分析解决中医临床问题的实践中，我渐渐认识到古人由于受科技水平的限制，对大自然和人体的许多认识都是模糊的，中医经典中很多东西都是古人的推论和构想，由于脱离了实际，再加上百家学说过度发挥，所以很"玄奥"。在现代的继承和发展中，又因为未能充分融入现代科学，过分崇古，甚至摒弃现代医学中许多先进的东西，在许多方面割裂了中医学与现代科学的联系，使中医对许多问题的认识，还停留在古代水平，在玄说和空想的重压和羁绊下艰难前行；因此，我们中医人必须彻底觉醒，在唯物辩证法思想指导下，充分运用现代科学技术继承古中医，丢弃糟粕，继承精华，发展创新。

　　我在对疾病各种症状之实质的全面探讨中，对消除每一个症状的每一味药的药性以及中医学的每一个基本概念，都以现代科学和唯物辩证法的思维进行了刨根究底的探索，结果发现，许多疾病的实质都指向了火，都是火热为患，每一味中药都能够祛除火热，中医传统治病"八法"的实质也都是祛火，火气竟然是万病之根本，据此辨证用药，疗效普遍得到提高。进一步研究发现，当今中医临床存在三误：一是认症错误，对每一个症状产生的原理和实质，不能运用现代科学去探寻究竟，一味继承古人旧说，结果导致辨证不清或错误；二是辨证错误，有两种情况，一种情况是由于认症错误，直接造成辨证结果的错误，另一种情况是运用脱离了实际的辨证方法，导致了辨证的错误；三是用药错误，由于认症和辨证的错误，导致了对相应药物药性认识的错误，由此造成了再次用药的错误。以上三误就是造成辨证不精，用药不准，疗效不能持久，不易复制传承的根本原因。坚信古中医在融入唯物辩证法和现代科学后，必将发展成为与现代科学相适应的现代中医！

　　本书记录的均是我的临床实践心得，因是从实践中得来，再用以指导临床实践，确实有效，今整理成书，供广大同仁参考。我坚信这本书能在一定程度上帮助中医同仁解决以上三误问题，帮助临床医生提高临床水平，也可以帮助初学者较快入门，也可为中医高级研究机构提供参考，但书中鄙陋和错误也在所难免，诚请广大同仁海涵斧正！

杜全成

2023年4月于兰州

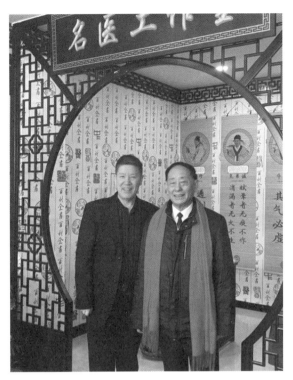

作者与国医大师唐祖宣合影

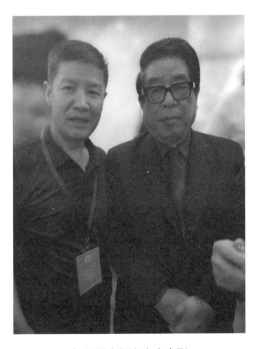

与国医大师张大宁合影

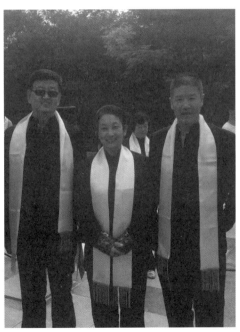

与师父吕英教授合影

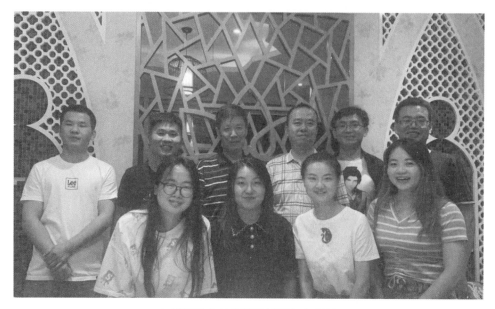

与博导梁永林教授及其研究生合影

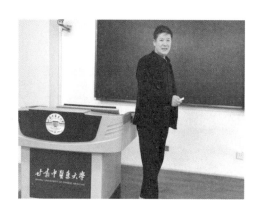

为研究生授课

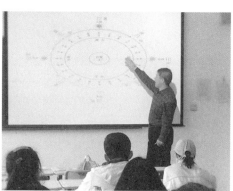

为研究生授课

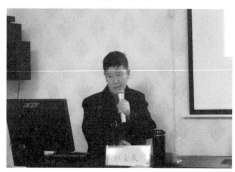

在李可学术思想培训会上授课

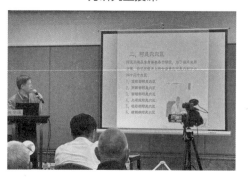

在学术会上作学术报告

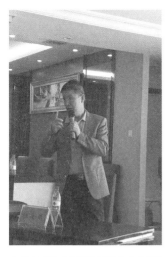
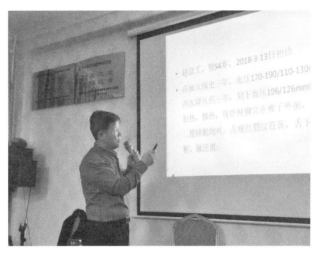

在李可学术思想培训会上授课　　　　在李可学术思想培训会上授课

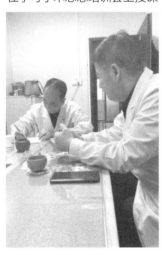
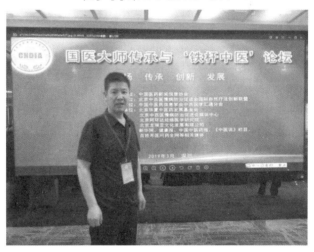

师徒研讨病例　　　　　　　　　　在学术会上留影

内容提要

    本书是以古中医一气周流之圆运动的思维为主导，融入唯物辩证法之哲学思想和现代科学原理，研究中医传统理论，分析解决一切临床实际问题的心得实录，以万病本于火的认识和四维辨证法为主要思想，认为诸症皆火象，诸病火为本，诸法皆去火，诸药皆清热，祛火是根本。万般疾病之病理，总不出火热亢盛、中气虚弱、元阳虚弱、肾水不足四个方面，湿、痰、水皆火热所生，气滞、血瘀的实质实为火热瘀滞，疼痛、搔痒、肿胀、瘰疬、癥瘕、痈疽、疮疡、斑疹皆火热之症。治病的根本就是祛火，书中以感冒、喘证、胸痹、淋证等十几种常见病为示例，均以祛火为基本治法，一种疾病仅用一个基本方加减即可取得优良效果，辨证施治过程大大简化，更易学习掌握，也易于传承。书中还根据古人的论述，结合临床实践，对二百多味常用中药的药性和几十首前人行之有效的古方，重新进行了分析和论述，倡导打破传统思维的禁锢，融入现代科学原理，以唯物辩证法的哲学思想，实事求是地继承和发展古中医，提出了古中医＋唯物辩证法＋现代科学，才能使中医发展成为与现代科学技术相适应的现代中医的理念。

目　录

第一章　一气周流与临床新悟

中医是中国文化的精粹之一，但是现代中医人不能只停留在对古中医的自豪和骄傲中，一味崇古只能让中医守旧不前，所以让传统中医与时俱进，成为与现代科学技术水平相适应的现代中医，是我们现代中医人责无旁贷的历史使命！多年来，自己以一气周流原理为主导，从以下四个方面做了一些探讨。

第一，立足临床实践，疗效就是硬道理，有疗效、疗效好就是对的，反之就是错的，继承和发扬对的，丢弃错的，实事求是地继承发展传统中医理论！

第二，运用一气周流原理，解读传统中医理论，认识临床问题。彭子益的一气周流圆运动的原理，源自太阳、地球、月亮圆运动的规律，是关于大自然的科学，也是关于人这个物种的生命与健康的科学，与现代科学原理完全能够无缝对接，是古中医天人合一思想的科学的、具体的体现，昭示着人体生理病理的诸多原理，是中医理论的基础和核心，极具科学性和实操性，对中医临床有极其重要的指导意义，是进入中医之门必须要掌握的一把金钥匙。太师父李可老中医认为，《圆运动的古中医学》为中医的"第五经典"，其作者彭子益先生是"继医圣张仲景之后第二位医中圣人"。

第三，以现代唯物辩证法的哲学思想指导临床实践。只有运用唯物辩证法思想，才能识别中医传统理论中的精华与糟粕，以便丢弃糟粕，摆脱杂念的羁绊和纠缠，轻装前行，少走弯路；也更能继承和发扬精华，在前人的经验和智慧之上，更好地发展中医。

第四，把现代科学融入中医。中医经典理论之理法方药的体系，建立在农业和手工业时代的科学技术水平之上，由于受科学技术水平的限制，关于理、法、方、药的认识都有很大的局限性，大多是模糊概念，与当今的客观实际有很大程度的差距，在融入了现代科学之后，这些模糊的认识慢慢变得具体清晰。中医学就会在现代科学的带动下，向精准化和现代化方向发展。

例如，运用一气周流原理，我们认识到肿瘤、囊肿、息肉等一切肿块均为火热所致，那么现代医学影像学有关肿瘤、囊肿、息肉的异常发现，就成为我们中医辨证的有力依据了，我们根据肿块所在的脏腑、部位，就可以判断热毒所在，以便更准确地辨证用药。如某女性患者，头昏头痛两个月，以前额部为甚，伴有鼻涕多、色黄浓，睡眠差，易醒难寐，口干口苦，疲乏喜卧，大便不干，日一解，舌淡浅裂纹苔白润，脉沉缓等症。如果仅凭以上病情资料诊断辨证，辨证不但不能准确，甚至会出现错误，误以鼻窦炎论治，但据现代医学核磁检查结果提示："右侧额叶高密度影，考虑脑膜瘤（颅前额叶部）"，就得以准确辨证为热毒壅滞颅脑之肿瘤，对症用药后，患者病情很快得到控制，并且完全康复，免予手术。（见病案28）

中医如果能够真正解放思想，用唯物辩证法之现代哲学思想作为自己的指导思想，充分吸收现代科学来发展自己，就一定会在现代科学的带动下迅速发展！这里提出一个现代中医的概念，**古中医融入了唯物辩证法思想和现代科学这两个元素之后，就能发展成为与现代科学相适应的现代中医了。**（医理揭秘1）

本章以一气周流圆运动的顺序为轴线，从以上4个方面对中医理论和临床做一些探讨。

第一节　一气周流的基本原理

一、太阳、地球、月亮的圆运动

一气周流圆运动的原理，源自太阳、地球、月亮的圆运动。地球绕太阳旋转一周即一年，地表阳气随之发生了升浮降沉的变化，出现了春夏秋冬四季。在春天，随着阳气的升发，地面之下的阳气逐渐升发到地面之上，并接收到春天温暖阳光的照射，地面上的温度逐渐升高。到盛夏的时候，地面上的阳气达到最盛，重阳必阴，随即地面上的阳气向地面之下下压，经过一个秋天，地面上的阳气逐渐减少，到了深冬，地面上的阳气大部藏于地下，地面之上的阳气最少，地面下的阳气最多，重阴必阳，随即阳气又开始升发，下一年的春天来临，年复一年，周而复始，循环不止。这就是地球绕太阳公转造成地表阳气升浮降沉的变化规律。

随着地球的周期性自转运动，造成白昼和黑夜的更替，日出、日升、日落、日沉的周期性变化，造成地面上的阳气也出现了升、浮、降、沉的周期性变化。随着一日之日出、日升，地表阳气逐渐升浮，地表温度随之逐渐上升；随着日落、日沉的变化，地表阳气逐渐沉降，地面温度随之逐渐下降。地球自转一周即一昼夜，以上变化也经历一个周期，日复一日，周而不休，这就是地球自转造成的地表阳气升浮降沉的周期性变化。

月亮绕地球旋转1周，为1个月，地球围绕太阳旋转1周即1年，相当于月亮绕地球转12周，即1年有12个月，月亮绕地球旋转1周，约相当于地球自转30周，即1个月约有30天，1年约有365天。

小时候，看到在地下煤窑里背煤的大人们，在寒冷的深冬，穿着短裤背心干活，他们说地窑里比地面暖和，干活感觉比较热，易出汗，就把外衣外裤脱了；六月里麦收的时候，天气很炎热，拾麦穗的我们，跟着大人们去一个可进出马车的地下窑洞（距地面三四米深）里去避暑，亲身感受到地窑的

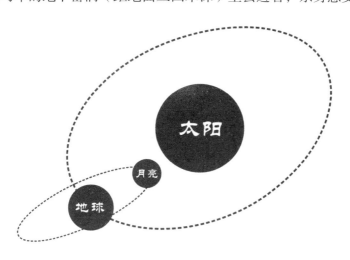

温度与地面温度相差很大，凉快到了有点寒冷的程度，大人们要求我们放下长袖衬衣的袖子，系好衣扣，以防受凉感冒。我亲身感受到地下阳气升发到地面上之后的寒凉，这都是由于春夏阳气升浮、秋冬阳气降沉而产生的真实的自然现象。

二、一气周流图

一气周流图是一个以土为中心运动着的圆，此思维源自"河图""洛书"，以土为中心，左升、右降；左侧对应东方，五行中的木，一年之春天，一日之日出，人体脏腑之肝，后天八卦之震卦，习称东方风木；上方对应南方，五行中之火，一年之中的夏天，一日之日中（午时），五脏中的心，后天八卦中之离卦，习称心火或南方离火；右侧对应西方，五行中的金，一年之秋天，一日之日落，五脏中之肺，八卦中之兑卦，习称西方秋金；下方对应北方，五行中之水，一年之冬天，一日之子时，五脏中之肾，

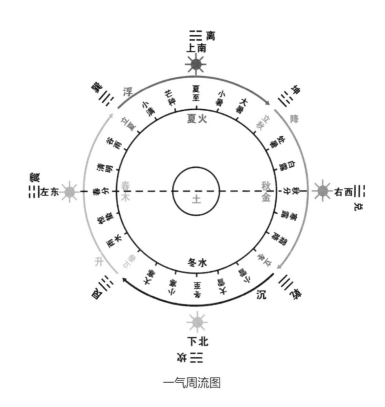

一气周流图

八卦中之坎卦，习称坎水或北方肾水；中轴对应中央，五行中之土，五脏中之脾，习称中土、中轴或脾土；经过中轴之水平线，理解为地平面。

三、一气周流体现的主要规律——生长收藏

（1）生。一气周流图是关于阳气升浮降沉、周而复始的圆运动图。每年冬至节后，一阳复生，从立春到雨水、惊蛰、春分、清明、谷雨6个节气，阳气处于萌发状态，且渐渐增强，犹如植物萌芽生发的状态，所以用五行中的"木"来表示。师父吕英教授在概括李可学术思想时，对此用了一个"萌芽"的概念来描述，非常形象，非常恰当！春天随着木气的升发，地下的阳气逐渐升发到了地面之上，地面之上的阳气渐渐增强，春暖花开，草长莺飞，处于蒸蒸日上的状态；对应一日之中丑、寅、卯时，黎明之后，黑夜退去，一轮红日冉冉升起，地面上的温度逐渐上升，呈现阳光明媚的状态，这里主要体现的就是阳气的生发，主要着眼一个"生"字，就是阳气的孳生、萌芽、初升过程，即五行之木气。由于阳气的本质就是火热之气，所以生对应着火热之气的孳生，**疾病的发生是一个从无到有的过程，与"生"相对应，也即疾病的发生由木火之气所致，所以木火之气是一切疾病发生的根源，如疼痛的发生，搔痒、肿胀、结节的出现，任何一个症状的发生，都是一个从无到有的过程，都是木火之气所为。**（医理揭秘2）

阳气的生发，就是风气，刘完素在《黄帝素问宣明论方》卷三中指出："风热怫郁，风大生于热，以热为本，而风为标风，言风者即风热病也。"**风善行数变，极具能量，是大自然中容易带来灾害的一个气，在人体则是容易引发疾病的一个气，其本质是火气。**（医理揭秘3）

现代医学检验学的各项指标出现阳性，其反映的也是一个从无到有的变化过程，即生的过程，对应春天的生发之气，本质还是火气所为。（医理揭秘4）

类风湿因子、抗链球菌溶血素"O"、乙肝表面抗原等，只要出现阳性，就揭示体内木火之气的亢盛。据一气周流原理参悟到的这一认识，使现

代医学的检验学的各种检查结果，成为中医辨证的依据，实现了古中医与现代医学检验学的自然接轨，中医就搭上了现代医学的快车，向现代中医的方向迅速发展！据类风湿因子阳性的结果可知，类风湿性关节炎的本质为火热之证，在运用了生石膏、黄柏、牛膝、豨莶草等药之后，随着关节肿痛的好转，类风湿因子也下降或恢复正常，类风湿因子就成为一个判断火热的指标，也是一个观察疗效的指标，这样中医就可借助现代化的科学仪器检测出的结果，更加精准地辨证用药。

木气对应风，风性主动，所以**癌细胞的转移、扩散，对应风气、木气，本质还是火气所为，风、火二气具有强大的爆发力和煽动力，是造成癌瘤转移的主要因素。**（医理揭秘5）

依据现代科学之运动需要足够能量的原理，再做进一步的认识，癌细胞的转移扩散需要足够的能量，在六淫之风、寒、暑、湿、燥、火中，寒邪收引，湿邪黏滞，凉燥为秋天寒凉之气所生，均为阴邪，不但不具备癌细胞转移所需之能量，还是运动的阻力因素，所以不能成为癌细胞转移的因素；暑热和燥气中的温燥之气，均为火热之气，按火气来认识，风、火二气，极具能量，具有强大的爆发力和煽动力，因此东方肝木疏泄升发太过之风气，南方由心所主的火热之气，均是造成肿瘤转移的主要因素，风气是由火气产生的，所以风气的本质还是火气，所以癌瘤转移最根本的因素还是火！

（2）长。一年之中，从立夏到小满、芒种、夏至、小暑、大暑，地面上的热越来越多，地面上的阳气增长至盛极，草木不但生长茂盛，而且结果成熟，《素问·四气调神大论》指出"此谓蕃秀"，对应一日之中，太阳光射到地面之热力逐渐增强的巳、午、未之时，此时地下之阳气也极大地升发到地面之上，地面上的阳气增长到最盛、最多，地面上的温度最高，最热，**主要体现"长"和"火"的概念，因此认识到：火为夏天的主气，主长，凡有增长特点的疾病状态，均是火象，如局部肿胀、关节肿大、肿瘤增长、息肉增长、宫颈肥大、体温升高、脉率增快、血压升高等，均对应夏天阳气增长之象，本质皆是火热所致。**（医理揭秘6）

以关节肿大为例，《素问·痹论》篇中指出："风寒湿三气杂至，合而为痹，其风气胜者为行痹，寒气胜者为痛痹，湿气胜者为着痹。"基于这一经典论述，我在几十年的临床中，对于痹证，皆以祛风除湿、温经散寒的方法治疗，却难有显著的疗效，有时反使病情加重，使我颇感困惑！在一气周流原理的启示下，结合多年的临床体悟，根据现代科学知识，我终于认识到，痹证虽最容易因感受风寒而发，但风、寒二气并不会进入人体，只是带走皮表一些热量，给人体一种寒冷的刺激而已，带走的热量会很快被人体补充，不足为患，但是寒冷的刺激，却激发了人体自身固有的伏热，致人发病，所以发病的根源是体内伏热，即风寒激发了患者筋骨、关节固有的伏热，因热生湿，湿热壅滞为痹，表现为关节肿胀疼痛，僵硬或拘挛，或红肿热痛、积水等，均以火热为本，风寒只是诱因而已，并不存留体内。

因为夏天主长，火热为夏天的主气，推动夏天万物的生长，所以关节肿大既是火热之气所为，也是火热之象。《素问》指出："诸胀腹大，皆属于热"，《素问玄机原病式》中讲："火主长而茂，形貌彰显，升明舒荣，皆肿胀之象也。"《素问病机气宜保命集》中指出："热胜则肿。"

因此，我明白了痹证患者在关节肿胀的同时，常常伴有身热（体内伏热蒸腾）、汗多（相火蒸腾）、怕热（相火燔灼）、关节局部虽肿（火热壅滞），却因受凉而引发和加重（体内火热致敏，易被风寒激发），或因食牛羊肉关节肿痛更甚（牛羊肉属温热类食品，极易激发体内伏热而致关节肿痛更甚）等，皆为火热之证，对"风寒湿三气杂至，合而为痹也"的经典理论有了更深的认识，对痹证的辨证治疗用药，都以清热祛火解毒为主，这样做大大地提高了临床疗效。参见病案15、病案29、病案42。

（3）收。到了秋天，从立秋到处暑、白露、秋分、寒露、霜降这几个节气，对应一日中的下午、日落、傍晚，随着太阳西下，太阳射到地面的热渐渐减少，地面上的阳气逐渐沉降于地下，处于收敛状态，对应西方燥金之气的敛降，这时主要体现"收"、"降"的概念。在人体肺气、胃气、胆气、大肠之气、小肠之气、膀胱之气，皆以降为顺，与天气的凉、降相

第一章　一气周流与临床新悟

对应。

（4）藏。到了冬天，从立冬、小雪、大雪、冬至到小寒、大寒这一段时间，经过秋天的敛降，地面上的阳气就深深地藏于地下水阴之中，正常情况下，对应一日之中，晚上9点至第二日凌晨3点，这时地面上的阳气已经极少，温度最低，这时主要体现的就是阳气的潜"藏"，阳气潜藏得越深越好！对于人体来说，少阴的肾水越充足，则阳气藏得越深，阳根就扎得越深越稳！最好的例证就是睡眠，由于南方心火下潜，藏于北方肾水之中，阳入于阴，水火既济，阴阳和合，人体由寤转寐，处于睡眠状态，肾水越足，阳气潜藏得越深，睡眠越好，如果水少失于潜藏，则相火离位，冲逆而上，则阳难入阴，或阳不入阴，发生眠差或不寐。

一气同流之圆运动以土为中轴，对应五方中的中央（即中土），脏腑中的脾胃。土生万物，脾胃为人之后天之本，所有脏腑、四肢百骸、五官九窍都赖以脾胃的滋养，所有脏腑功能的进行都有赖于土气的承载推动，其承载力的体现就是中气，"中气如轴，四维如轮""轴运轮转，轴停轮止"。太师父李可老中医认为，人身无处不中气，土能生万物，无土不成世界。中气对人体脏腑和整体的承载无时无刻不在进行，片刻不离。

以上即一气周流圆运动的基本规律。

四、主气图

主气图显示的是主气变化规律，其实质反映的也是一气周流圆运动的规律，以木、君火、相火、土、金、水之六气分主一年四时，每气主时两个月，直观地展示了一年中阳气升浮降沉的规律，从初之气到终之气体现五行相生的关系，即木生火，火生土，土生金，金生水，水生木。

初之气厥阴风木。每年从大寒至春分为初之气，为阳气出生萌芽阶段，虽然弱小但萌发之势很强，师父吕英教授直接称其为"萌芽"。

二之气少阴君火。从春分至小满为二之气，阳气逐渐增强，大地春回，生机勃勃，温暖宜人，故以君火名。

三之气少阳相火。从小满至大暑为三之气，此时地表温度显著升高，植物结果、长大、成熟，阳气增长之极，天气炎热，常常超过人体耐受之极限，致人以病，故相火就是壮火、大火之义，入伏后即称其为"暑"气。

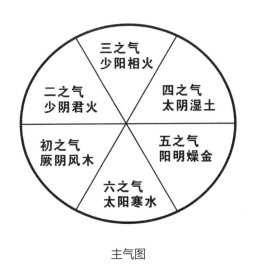

主气图

四之气太阴湿土。从大暑至秋分为四之气。在炎热的夏天，尤其到了长夏，暑热之气蒸腾地表之水气，滋生湿气，湿热成为此时之主气，即暑气，所以湿为火热之气所生。在主气图中，从顺时针方向看，体现的是六气相生的关系，即木→火→土→金→水，明确体现出火生湿的关系，犹如火为土之母，火也为湿之母。《黄帝素问宣明论方·卷五》中讲："凡病湿者，多自热生，而热气尚多，以为兼证，当云湿热。"师父吕英教授在《气一元论与中医临床参悟集》中说："火为湿之源。"

火生湿，火为湿之母，湿为火之子（医理揭秘7）。

临床上常常见到的炎症渗出。黄水疮之疮水，滑囊炎之滑囊积水，盆腔炎之盆腔积水，肺炎、气管炎黄白色之痰，妇科炎症之黄带、白带等，都是火热生湿之象。通过清热泻火的方法，火去则水、湿、痰、带皆去，凡可治水、祛湿、化痰、止带之药，皆为清热之药。

五之气阳明燥金。从秋分至小雪为五之气，此时天气转凉，太阳射到地面上之热减少，同时，地面上之阳气渐渐下压沉降于地下，热去则湿无以生，大气中之湿气减少，转而为燥气当令，体现为秋令肃杀沉降之气机，沉降为阳明燥金另一层含义。

六之气太阳寒水。从小雪至大寒为六之气，此时地面上的阳热之气大部沉降并收藏于地下水阴之中，地面上的阳气极少，天气寒冷至极，所以以"寒水"命名，此时主要体现一个阳气"封藏"的概念，另一个就是此时处于"寒极"的状态，阳气即将复生。

五、十二消息卦

现在我们再通过十二消息卦来进一步认识一气周流的原理。

在一个卦体中，凡阳爻去而阴爻来称为"消"，阴爻去而阳爻来称"息"。"十二消息卦"即被视为由"乾""坤"二卦各爻的"消""息"变化而来。用十二个卦配十二个月，每一卦为一个月之主，是谓"十二辟卦"即十二月卦。这十二卦是复、临、泰、大壮、夬、乾、姤、遁、否、观、剥、坤。配以地支排序之月份，就是：复主十一月（子），临主十二月（丑），泰主一月（寅），大壮主二月（卯），夬主三月（辰），乾主四月（巳），姤主五月（午），遁主六月（未），否主七月（申），观主八月（酉），剥主九月（戌），坤主十月（亥）。

此十二卦中，阳爻递增的六个卦，即从子月复卦到巳月乾卦，阳爻从初爻的位置逐次上升。复卦初爻为阳爻，临卦是初、二爻为阳爻，泰卦是初、二三爻为阳爻，大壮卦是初、二三四爻皆阳爻，夬卦是初、二三四五爻皆阳爻，而乾卦则全为阳爻，在此六个卦象中阳爻逐次增长，故称为"息卦"，"息"即为生长之意。反之从午月姤卦到亥月坤卦，阴爻逐序上升，阳爻依序递减，从乾卦到姤卦，初爻为阴爻所取代，从姤卦、遁卦、否卦、观卦、剥卦以至坤卦，此六个卦象中阳爻逐步消失，以至全无，故称为"消卦"。在十二辟卦中，子月（冬至）为复卦，为一阳来复之象（初爻为阳爻），表示冬至过后阳气初生，而午月（夏至）为夏至过后，阳气盛极而转降，阴气初生（初爻为阴爻），寅月阴阳调和（三阳爻、三阴爻），故初春为"三阳开泰"，其义即源于十二辟卦。

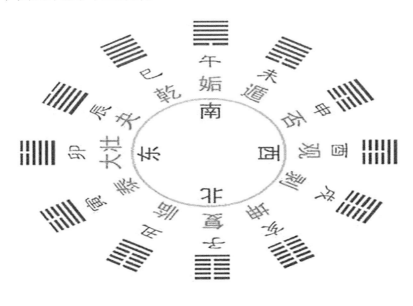

十二消息卦

  十二消息卦形更形象地反映出了一气周流阳气生、长、收、藏的变化规律，其中坤卦是6个阴爻，代表此时地面上的阳气封藏于地下最快、最多的状态，对应每日晚上亥时9点—11点和每年9月—11月。到了子时一阳生，此时地面上的阳气最少，"重阴必阳"，微弱的阳气就像一粒种子藏于盛极的阴气之中，就是复卦表示的状态，对应夜里11点—1点和公历11月—1月，复卦比坤卦多了一个阳爻，从复卦到临卦、泰卦，再到姤卦，阳气滋生、萌芽、升发，逐渐壮大，地面上的阳气越来越多，最后达到盛极的状态，这时地面上的阴气就处于最少的状态，对应一天之午时（11点—13点）和公历5月—7月，就是姤卦表示的状态。姤卦就是乾卦中多了一个阴爻，"重阳必阴"，这时一阴生，地面上的阳气又转入沉降的状态，越来越少，以至于极大地收藏于地下，而阴气相对越来越多，就是从姤卦到未卦、坤卦，再到复卦的状态。随着十二消息卦阳爻阴爻多少的变化，我们清楚地看到了一气周流阴阳消长、盛衰的规律，非常形象、逼真地勾画出了一气周流阳气变化的象。

为什么凌晨丑、寅之时，容易突发疾病和死亡？丑、寅之时，即每日凌晨1点—5点，这个时候人体阳气正处在厥阴界面的萌芽阶段，阳根深扎的人们正处在深睡中，但是阳根浅浮之人，也就是肾水不足之人，由于真阳失于肾水的涵纳藏潜，顺着这个萌芽升发之势，从厥阴界面上窜到三阳界面，变成离位的相火，从而导致一些突发疾病，如突发哮喘、高热、惊厥、心前区痛、胸闷、气憋等；如果相火窜动，升发太过，阳根被拔，致成"阴阳离决"之势，则会造成各种疾病危象，甚至发生死亡！拥有充足的肾水，足以涵纳心火的下潜，这是人体阳根深固的先决条件。参见病例17。

大气中之木火之气，与患者体内之木火之气，两感而发，导致每年3月—5月病人尤多（医理揭秘8）。 这是因为三个方面的因素，一方面3月—5月对应十二消息卦之大壮、夬、乾卦，这时地下的阳气较多地升发到地面，太阳射到地面的热也越来越多，地面之上的阳气随之增多，温度升高，东方风木升发之势极强，这种木火之气易侵袭人体导疾致病的发生；另一方面，生活在地面之上大气层中的人们，由于自身体内的伏热也顺春天这个升发之势上窜至三阳界面（太阳、阳明、少阳），极具激惹之性，与此时大气中的木火之气互相感召，两感而发，发病率大大增高；第三方面就是**任何一个人，体内或多或少都有伏热的存在，体内没有伏热存在的人体几乎没有。（医理揭秘9）。** 以上三个方面的因素，就导致了每年3月—5月发病率很高，患者很多，根本原因就是大气中木火之气，与患者体内的木火之气，两感而发。**病种因体内伏热的不同而不同，伏热于肺之人，易发咳喘等肺系疾病，伏热于太阳体表者，则易发感冒，皮肤肌腠伏热者，易致各种皮肤疮疡疾病的发生，伏热于膀胱、尿道者，则易发淋证、癃闭等。（医理揭秘10）**

素体肾水不足，少阳相火和厥阴木火亢胜，或阳明伏热之体，易患发热性疾病，也易午后发热、中暑。（医理揭秘11）

每日从7点—17点，即夬（guài）、乾、姤、遁、否（pǐ）卦对应的辰、巳、午、未、申时，这些卦中阳爻尤多，是由太阳辐射到地面上的热量最多的几个时段，地面上的阳气最充足，持续了几个时辰，到了午后未、申时，地面上的气温达到最高，如素体肾水不足，阴不配阳，少阳相火亢盛者，或阳明伏热者，即易感而发热。在临床上这样的病例很常见，一些感冒的患者常在午后发烧，特别是5岁以下的儿童最为多见，正所谓日晡潮热者。与此相对应，每年到了公历七八月的时候，温热气候已持续了好几个月的时段，地面上的气温已达到一年中最高的程度，素体肾水不足，阴不配阳，少阳相火亢盛和厥阴木火亢盛者，或阳明伏热之者，即易感此温热之气而发为中暑。肾水充足，少阳、厥阴、阳明没有伏热或伏热较少者，则不易中暑，也不易午后发热。

六、一气周流圆运动与六经界面

太阳对应地平线以上的界面，即每日之白昼，地面上有阳光照射的时段，一年中春分到秋分比较温热的时段。

太阴对应地平线以下的界面，相当于一日之黑夜，地面上失去阳光照射，温度比较低，一年之秋分至次年春分的时段，天气比较寒冷。

少阳对应太阳界面里，一日之中，一轮红日冉冉升起，太阳射到地面之光和热（阳气）逐渐增多，地下之阳气也较多地升发到地面，地面上的温度逐渐升高，但还没有达到最强的状态；也对应春天，《素问·四气调神大

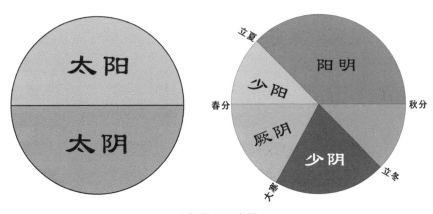

六经界面示意图

论》所谓"发陈"之时，此时植物发芽、叶茂、开花，但尚不能结果成熟。

阳明，阳气盛极之状态，对应南方，也对应一日之中气温最高的午、未、申时，以及一年以夏至为中心的夏秋天气炎热之时，此后地面上的温度越来越低，阳气越来越少，所以阳明又对应秋天气机之降沉，对应由肺所主的脏腑之气的肃降，师父吕英教授称其为"阳明大降机"。

少阴对应一年立冬之后，地面之阳气深深藏于地下水阴之中的状态，也对应一日之中之亥、子、丑时，此时地面上阳气极少，天气寒冷，气温最低，对应《素问·四气调神大论》所谓"闭藏"之时。

厥阴对应一日丑时以后，至太阳升出地面之前的时段，也对应一年之中，大寒节后至春分之前的时段，此时阳气刚刚开始萌发，萌发之势很强，但地表阳气极少、极弱，气温最低，也对应黎明前的黑暗状态。

七、关于《伤寒论》六经病

太阳病，脉浮，头项强痛、恶寒、发热、体痛、汗出或无汗、鼻鸣、脉浮紧或脉浮缓，为太阳本有伏热之人，感冒风寒或风热，外邪激发太阳伏热，所致太阳表热证，桂枝汤证与麻黄汤证皆为表热证，区别在于有汗者用桂枝汤，无汗者用麻黄汤，皆散解表热之剂，外寒无法进入体内，体内无寒可散，关于麻黄汤、桂枝汤解表"散寒"之说，应予以更新。

少阳病，口苦，咽干，目眩，寒热往来，胸胁苦满，嘿嘿不欲饮食，心烦喜呕，为少阳本有伏热之人，感受风寒或风热，外邪引动少阳伏热，所致半表半里之热证，主以小柴胡汤，疏散清解少阳郁热。

阳明病，大热身重，难以转侧，口不仁，面垢，短气，汗大出，口渴，大便硬，腹满而喘，手足濈然汗出者，潮热，谵语，脉洪滑，为阳明经和阳明腑本有伏热，感受风寒或风热，激发阳明伏热所致之阳明热病，主以白虎汤，或白虎加人参汤、大承气汤等。

太阴病，腹满而吐，食不下，自利益甚，时腹自痛，胸下结硬，为太阴中阳虚弱之虚寒与阳明火热错杂之症，阳明热常常是疾病的主要方面，阳明热去，中气即复，以理中丸、半夏泻心汤为代表方。

少阴病，脉微细，但欲寐，下利清谷，里寒外热，手足厥逆，脉微欲绝，身反不恶寒，其人面色赤，反发热，或腹痛，或干呕，或咽痛，或利止脉不出者，为元阳虚衰与少阴伏热并存之证，此时以救少阴元阳为主，元阳得复，再去伏热，以通脉四逆汤、白通汤为代表方。

厥阴病，消渴，气上撞心，心中疼热，饥而不欲食，食则吐蛔，利不止，手足厥冷，烦躁，脉细欲绝，热不去，内拘急，四肢疼，厥逆而恶寒，喉咽不利，唾脓血，为元气衰弱欲竭，伴厥阴伏热之证，选用四逆汤、通脉四逆汤、白通汤，回阳救逆，同时散热降火。

关于《伤寒论》六经界面，师父吕英教授以六经界面的概念，来认识和论述《伤寒论》六经病，即太阳病对应之界面即为太阳界面，其他少阳病、阳明病、太阴病、少阴病、厥阴病，分别对应少阳界面、阳明界面、太阴界面、少阴界面、厥阴界面。以六经界面来认识和论述六经疾病，更加具体、形象，便于学习掌握，本书对六经界面概念的运用较多，如太阳伏热、少阳伏热、阳明伏热等。

这里要说明的是，前面所述一气周流圆运动之六经界面，与《伤寒论》六经界面是统一的，但也有区别，前者是在一气周流图中，以四季和昼夜阴阳变化的时间顺序为线索，表明六经对应的时段，帮助大家理解一气周流与六经病的关系，有助大家更好地理解六经病；后者纯粹以《伤寒论》原文中，六经病之具体证候群，来表明六经界面，即以六经病的具体症状，来认识六经病。两者密切联系，从不同的侧面来认识六经病，弄清楚了它们之间的联系，有助于认症、辨证、处方用药，提高临床辨证施治水平。

八、关于《黄帝内经》中与一气周流有关的"十二"概念

我们来看看《黄帝内经》的有关论述。《灵枢·五乱》："经脉十二者，以应十二月。十二月者，分为四时。四时者，春秋冬夏，其气各异。"《素问·阴阳别论》："黄帝问曰：人有四经，十二从，何谓？岐伯对曰：

四经应四时；十二从应十二月；十二月应十二脉。"《灵枢·经别》："黄帝问于岐伯曰：余闻人之合于天道也，内有五脏，以应五音、五色、五时、五味、五位也；外有六腑，以应六律。六律建，阴阳诸经而合之十二月、十二辰、十二节、十二经水、十二时、十二经脉者，此五脏六腑之所以应天道。"《素问·气穴论篇》："气穴三百六十五，以应一岁"。

从上述《黄帝内经》的原文中，我们可以看出，在古老的手工业时代，古代医家受科学技术条件的限制，以取类比象的方法来研究认识人体，古人观察到每年有12个月，有春夏秋冬"四时"，随着四时的变化，地表阳气发生着生长、收藏的周期性变化，年复一年，日复一日，往复循环，就以当时"天人相应"的观念，认为人体经脉气血的运行也是如此往复循环，如环无端，为对应"四时"而认为人体有"四经"，为对应一年有十二月，365日，而认为人体有十二经脉，三百六十五个俞穴；为对应天道之五行，认为人体有五脏，为对应六律，认为人体有六腑等。所以这些"十二经脉""四经""五脏""六腑""气穴三百六十五"的概念，皆是古人以"天人相应"的观念构思出来的，不是人体固有的实体解剖结构！

在《黄帝内经》之后，随着针灸学的不断发展，人们又发现了无数穴位，如经外奇穴，《针灸集成》记载经外奇穴144个，董氏奇穴针法和诸多全息针法，所用腧穴无限增多，其中大部分腧穴都不在古人描述的"十二经脉"和"奇经八脉"之上，通过这些腧穴治病，同样能够达到疏通气血的作用，有神奇的疗效，我们必须承认这些腧穴是完全存在的，而且还有无数多之腧穴未被发现。因为腧穴是气血输注于体表的部位，所以腧穴一定都在经络之上，如此众多的腧穴如果都在经络之外，只能说明古人描述的经络路线不符合实际，实际的经络路线应包涵所有的穴位在内。

所以继《黄帝内经》之后，几千年的医学实践证明，古人关于"十二经脉"和"气穴三百六十五"的认识，是一种理论构思，不符合人体实际，"十二经脉"实际不存在，在三百六十五穴之外，还有无数腧穴（医理揭秘12）。

"心包""三焦"这一脏一腑实际不存在。（医理揭秘13）

关于人体经络的具体路线和古人"十二经脉"是否真实存在，我们必须以唯物辩证法实事求是的态度，基于现代科学来认识。首先说心包与三焦一脏一腑是否存在？现代人体解剖学证实，在人体的实体结构中，有心、肝、脾、肺、肾五脏，有胆、胃、小肠、大肠、膀胱五腑，心包是心之外膜，是心的一部分，不是形态结构和功能独立的一个脏腑，所以不能与其他五脏并列而为一个单独的脏，古人所描述的"心包"的生理病理，其实就是"心"的生理病理，所以心就包括了心包，在心之外没有心包这一脏，这一点我们必须实事求是地承认。

现代人体解剖学也没有发现"三焦"这一腑，《黄帝内经》的作者对三焦的具体形态结构也不能具体地描述清楚，不能确切说清楚三焦是怎样的一个形态结构，只是笼统地将三焦分上焦、中焦、下焦，上焦的功能状态其实就是心肺功能状态的概括，中焦的功能状态就是脾胃功能状态的概括，下焦功能状态就是肝、肾、大肠、小肠、膀胱等脏腑功能状态的概括，整个三焦功能就是所有脏腑功能状态的总括，却又把"三焦"与以上所有脏腑并列，成为十二脏腑中之一腑，这本身就说明三焦是一个虚构的、人为假定的一个腑，我们必须以唯物主义的观念，实事求是地承认"三焦"这个腑实际不存在。《黄帝内经》的作者是古代伟大的医家，不会眜于上述这些薄理，之所以要无中生有地增设"心包""三焦"一脏一腑，一定是另有用意的。

古人有关"十二"的诸多概念，都是基于"一年有十二个月"的推论（医理揭秘14）。"十二经脉者，此五脏六腑之所以应天道。"古人观察到每年有十二个月，随着春夏秋冬的变化，地表阳气发生着升浮降沉的变化，年复一年，往复循环，就以天人合一的观念推论，人体气血运行也有"十二经脉"，并与脏腑相连，分别与十二个月相对应，往复循环。

增设"心包""三焦"这一脏一腑，是古代医家的理论需要（医理揭秘15）。古代医家为什么要无中生有地要增设"心包""三焦"一脏一腑呢？在古人构思的人体十二经脉系统中，为使"十二经脉"与脏腑一一对应，即一条经脉对应一脏或一腑，人体实有的五脏（心、肝、脾、肺、肾）和五腑（胆、胃、大肠、小肠、膀胱），加起来不够十二个，还缺一脏一腑，就人为地增设"心包""三焦"一脏一腑，合为十二脏腑，这样就可以与十二经脉一一搭配了，再通过对十二经脉之脏腑、阴阳、表里、路线走行、互相衔接，等多方面的缜密构思，其"十二经脉"的理论系统就完善了！所以增设"心包""三焦"一脏一腑，是古代医家的理论需要，所以十二经脉系统和循行路线，以及"心包"与"三焦"一脏一腑，都是古人构思出来的，是理论概念，不是人体真实的解剖结构，实际是不存在的。

所以自《黄帝内经》之后，历代医家观察不到经络路线，现代医学解剖刀找不到十二经络，在科学技术非常先进的今天，各种精密仪器测不出经络路线，只有《黄帝内经》的作者知道十二经脉系统是怎么回事，这就是《黄帝内经》经络系统的秘密！所以"十二经别""十二经筋""十二皮部"，都是古人的推论，不是人体实有的解剖结构。

十二经络中人为设定的痕迹。现代人体解剖学揭示，人体各器官结构位置很不规则，如肺左右各一，也并不完全对称，左肺分两叶，右肺分为三叶，两肺之气管长短、平直等形态也明显不同；两肾也一高一低；脑、心、肺、肝、脾、肾、胰、胃、胆、大肠、小肠、膀胱等脏器形态结构各异，而且极不规则，因生理功能不同而不同，这是人体结构的实际状态。

但《黄帝内经》十二经脉之走行却有特别规则："手之三阴，从脏走手，手之三阳，从手走头；足之三阳从头走足，足之三阴，从足走腹。"十二经脉如此规律整齐之循行路线，是人为设定的痕迹；而且手足太阴、厥阴、少阴经分别走行于上下肢体的内侧之前、中、后部，手足阳明、少阳、太阳经分别走行于上下肢体外侧之前、中、后部，左右对称，阴阳有序，手足对等，这更是有明显的人为划定的痕迹；其脏腑络属或属脏络腑，或属腑络脏，一阴一阳交替衔接，一手一足有序贯通，同名手足经左右对称，上下对等，表里搭配得非常规律，这不符合人体解剖结构的自然规律，也是明显人为设定的；奇经八脉中，任脉、督脉、带脉的循行路线，多处如几何直线和曲线一般规整，都是人为设定的痕迹。

《灵枢·经脉》："肺手太阴之脉，起于中焦"，这也是一个人为设定十二经脉的痕迹，因为中焦是脾胃这一脏一腑的所在部位，脾胃在五行属土，让十二经脉起源于中焦，就体现了古代"土生万物"之哲理（不是人体实际的生理），但是却没说明肺手太阴之脉是起源于脾，还是起源于胃，而是笼统地说起于中焦，这就把脾胃都包括进去了，更能彰显土生万物之哲理，这是《黄帝内经》作者一个非常缜密的构思，这个肺手太阴之脉如果是古人眼睛看到的人体解剖结构，那么就可以明明白白地说是起源于脾或起源于胃，而笼统地说起于中焦，就是一个人为设定的痕迹。

从《黄帝内经》成书至今，几千年的医学书籍汗牛充栋，但却看不到一幅接近人体实际的解剖图，这反映出中医学在解剖学方面与现代医学有很大的差距，中医对于人体大体解剖之躯体、脏腑、器官的形态、结构、位置的认识都很模糊，更何况经络是人体结构和功能的精微部分，所以《黄帝内经》关于人体经络的认识还是很原始的，我们不能局限于古人的初识，必须在现代科学技术的层面上去认识人体经络。

古人因为受科学技术发展水平的限制，虽然所划定的十二经脉路线不是实际的经络路线，但人体经络真实存在，所以经络理论仍然有效地指导了针灸学千百年的临床实践，应该说这样一个理论，在古老的年代，是非常了不起的一个先进理论。

中国人民的伟大领袖毛泽东主席说："中医宝贵的经验，必须加以继承和发扬，对其不合理的部分要去掉"。我们学习继承古中医学，如果一味地认为古人都是对的，无视古今科学技术水平的巨大差距，不能实事求是地弃去古人认识上的错误，盲目崇古，就会守旧不前，甚至会倒退，对不起古人，也对不起今人，更对不起后人！

真正的人体经络路线是怎样的，我将在我的另一部针灸学专著《经络实质与针灸原理》中详细论述和图解，我可以告诉大家的是，人体经络遍布全身每一个角落，人体处处皆是穴位，每个穴位都以经络直通大脑，大脑以经络遍通全身。

以上是根据一气周流原理，对与"十二月"相关的"十二经脉"的"十二"概念所做的一些分析和认识。

第二节　土与中气

一、土载万物

在一气周流之圆运动中，土居圆运动之中央，为圆运动之中轴，对应脏腑之脾胃（中焦），所以把土之气也叫中气。以土为中轴，以木、火、金、水为轮的圆运动，从"轴运轮转，轴停轮止"这个意义上说，人体的生命活动的进行，依靠土气的承载和推动，土气就包涵了元气和中气两方面的意义，所以要从元气和中气两个层面上来认识土气。

土载万物。地球上的一切生命体，都离不开大地的承载滋养，这就是土载万物的本来涵义，这个意义上的土气就是元气；对于人这个生命体来说，自从出生离开母体之后，生命的维持，完全依赖脾胃化生和运化之水谷精微来滋养，脾胃即后天之本，气血生化之源，五脏六腑，四肢百骸，五官九窍，无一不依赖脾胃的滋养，这个意义上的土气就是中气。《灵枢·营卫生会》："人受气于谷，谷入于胃，以传于肺，五脏六腑皆以受气。"

二、土失载物之病理

1.中气不足、中气下陷

1）各脏腑功能低下、衰弱之证。常见不欲饮食，食少，疲乏无力，语声低微，消瘦，面黄少华，头昏头晕，起身头晕，内脏下垂，大小便失禁，崩漏，紫癜，心动过缓，心衰，失忆，卵巢功能减弱之不孕等。

不欲饮食，食少，为中气虚弱，脾运化无力之表现；疲乏无力，语声低微，起身头晕，为中气不足，承载推动无力之症；消瘦，面黄少华，为脾气虚弱，气血生化乏源之象；内脏下垂，为中气虚弱、下陷，承举无力的表现，同时伴有相应脏腑伏热；大小便失禁，为中气虚弱，脾统摄无力之症，也有木火之气疏泄太过所致者，临床须根据伴随症状加以辨别；崩漏、紫癜，为中气虚弱，脾失统血所致，临床上崩漏、紫癜大多同时伴有血分有热，迫血妄行，在清热凉血的同时益气摄血，更为有效；心动过缓，心衰，为中气虚弱的同时，伴元气虚衰之象；肾主骨，滋养脑随，肾精亏虚虽可致记忆力减退或失忆，但临床上体会到，中气虚弱，失于承载、推动，也是大脑失忆的一个常见因素；卵巢功能减弱之不孕，胰岛功能低下之糖尿病，均为土气虚弱所致，从补益中气和元气的角度去治疗，常常很有效。可选用四君子汤、补中益气汤、破格救心汤等加减治疗。

2）任何疾病在发展过程中，均伴有中气的不足。万病皆火热所为（详见第四节火），任何疾病在过程中都有火热亢盛的一面，因壮火食气，火热不断食蚀中气，必致中气虚弱，所以常见体内伏热之人，既有身热、汗多、便秘等热象，也有气短乏力，嗜卧，睡不醒，睡后仍觉疲乏无力的中气虚弱之象。

2. 土失载木

由于精神遭受打击，肝郁气陷，超过脾土之承载力，致土气下陷，肝木之气随之下陷，则无力升发，疏泄失常，所有脏腑、器官、组织功能减弱，常见以下表现（抑郁症）：

疲乏无力，甚至是极度乏力（睁眼也无力），不耐劳作，时时欲寐，寐醒难起，面色憔悴少华，精力不集中，对任何事无兴趣，没信心，多疑善虑，恐惧，害怕，觉身后有人跟随，总担心有不好的事情发生，忧伤哭泣，不欲食，食少，甚或完谷不化，郁郁不乐等。

土失载木有一个症状特点，就是当遇到高兴之事时，心情向好，则脾气虚弱，中气推动无力之症（疲乏懒动，四肢无力，不耐劳作，时时欲寐，卧则难起，面色憔悴少华），恍然若失，与一般土失载物证，随着中气之恢复，症状渐渐消失有所不同。脾气虚弱，运化无力，则不欲食，食少，甚或完谷不化；失于脾土的承载推动，乙木肝疏泄无力，则郁郁不乐，精力不集中，对任何事无兴趣；**多疑善虑，恐惧，害怕，觉身后有人跟随，总担心有不好的事情发生，为土气下陷，甲木胆失去脾土之承载，胆气下陷的表现；忧伤哭泣，为肝木之气下陷的一个特征性症状，肝气如不陷下，则不哭泣，如若哭泣，必有中气、肝气的下陷；自残、自杀为土气下陷，致木气下陷，患者万念俱灰而走极端。**（医理揭秘16）以上诸症其实就是现代医学所说的抑郁症、焦虑症的一些表现（参见病例3、7、10）。可以来复汤为基本方进行治疗。

处方：生山萸肉60克，生晒参30克，生龙骨、生牡蛎各30克，炙甘草30克，白术90克，生黄芪120克。

来复汤功效：补元气，升中气，以土载木，敛降浮阳。为民国名医张锡纯先生首创，师父吕英教授以原方去白芍，加入生黄芪、白术，在原方剂量基础上将生晒参剂量增加了一倍，制成本方，整方剂量较大，既可用于中气下陷之常见病，也可用于元气虚脱的重危病。

生山萸肉、人参（生晒参）为方中主药，李可老中医说："山萸肉为救脱第一要药"，张锡纯说："萸肉救脱之功，较参、术、芪更胜"，两者相伍，敛聚元气，救元气之脱于顷刻，张锡纯先生只以人参、山萸肉两味，各30～60克煎服，使无数气息喘急，大汗淋漓，元气欲脱者，顷刻汗敛喘定，成功获救。

生龙骨、生牡蛎敛聚元气，固脱救逆，在助人参、山萸救元气之脱的同时，镇潜木火，敛降浮阳，可防制木火之贼，偷泄真元。非常适合于土失载木，木亢阳浮者。

重剂黄芪、白术、炙甘草，大补中气，升阳起陷，以土载木。

人参（生晒参）、炙甘草，益土中之气，滋土中之阴，气阴双益补，可同时解决土虚之人土中气、液均不足的问题，尤其适用于土失载木之木火亢浮者。这就是说元气的来复，需要后天的土气来承载，通过后天土气来恢复先天元气。

基于来复汤以上主治作用，太师父李可老中医以四逆汤与来复汤合方，研发出了破格救心汤，使无数生命垂危患者得以获救。

3. 太阴寒湿证新识

太阴寒湿证即脾阳虚弱证，症见腹满而吐，泛吐清水，食不下，自下利，大便稀溏，泻下白冻，腹痛，胃脘胀，脘腹凉，喜暖，畏寒踡卧，舌淡苔白，脉沉缓。一般以理中汤为基本方进行对治。

对以上诸症进行逐一分析。腹满而吐，据一气周流原理，腹气以通降为顺，腹满为腹气失于通降之症，以现代科学的原理分析，腹满腹胀的产生需要能量，所以为火热所致，非寒湿所为。呕吐，即胃气上逆之症，寒主收引，火性炎上，所以呕吐为火热冲逆之象，或为阳明胃肠火热冲逆，或为肝胆木火横逆犯胃，致胃气上逆。自下利、大便稀溏、泻下白冻、泛吐清水，均属湿气，据一气周流火热生湿的原理，这几个症状也为火热所致。据此认识，临床上每遇便溏、腹泻、下利白冻，即在方中加清热的黄连、黄芩、马齿苋、白头翁等药一两味，诸症很快消失，以清热的浙贝、海螵蛸治疗泛吐清水之症，也是药到病除，实践证明便溏、腹泻、泛吐清水诸症皆为湿热之症。喜暖，畏寒踡卧，舌淡苔白，脉沉缓，则均为阳气虚弱温煦失职之症。因此，我们常说的太阴寒湿证，实为寒热错杂证。

传统的太阴寒湿证，实为寒热错杂之证。便溏、腹泻、泛吐清水、泻下白冻诸症，为湿热之症，不论兼证如何，这些症状湿热之本质都会不变，包括四神丸所治之五更泻和痛泻要方所治之痛泻，均为湿热之证。（医理揭秘17）

1）理中汤新解。理中汤原名理中丸，出自《伤寒论》，原方以人参、白术、炙甘草、干姜各三两，制蜜丸，以治霍乱与大病初愈，中焦寒热错杂之证，也即太阴寒湿与阳明燥热纠结之气机逆乱证。这里要特别说明的是，理中丸原本对治的就是寒热错杂证，不只是太阴虚寒证。方中干姜，温中阳，以祛太阴虚寒，同时也散热降火（详见证候与药性章干姜的论述）；人

第一章 一气周流与临床新悟

参、白术、炙甘草，既补益中气，又泻火、生津、养阴，全方热凉并用，刚柔既济，以治太阴、阳明寒热错杂，气机逆乱之霍乱证，之所以名为霍乱证，就是寒热、阴阳相互纠结，气机升降忽然大乱之意，若只是单一的寒湿证，则不会以"乱"来名。

彭子益先生在论述理中丸时说："此人身上下左右俱病，不治上下左右，只治中气之法也""上部之气，不能右降，则头痛，下部之气，不能左升，则行动无力""中轴的旋转停顿，四维的升降倒作，圆运动成了不运动，故上下左右俱病"。

师父昌英教授说："理中汤针对的是土气不足，临床以中央戊己土燥湿二气不相济的脾失升清、胃失降浊的症状为主，如口干、食欲强、喜凉饮（戊土燥气太过），不欲饮或欲少量温热饮（己土湿气太过），或大便一日数次，质干黏滞或稀溏，排解畅顺或不畅，无便意但解出的大便已成形，以细条或稀便为主。凡遇此种情况临床治疗均可立足太阴，以理中汤为基础方加味治疗。"

师父所说口干、食欲强、喜凉饮，为戊土胃燥热之气太过，可加用黄连、生石膏、天花粉、麦冬、熟地黄；不欲饮或欲少量温热饮，为己土湿而脾阳虚寒，湿为火热所生，则此为寒热错杂之证，方中干姜温益脾阳的同时可散火降火，白术清热化湿益气，甘草清热泻火益气，则太阴虚寒，阳明之热俱去；大便不调，或数日一解，或干燥，或粘滞不爽，或排便时长，为阳明热盛生湿之证，可用大剂生白术（90～120克），清热化湿，清降阳明，也可选加酒大黄、生白芍，或以熟地黄（60～90克），清降阳明，热清则湿去。（参见病例5）

2）四君子汤新悟。**四君子汤是一首补土之气、清土之热、化土之湿、滋土之阴的培土之方（医理揭秘18）**。本方出自《太平惠民和剂局方》，由人参、白术、茯苓、甘草组成，人参补元气，益中气，生津液，启脾健运，以增土之气阴，性猛力峻。其余三味均较凉润而柔和，白术清土中之热，补土中之气，以健脾化湿；茯苓清热利湿，滋养脾胃之阴；甘草甘寒，清脾热，泻胃火，补脾胃之气。整个四君子汤培土厚土，既补太阴之气，又清阳明之热，化太阴之湿，对于脾虚气弱的土虚证和胃肠燥热伤阴证均适宜，实为一首补土中之气、清土中之热、化土中之湿、滋土中之阴的培土良方，适用与一切土气虚弱，失于载物之证，适用范围广泛而有卓效，不可只以补气健脾而等闲视之。

第三节　木

一、与木气相关的生理

木气对应一日之晨，黑夜退去，一轮红日从东方喷薄而出，光明灿烂，朝气蓬勃之象，也对应春天，一元复始，大地春回，万物复苏，鸟语花香，冰雪消融，江河奔流，万物欣欣向荣之象，这一切都是在土气承载之上，木气和缓升发之灿烂之象。木对应的脏腑有二，即肝与胆。

1. 甲木胆

甲木胆对应六经之少阳，主人之胆略机敏、决断力、主降，与肺、胃、大肠、小肠、三焦、膀胱之气同降。

2. 乙木肝

1）肝主升发、疏泄，与人体节奏性的生理活动密切相关（医理揭秘19）。如呼吸的快慢，心跳的频率、节律，说话的快慢，走路的急缓，性格脾气的刚柔，以及小便的次数多少等，均与肝之疏泄密切相关。如木火亢盛，肝疏泄太过，则出现心率增快、房颤、早搏，等症（参见病案6）。

2）萌芽。人之元气根基于肾，萌芽于肝，萌芽即指厥阴肝所主人之元气萌发之势，与根气和中气的强健密切相关。萌芽主生发，有关人的兴趣、热情、爱好、信心等。

3）乙癸同源。肝木依赖肾水之涵滋，肝血需得肾精之滋生，肾精也需肝血之滋养，即所谓精血互生，乙癸同源。

4）肝升肺降，将相和合。肝木主升发，肺金主肃降，肝为将军之官，肺为相辅之官，正常情况下，肝木升发和缓，肺金肃降有节，则将相和合，升降有序，显现人体正常的生命之象，若肝肺失调，升降失序，就会引发一系列气机错乱之疾病。

二、有关木气的病理

木气主要对应的就是阳气的孳生和初升这个过程，是一个从无到有，从初生到初盛的过程，任何一个疾病的发生、发展都要经历这样一个过程，这个过程的实质就是木火之气的孳生和升长，所以说任何疾病的发生都是木火之气太过所为，在学习运用一气周流原理的过程中，突然有这样一个认识时，自己都不敢相信这是真的，经过数年的临床验证，当确认这个认识与临床实际是相符的时，我不禁感慨万分，因为这一认识是对中医对疾病本质认识的一次突破，有非常重要的临床意义！我感慨于中华民族祖先的伟大智慧，在一个以五行之土为中轴，木、火、金、水为轮的圆运动中，居然昭示着如此深刻的医理！

木失土载，萌芽虚弱，即土失载木证，已于上一节详述，这里不再重复。

水失涵木，木火亢盛。肾水不足，木失水涵，则木火亢盛，或上冲头脑清窍，或冲心犯肺，或横乘脾土。

1）肝木疏泄太过，木火作祟，冲心扰神。常见烦躁易怒、容易激动、心烦、不寐、甚至打人毁物、狂躁、自言自语、喋喋不休、偷笑、早搏、结代脉、心动过速、房颤等，常见于高血压、焦虑症、强迫症（偏执、走极端）、多动症、抽动秽语综合症、精神分裂症、各种心脏病等。师父说："房颤、气短等对应自然界风、雷现象，对应后天八卦震、巽两卦之象。"

常以柴胡桂枝龙牡汤治疗。

柴胡桂枝龙骨牡蛎汤。自己常用柴胡桂枝龙骨牡蛎汤治疗木火逆气，本方由《伤寒论》柴胡加龙骨牡蛎汤加桂枝甘草而成，也可看作是柴胡加龙骨牡蛎汤与桂枝甘草龙骨牡蛎汤的合方，由柴胡、黄芩、半夏、人参、龙骨、牡蛎、桂枝、茯苓、大黄、大枣、炙甘草组成，原方中铅丹有大毒，故去而不用，必要时可用朱砂、生铁落等代替。

《伤寒论》第107条："伤寒八九日，下之，胸满烦惊，小便不利，谵语，一身尽重，不可转侧者，柴胡加龙骨牡蛎汤主之"。此为伤寒八九日表不解，下之，阳明里热又甚，弥漫少阳，出现胸满烦惊，小便不利，谵语，一身尽重，不可转侧等症，故以柴胡加龙骨牡蛎汤，以柴胡辛凉升散，既可透解太阳表邪，又与黄芩清泻肝胆，疏解少阳、厥阴郁热，以大黄、半夏清降阳明火热，伍龙骨、牡蛎、铅丹一同镇潜阳明、少阳之逆冲之气，茯苓养阴安神，利水降火，以人参、大枣清热益气生津，补中厚土，以扶正气。

《伤寒论》第118条："火逆，下之，因烧针烦躁者，桂枝甘草龙骨牡蛎汤主之"。病者本就有火逆症，或为阳明经腑火热之逆，或为少阳相火之逆，或为厥阴肝火之逆，医者泻下清热，火逆未去却又伤阴，又以烧针进行火攻，以致火热逆冲更甚而心烦躁动，故以桂枝降火热之冲逆，又与龙骨、牡蛎镇潜少阳浮火，降厥阴逆冲之气，炙甘草益土中之气，清土中之热，以土伏火。

所以柴胡桂枝龙骨牡蛎汤具有散解太阳、清降阳明、枢转少阳，通解三阳伏火郁热之功，可对治少阳、阳明、厥阴之火热冲逆之证，育阴潜阳，用于心悸怔忡、各种失眠、抑郁症、焦虑症、躁狂等证，百用百效。参见病案2、病案7、病案8、病案9、病案10）

有一个被现代医学称作**膀胱活动症**的疾病，类似于慢性膀胱炎和尿道炎，表现为尿频、尿急、尿不尽、遗尿，严重时拿东西稍用力，或走路稍快，或说话，或笑，都会有尿漏出，部分患者还会出现尿失禁，多见于妇女，许多患者因为治疗效果不好，又因为害羞，长期自我忍受，非常痛苦。

我运用一气周流原理，融入现代医学来认识这个疾病，尿频是因为频频发生尿意所致，频频尿意的产生，必然是木火亢甚，肝木疏泄太过，致膀胱和尿道内膜过于敏感所致，近些年，我在临床上以白芍、蛇床子、地肤子、苦参、蝉蜕、僵蚕等具有泻木火、熄风止痒的药，泻火以脱敏，尿频、尿急、尿不尽、漏尿等症状立即减轻或消失，这证明了尿频、遗尿、尿失禁为木火之气疏泄太过的认识是符合实际的。以清热通淋之八正散，选加以上几味药，治疗淋证其效尤捷。**尿频、尿急、尿痛、尿不尽、遗尿、漏尿、尿失禁、尿床，小便不利诸症，皆为木火之气作祟，以泻火敛肝为治可获优良疗效（医理揭秘20）**。参见病案10。

2）木火上干清窍。临床常见一些患者头胀头痛，或头蒙头重，或头昏头晕，常常伴有头热头胀，汗多，失眠，怕热，烦躁易怒，心悸心慌等症，多见于抑郁焦虑症患者，更年期妇女，高血压患者等。以上诸症，中医传统认为系痰火上冲清窍，或痰浊蒙蔽所致，运用一气周流原理来认识，痰为火生，诸多伴随症状皆木火亢盛之证，所以**头痛、头昏、头晕、头蒙、头重诸症，皆木火上冲头脑清窍所致，火热冲逆之势减则头痛、头昏、头晕、头蒙、头重之势减，火热冲逆之势去则诸症皆去。**（医理揭秘21）参见病案11。

3）木火犯肺。在一气周流之圆运动中，肝木对应春天之生气，主升发，肺金对应秋天肃杀之气，主肃降，如肝之木火之气升发太过，冲逆犯肺，致肺热气逆，失于肃降，则咳嗽、气喘，师父称作"肝肺不相顺接"，因此认识到咳嗽、气喘是木火逆气在作怪，所以均为热证，哮喘患者，常因情志不遂而发病，就是因为五志之火，致肝火冲逆犯肺所致。

因为人们常常因受风寒而发咳喘，咳喘每在秋冬和冬春时节天气寒冷的时候易发，咳喘患者大都怕风寒，咳吐之痰色白清稀，所以中医传统认为咳嗽、气喘为寒证，但是运用一气周流原理分析，寒凉之气是收引主降的，并不会直接造成肺气上逆，那么感寒咳喘是什么原理呢？

以一气周流原理分析，东方肝木之气主升，西方肺金之气主降，如肝火亢盛，则升发过度，冲逆犯肺，致肺热气逆失于肃降，则引发咳喘。临床上也经常遇到这样的情况，咳嗽或哮喘患者，虽因受风寒而发，却常常会发热，或咳吐黄痰、口干口苦，或易汗，怕热等，这些证候均为热象。又根据前人论述，《黄帝素问宣明论方》："热则生痰，喘满也""胸满气喘，痰盛稠粘，皆肺气热也"。所以认为咳嗽、气喘皆为肺热气逆所致，临床以肺热气逆论治咳喘，每获良佳疗效。所以在实践中进一步认识到，咳喘患者肺中本有伏热，感受风寒或风热，常激发肺中伏热而发咳喘，异味刺激、五志化火的刺激，也可激发肺中固有的伏热而发咳喘，风寒、风热、异味刺激、五志之火均只是诱因，是诱发咳喘的外因，不决定疾病的寒热性质，肺中伏热才是发病之根本，决定了咳喘的本质是火热之证，所以肺因热而咳，因热而喘，因热而生痰，因热而生饮，因热而生燥，本质皆为热。治疗的关键就是祛除肺热，肺热减则咳喘减，肺热去则咳喘去，肺热是病本。

肺中固有的伏热是咳嗽气喘发病的根本因素，六淫之邪、异常气味、情志不遂等，只是咳嗽气喘的诱因，因激发肺中伏热而发病，肺中伏热决定了咳喘的本质是火热之证，所以咳喘无寒证。（医理揭秘22）参见病案6。

厥阴寒凝证。临床上常见一种自体阳气不足的证候，有如下表现：手足厥逆冰冷，小腹、少腹冰凉，经期前后腹痛，畏寒，厚衣喜被，脉沉细微，等等。习惯上称厥阴寒凝证，常见于妇女痛经、慢性盆腔炎、久病体弱、大病重病之后、肿瘤等疾病中。

逐症分析。手足厥逆冰冷，小腹、少腹冰凉，畏寒，厚衣喜被，脉沉细微，为元阳虚弱，失于温煦，厥阴肝脉疏泄不畅，气机滞塞之象；经期前后腹痛，为火热瘀滞胞宫及肝脉之象，《素问·玄机原病式》："诸痛痒疮疡，皆属心火"。所以传统上的厥阴寒凝证实际包括2个方面，一方面是元阳虚少，厥阴虚寒，失于温煦；另一方面是胞宫局部有瘀火，所以仲景当归四逆汤寒热并用。

原方：当归三两、桂枝三两、芍药三两、细辛三两、通草二两、大枣二十五枚、炙甘草二两。

方解：方中细辛、桂枝、当归三味，味辛，气温，散热降火（详见第三章），通达阳气；芍药、通草，敛肝降胆，清热泻火；大枣、炙甘草泻火补中，滋津液，全方散火热瘀滞，以通达阳气，补中气，生津液，兼顾阳气不通与火热瘀滞两个方面，以此治疗寒热错杂之厥阴病，疗效卓著，临床常加既可温益元阳，又可散热泻火的附子、干姜，更有卓效（详见第三章关于附子、干姜的论述）。

三、与木气相关的方药

与木气相关的方很多，如来复汤、桂枝汤、小柴胡汤、小青龙汤、柴胡桂枝龙骨牡蛎汤、逍遥散、当归四逆汤等。这里重新来认识一下桂枝汤、小柴胡汤、和小青龙汤三方。

1. 桂枝汤新悟

《伤寒论》："太阳中风，阳浮而阴弱，阳浮者，热自发，阴弱者，汗自出，啬啬恶寒，淅淅恶风，翕翕发热，鼻鸣干呕者，桂枝汤主之"。

桂枝汤新悟。**桂枝汤证系肝木疏泄升发太过，致太阳界面伏热，因感受风寒，引动太阳伏热，出现的太阳表热证，如发热、恶寒、汗出、鼻鸣等症，即原文所谓"阳浮者"，皆太阳表热之症状表现，桂枝辛温疏散，开太阳，散表热，芍药敛肝降胆泻木火，清解太阳表热，此二味为方中主药，生姜辛温助桂枝开太阳，散解表热，以炙甘草、大枣清热泻火，补益中气，全方祛邪（即去表热）扶正（补中气），以治太阳表热证。为对治汗出一症，以桂枝轻轻疏散太阳表热，而不以麻黄峻汗以防汗出太过，更以芍药苦泻酸敛，清热敛肝以止汗泄。**（医理揭秘23）

关于"调和营卫"。由于受时代科学技术水平限制，前人无法认清桂枝汤证为太阳表热证，也不能认识到桂枝、生姜散解的是表热这个本质，就以"调和营卫"来解释桂枝汤的功效和桂枝与芍药的配伍关系，让人颇感费解，许多人被"调和营卫"这个名词所困惑。现在根据现代物理学的知识，认识到桂枝汤证的本质是表热证，桂枝、生姜发汗解表，散解的是表热，芍药因清泻表热而敛汗，炙甘草、大枣，清热泻火，生津益气，全方祛邪（祛除表热）扶正（益气生津），主治太阳表热证，其实这就是调和营卫的实质，认清了这个实质，就不会再被"调和营卫"这个说法所困惑。

在伤寒从太阳→阳明→少阳→太阴→少阴→厥阴→太阳，这样一个传变过程中，厥阴→太阳这一过程，正对应一气周流圆运动平旦之日出，日未出即是厥阴界面，日出就是太阳界面。如果厥阴阖，即厥阴的热能阖回去，不会窜扰太阳，则太阳顺开，如同早晨的旭日东升一样，显风和日丽，万物欣欣向荣之象，就不易发太阳病，即不易患感冒；如厥阴不阖，厥阴伏热窜扰太阳界面，致太阳伏热，伏热招惹风寒侵袭太阳，引发太阳病，即致感冒。桂枝既开太阳散表热，又善降厥阴木火逆冲之气，促厥阴之阖，白芍酸寒清热，敛肝降胆，也促阖厥阴之阖，所以桂枝汤的功效可概括为"开太阳，阖厥阴"六个字。（医理揭秘24）

桂枝汤对应太阳升出地平面那一刹那的象，犹如大地托起一轮红日，所以有"阳旦汤"之名，日出之后，地面上的阳气随太阳缓缓升起而和缓增强，对应少阳之气，少阳之升也有赖于太阴土之承载，因此桂枝汤对应厥阴、太阳、少阳、太阴四个界面。

桂枝汤原方：桂枝三两，去皮，芍药三两，甘草三两，炙，生姜二两，切，大枣十二枚。

方解：桂枝、白芍、甘草皆为三两，为东方之生数，符合河洛数理东方"天三生木，地八成之"的数理关系，大枣甘温补土中之气液，十二枚，对应一气周流十二时辰、十二月，寓涵万物片刻不离土之承载，医者须时时不忘培土之意，

桂枝汤运用体会。凡外感病在太阳，均可用桂枝汤。头痛、恶寒（恶风）、发热、身痛（肢节疼痛）、汗出，以上诸症但见一症便是，无汗也可以用，即麻黄汤证也可以用桂枝汤来治疗，因为麻黄汤、桂枝汤对治的都是太阳表热证，如果合方运用更有良效，太阳病并无表寒，不存在芍药敛寒留邪的情况。

皮肤病均为热郁皮肤肌腠所致，所以均可运用桂枝汤散解表热，此时芍药用赤芍，或白芍、赤芍二芍同用。

内伤杂病中，只要伴有太阳病，就可以配用桂枝汤，当然是配合运用，久病重病之后常见极度怕冷症，常常是太阳病的表现，以小剂量桂枝汤加附子，每获良效。

有一些慢病患者，常表现为易感冒，汗多，疲乏甚等，现代医学认为是免疫力低下，其实是因为体内伏热滞留，壮火食气所致，包括太阳伏热、少阳伏热、阳明伏热、厥阴伏热，均可以桂枝汤加减治疗，每有良效。参见病例12、病例18。

2.小柴胡汤新悟

《伤寒论》："伤寒五六日，中风，往来寒热，胸胁苦满，嘿嘿不欲饮食，心烦，喜呕，或胸中烦而不呕，或渴，或腹中痛，或胁下痞硬，或心下悸，小便不利，或不渴、身有微热，或咳者，小柴胡汤主之"。

"少阳之上，火气治之"，少阳为枢，外则太阳，内则阳明，热郁少阳，枢转不利则寒热往来，为少阳病的特征性表现；少阳郁热，胆火上逆，则胸胁苦满；少阳郁热扰神则心烦；少阳郁火，胆胃气逆则喜呕；少阳枢机不利，热郁心胸，则胸中烦；热或传阳明，则渴，也可致腹中痛；热郁少阳、阳明，胆、胃失降，则胁下痞硬；少阳相火扰心，则心下悸；少阳火郁，枢机不利，则小便不利；若病在太阳、少阳，未至阳明则不渴、身有微热；若少阳胆气上逆，致肺失肃降，则咳。以上即为原文中少阳病四大症及诸多或然症发生之机理。

原方：柴胡半斤（八两），黄芩三两，人参三两，半夏半升，洗，甘草，炙，生姜各三两，切，大枣十二枚。

因为小柴胡汤所主为少阳病，少阳属东方风木，河图"天三生木，地八成之"，木之生数是三，木之成数是八，所以其两味主药用量为柴胡八两、黄芩三两，完全符合河图之数理关系。不仅如此，桂枝汤、白虎汤、大小承气汤、调胃承气汤中之主药用量，都分别对应河图各方的生数或成数。所以太师父李老说："一部《伤寒论》，一个河图尽之矣。"

柴胡、黄芩为本方主药，柴胡辛凉疏散升达，既可辛开太阳，使少阳郁热从太阳散解，又可直清少阳相火，条达厥阴肝木之气，黄芩清解太阳、少阳、阳明三阳之热，尤善清肺热，降胆热，两药相伍，可疏散和清解弥漫全身之火热，降体温，退高热，其效尤著；半夏伍生姜，泻火降气，降一切火热之气，降胆气，降肝气，降胃气，降肺气，除胸胁痞满，止呕，除烦，去咳；人参、大枣、甘草，清热、益气、生津，补中厚土，以土载木，助柴、芩、夏、姜，祛邪（火热）扶正，临床用于各种疾病的治疗，均有良好疗效。（医理揭秘25）

本方升达东方风木，而助太阳之开，同时清解弥漫全身之相火，促甲木之降，涉及六经五个界面，即少阳、太阳、阳明、太阴、厥阴，所以适用范围很广，可加减运用于各种疾病的治疗，在《伤寒论》中小柴胡汤类方还有柴胡龙骨牡蛎汤，柴胡桂枝汤，大柴胡汤等。

师父吕英教授曾说："柴胡乃从太阴土地、阳明中土而外达于太阳之药也""柴胡能从地下面一直上到云霄之巅，有一个由地推陈致新的过程，这就是为什么在临床上能用大小柴胡汤解决太阴、阳明、少阳、厥阴合病的危急重症的道理"。

小柴胡汤运用体会。小柴胡汤适用于三阳病，无论是热在太阳的发热恶寒，或热在少阳的寒热往来，还是热在阳明的但热不寒，汗多口渴，均可以小柴胡汤为基础方加减治疗，病在太阳与桂枝汤或麻黄汤合方加减，病在阳明，可与白虎汤合方加减，三阳俱病，则与麻黄汤、桂枝汤、白虎汤合方运用。体内伏热较多者，易感冒，易生病，患病缠绵难愈，或症状百出，均可以小柴胡汤加减治疗，常获良效。胆、胃、大肠、小肠、膀胱之气失于通降者，皆可以小柴胡汤加减治疗。

本书多数病案，都以小柴胡汤为基本方，加减治疗而成功获愈，诸多病案互相对照学习，可加深理解。

3. 小青龙汤新悟

在我国传统文化中，"青龙"为主管东方的神，龙性属火，宅居水中，为水之主，故小青龙汤方名含有降火治水之意。

原方：麻黄（去节），芍药，细辛，干姜，甘草（炙），桂枝（去皮）各三两，五味子半升，半夏（洗）半升。

《伤寒论》："伤寒表不解，心下有水气，干呕，发热而咳，或渴，或利，或噎，或小便不利、少腹满，或喘者，小青龙汤主之"。

"伤寒表不解"即太阳不开，表热不解之意；"心下有水气"，指胸、脘部停饮留痰，水热相激，痰鸣漉漉，包括肺部听诊之湿罗音、干鸣音、喘鸣音，及胃部之振水音等，痰、饮皆火热所生，故心下有水气实为胸、脘、肺部火热之证。

咳、喘系木火冲逆，肝木升发太过，木火刑金，肺失清肃之证，所以止咳平喘，降气化痰的中药，都性偏寒凉，有清热肃肺功效（参见证候与药性章止咳平喘药的论述），小青龙汤中之芍药、半夏、五味子、甘草，皆是性凉清热降火之品。《证治汇补》："诸病喘满，皆属于热"。湿、痰、饮皆火热所生，不论痰色是白是黄，是清稀还是稠粘，皆是热象，刘完素在《黄帝素问宣明论方·卷九》记载："胸满气喘，痰盛稠粘，皆肺气热也。"

干呕、噎，为胆胃之气上逆之症，源于木火冲逆；发热，即体内伏热发动，相火亢盛之象；渴，为热盛伤津之象；利即下痢，即阳明热痢；小便不利、少腹满，为膀胱、尿道火热瘀滞，致膀胱之气失于通降，水道不利之象。

综合上述分析，小青龙汤证皆为火热所致，以木火冲逆犯肺，肺热孳生水饮，致肺失清肃为主要病理，其诸多兼夹之症，也全为火热之证。

方解：因为太阳表不解，故以麻黄、桂枝开太阳，散解太阳表热，麻黄并散肺热平喘，桂枝善降逆冲之火气，可治奔豚气，此二味在散解表热的同时实有降肺、肃肺之效。

半夏性凉清热，因清热而化痰，因清热而消肿散结，因清热而下气肃肺降胃。《神农本草经》记载半夏："主伤寒寒热，心下坚，下气、咽喉肿痛，头眩胸胀，咳逆肠鸣，止汗。"《本草别录》记载半夏："消心腹胸膈痰热满结，咳逆上气"。

白芍，黄元御谓白芍"清胆火"，太师父李可老中医谓白芍"降甲胆"，所以本方中白芍敛肝火，降胆热，以治木火冲逆致肺失肃降之咳，逆气喘，并清肠治热痢，利小便而泻膀胱热，正可对治小青龙汤诸多症状。

细辛，《神农本草经》指其"主咳逆，头痛"，《药性论》指其"治咳逆上气"，自己临床常用小青龙汤治疗咳嗽或气喘，如不用细辛则效力明显减弱，所以细辛也肃肺降气之品。

五味子，《神农本草经》指其"主咳逆上气"，《本草别录》指其"养五脏，除热"。

干姜，《神农本草经》指其"主咳胸满逆上气"，《长沙药解》记载："下冲逆，平咳嗽"。

甘草，《神农本草经》指其"主五脏六腑寒热邪气"，《本草要略》记载甘草"性寒，能泻胃火，解热毒"。

古文献对以上诸药的记述，与太师父李可老中医"姜、辛、夏、味可对治一切咳嗽"的实践认识完全一致，小青龙汤方中半夏、芍药、细辛、五味子、干姜、甘草，俱为降火降气肃肺之品，因热去而痰化饮消，所以小青龙汤，实为散表热，清肺热，消痰饮，降肺气之剂，适用于一切咳喘证，而且小青龙汤治肺热咳喘效力之强，远非麻杏石甘汤等方可比，就是因为小青龙汤中诸药皆有突出的清热化痰消饮，降气肃肺之效。**小青龙汤因以清火热，消水饮为主要功效，故名"青龙"。**（医理揭秘26）

因为咳嗽气喘患者都有体内伏热这一自身因素，特别是哮喘患者，体内伏热深重，对干姜的选择性很强，用干姜往往是一开始很有效，而吃了一些药后，咳喘反又增剧，并出现口干，咽干，胸脘烧灼，烦躁，身热，汗多等不适症状。这是因为干姜能够助火，会造成病情反复，所以干姜量宜小，或者不用，或者在用干姜的同时加大生石膏、熟地黄等清热滋水药，以制其燥热之性。

小青龙汤之临床运用体现在以下几个方面：

第一，小青龙汤可对治所有痰咳痰喘，不论痰色黄白，或稠或稀，均可运用，常配伍生石膏、黄芩、熟地黄、枇杷叶、桑白皮、地龙、蛤蚧等清肺热、降肺气、养肺阴之品。

第二，干咳不止者，也可用本方加减治疗，但须去燥热之干姜，常常与引火汤合用。

第三，在治疗肺心病心衰时，与四逆汤或破格救心汤合用，每有良效。

小青龙汤为对治"龙火"而设，对治一切肺热气逆之咳嗽、气喘、痰多证。（医理揭秘26）参见病案6、病案18。

我母亲在72岁时患干咳频发，严重时一声接一声咳嗽不停，一直咳到气息欲断的地步，才可换过一口气来，涕泪俱出，十分痛苦，非常可怕，经现代医学检查诊断为肺纤维化、间质性肺炎，被某三甲医院断为最多只可存活五年，面对这种恶咳，我以小青龙汤加减为治，结果服药5剂，咳嗽即显著减轻，病情渐渐好转，服药四十余剂后咳止，之后多年也未再反复，享83岁高寿，因它病过世，小青龙汤也帮我为母亲进了一份孝心，常以自慰！

第四节　火

火为夏天的主气，此时地表阳气由盛到极，植物果实长大成熟，主长，主热。重阳必阴，随即一阴生，地表阳气又向阴盛阳弱的方向变化。

一、火气的生理

以君火显象，"君火以明"，显正常之火象，也即阳气正常的温煦之象，面色光润有泽，精力充沛，不冷不热，食馨眠佳，二便通畅，情绪不卑不亢等。

二、火气的病理

人体阳气过亢，超过君火正常的温煦功能，邪火亢盛，燔灼过度，即为相火之象。**君火为火之常象，相火为火之病象。**太师父李可老中医说得非常形象："哪里看到阳气哪里就病了，哪里看不到阳气哪里也病了！"这句话第一个"阳气"为阳气过亢的相火之象，第二个"阳气"为君火正常的温煦之象。火邪致病特点有以下几点：

第一，火性炎热，凡类似于火热性质的症状表现均是火象，如发热、怕热、局部烧灼、肤色红赤、口干、口渴，等等，均为火热之证。

第二，火为夏天的主气，主长，凡有增长特点的病况，均是火象，如局部肿胀、关节肿大、肿瘤增长、息肉增长、宫颈肥大、体温升高、脉率增快、血压升高等，均对应夏天阳气增长之象，是火热所主。

第三，诸痛、痒、疮，皆为火象。金代医家刘完素，进一步发展《黄帝内经》的思想说："诸痛痒疮疡，皆属心火。"

据经典和前人的论述可知，**一切疼痛，皆为火热所致。各种头痛、咽痛，胸痛，心痛，胃脘疼痛，胁肋疼痛，一切腹痛（胰腺炎剧痛、阑尾炎痛、胃肠炎腹痛、痢疾腹痛、痛经、肠系膜淋巴结炎腹痛、疝气痛等），风湿性关节痛，颈肩腰腿痛类疾病等，凡痛皆火热所致。**（医理揭秘27）这些年来，我据上述参悟，以清热祛火之法治疗以上诸多疼痛，常有药到病除之效，卓越的疗效证明刘完素对经典的发挥，完全符合临床实际，因后世的误解，导致了以痛为寒的认识，且至今仍统治着人们对疼痛的认识，现在必须予以更新。

搔痒性疾病，皆火热所致。（医理揭秘28）大多数皮肤疾病都有搔痒一症，据经典和前人的认识，搔痒为热象，所以凡有搔痒的皮肤病，均为热证，正如刘完素所说"微热则痒，热甚则痛"，如荨麻疹、湿疹、神经性皮炎等。在几十年的临床中，我治愈皮肤病患者无数，所用散热透疹、清热解毒、祛风（泻火）止痒、养血（清热）润肤诸法，其实皆以清热为主，实践证明搔痒性疾病，皆火热所致。参见病案14。

疮疡类疾病，皆为火热所致，如痈、疽、疮、疡、疹、斑块、疱疹、疣等，皆火热所致。（医理揭秘29）在以上证候中，传统上认为疽为阴证，其实疽虽然没有明显的红赤和灼热之象，也有一个生和长的过程，也是火热之气在作祟，只是同时伴有中气和元阳的虚弱，为虚实寒热夹杂之证，如鹤膝风，以阳和汤寒热并用来治疗，方中不只是熟地黄滋阴清热，麻黄、白芥子、肉桂都具有散热泻火的的作用（详见证候与药性章节），仔细分析阳和汤的配伍便可知道，其以散热泻火解毒为主，以温益阳气为佐。

第四，**火性热烈，体内伏热之体，易受各种因素激惹，而使人体易感招异气，引发过敏性疾病，所以清热祛火，是治疗过敏性疾病、改变过敏体质的基本治疗原则。**（医理揭秘30）临床常见鼻咽素有伏热之人，易因冷气、油烟、辛辣刺激食物，激发伏热，而发过敏性鼻炎和咽炎，出现流涕、喷嚏、鼻塞、咽痒、咳嗽等症，虽因风寒引发，却实为火热瘀滞鼻咽之证，经泻火解毒，彻底祛除鼻咽部之伏热之后，再食辛辣刺激或吸入冷风，也不易再发病。再如皮肤肌腠素有伏热之人，常因接触油漆或化妆品，而致皮肤出疹搔痒，引发过敏性皮炎，也可因食牛羊肉或鱼虾蟹，而致过敏性皮炎发作，经过适当治疗，祛除皮肤肌腠中之伏热，皮疹搔痒消失，再接触以上过敏源，也不易过敏而发病，此即火性热烈，易感招异气的原因。参见病案14、病案24、病案25、病案26。

第五，**现代医学各项检验指标的异常升高，均为火热之象，所以每发现一项检验指标的升高，就是一条有力的火热辨证依据。**（医理揭秘31）火气主长，凡是长大、增多、加快的象，都是火象，故现代医学诸多理化检验指标的异常升高，均为火热之证，如血压升高、血糖升高、白细胞总数升高、淋巴细胞升高、血沉增快、胆红素升高等，都是火热亢盛的表现，据此临床上选择相应的清热降火药组方即可，如茵陈退黄降胆红素，茯苓、泽泻泻火降血压。认识到这一点，就可把现代医学仪器检验的指标，做为中医辨证和用药的依据，从而大大地提升了中医诊查手段，使古老的中医搭上现代科学技术的快车，向精准辨证、精准用药的方向快速发展，临床意义重大。

用中药清热泻火解毒，常使现代医学检验指标下降，以至恢复正常的情况，很多医学同仁都深有临床体会，这里不再赘述。

疾病万象中，凡有以上五点中任何一点的象显现，即为火热性疾病。

王女士，57岁，有慢性胃病史多年，近因胃痛伴右胁下胀半年多，胃镜检查提示萎缩性胃炎。在当地曾求多位中医治疗，药后均因胃脘反而烧胀更甚而停服，颇感痛苦，来诊时胃及右胁下胀甚，喜热食，饮冷食凉则胃脘尤胀，畏寒，食少，大便日一解，量少，情绪郁闷，舌红嫩少苔，脉沉。

处以清半夏10克，黄连10克，黄芩10克，百合15克，乌药15克，生白芍15克，砂仁10克，浙贝母10克，蒲公英15克，炙甘草15克。水煎服，每日1剂。

服完3剂，胃痛胁胀显著减轻，胃中颇感舒适，患者喜形于色，共服10剂，诸症悉除，此后间断服药巩固疗效，共服18剂，两个月后患者来述，胃病已愈，偶有食凉饮冷也无不适，追访三年，未再复发。

辨证分析。"喜热食，饮冷食凉则胃脘尤胀，畏寒"一般认为系寒证，但是我在临床上，对于据此而辨为寒证者，处以理中汤加减，结果有的有效，有的无效，少数患者反而更加不适，正如该患者所述"曾求多位中医治疗，药后均因胃脘反而烧胀更甚而停服，颇感痛苦"，有甚者干姜下咽，则胃如伤口撒辣椒面般烧痛难忍，因此，对把以上症状辨证为寒证的认识产生了怀疑，经过反复思考，反其道而行之，对有"喜热食，饮冷食凉则胃脘尤胀，畏寒"症状表现者，投以半夏泻心汤，去掉干姜，结果获良好效果，此后恒以半夏泻心汤去干姜，治疗"喜热食，饮冷食凉则胃脘尤胀，畏寒"之证，均获优良效果，而无寒凉之弊，说明上述喜暖畏寒诸症本非寒证，却是胃有火热伏藏的表现，因食凉饮冷激发胃之伏火而发病，因黄连、黄芩、半夏清热泻火，清降胃气而获愈。

继续分析此患者诸症，"胃及右胁下胀甚"，此为气滞不畅的表现，气滞实为火热瘀滞（详见下一节关于气滞实质的详细论述）；又据情绪郁闷，舌红嫩少苔，认为患者阴分不足，水失涵木，木火郁滞；脉沉为患者病久体虚，元气虚弱之表现，是患者当下之次要症状，暂时可以忽略。最后综合分析认为患者系胃热壅滞，胃阴不足，肝火犯胃之证，以半夏泻心汤与百合乌药汤合方加减。

因系胃热证，故去干姜，以清半夏、黄连、黄芩为主药，清胃热，祛伏火，降胃气；浙贝母、蒲公英伍黄连、黄芩清热养胃，祛除深伏胃中之火热；白芍敛肝降胆清胃热，以泻木火；砂仁、乌药辛温散热，降泻气火（详见第三章有关论述），助清半夏降气消胀，并缓和方中众药之寒凉；百合、炙甘草，清胃热，养胃阴，益胃气。服本方后患者自觉胃中舒适，每次就诊就原方照取，直至诸症消失，充分说明"喜热食，饮冷、食凉则胃脘尤胀，畏寒"不是胃寒的表现，而是胃热的表现。

因寒而发，因热而发者，均非寒证，遇寒加重，畏寒喜热者，却都是热证。（医理揭秘32）

三、体内伏火

1.阳明伏热

1）阳明大热。发热，但热不寒，同时体温升高，口渴多饮，且喜凉饮，汗多，对应的方药为白虎汤、白虎加人参汤，常用药为生石膏、知母等。

2）阳明腑大肠燥热。大便干燥，2~5日一解，甚则5~20日一解，排解不畅，甚或困难。

可用大黄、芦荟、芒硝、决明子、牛蒡子等泻热通便，也可用火麻仁、郁李仁、肉苁蓉、当归等，泻火润肠通便。对应的方为三承气汤、麻子仁丸等。

3）阳明胃热上攻。口干、口苦、口臭，牙龈肿痛，口舌生疮，方为半夏泻心汤、清胃散，等等。对应的药为升麻、生地黄、黄连、栀子、黄芩、生石膏、生甘草。

2.少阴肾水不足，少阳相火妄动

许多患者常见自汗，盗汗，甚或汗多如水，潮热，怕热，同时口干口苦，不欲饮，入睡难，容易醒，眠时短，恶梦或乱梦纷纭，记忆力减退，头昏，脱发，腰膝酸软等，此因肾水不足，"水浅不养龙，水浅龙火飞"，均为水亏火旺之象，根在少阴（肾水），象在少阳（相火），师父谓其为"离位的相火"，人之元阳潜藏于肾水之中，如同太阳射到地面的热藏于地下水阴之中，少阴肾水亏虚，阴不配阳，亢阳奔腾，从少阴水中冲逆而出，弥漫三焦，即为少阳相火，蒸腾燔灼，为患多端，与人体多种疾病密切相关，如急慢性咽炎、扁桃体炎、糖尿病、高血压、慢肾病、类风湿性关节炎、瘰疬、肿瘤等。

临床上也常见阳明燥热与肾水不足互为其根，阳明燥热，常耗伤肾水，致肾水不足，肾水不足，阴虚火旺者，又致阳明燥热，常互为因果，兼夹为患，临床上屡见不鲜。

3.厥阴木火（肝郁）

北方肾水先天不足，或阳明燥热，耗伤肾水，致水不涵木，引动厥阴木火，致厥阴风木疏泄太过，常见烦躁，急躁易怒，容易激动，多情善感，多疑善虑，心急，甚或心急欲死，失眠多梦，偏头痛，眩晕，恶心。各种过敏性疾病：过敏性鼻炎，过敏皮炎、各种皮肤病、哮喘。感冒反复不愈，膀胱活动症之尿频、尿急、尿痛，早泄，心动过速，早搏，咳喘等，均为厥阴木火为患。

阳明之热、少阳相火、厥阴木火，此三者为体内伏热的主要方面，与人体绝大部分疾病密切相关，不同的个体，伏热所在各不相同，有伏热于脏腑的，有伏热于官窍的，有伏热于皮肤、肌腠的，有伏热于筋骨、关节等。（医理揭秘33）

4.脏腑伏热

如肺炎、肺脓肿、肺癌、肝肿瘤、阑尾炎、胰腺炎、胰腺癌、肾脓肿、盆腔炎（附件炎、输卵管炎）、肠系膜淋巴结炎、肠癌、膀胱炎等，都是脏腑本有伏热，因感受六淫，或因饮食、劳作、情志、外伤等因素而诱发，所形成的疾病。

5.官窍伏热

如咽喉肿痛、口腔溃疡、牙痛、鼻炎、鼻咽癌、中耳炎、结膜炎、尿道炎、肛周脓肿、阴道炎等，都是人体五官九窍本有伏热，因感受六淫，或因饮食、劳作、情志、外伤等因素而诱发伏热，所导致的疾病。

6.皮肤、肌腠伏热

痈、疽、疮、疡、斑、疹，各种皮肤疾病，均为皮肤、肌腠本有伏热，因感受六淫，或因饮食、劳作、情志、外伤等因素诱发而导致的疾病，包括痤疮、荨麻疹、湿疹、神经性皮炎、银屑病等皮肤病，具体症状表现有丘疹、红斑、水疱、脓疱、剧烈搔痒、干红、鳞屑、湿烂、黄痂、毛发脱落、皮肤干燥或油腻、局部疼痛等。

7.经络、筋骨、关节伏热

现代医学之类风湿关节炎、强直性脊柱炎、肌纤维织炎等筋骨关节疼痛性疾病，包括关节红、肿、热、痛、积水、强直、功能受限等诸多表现，均为其筋骨、关节本有伏热，常被风、寒、湿、热等因素所诱发而发病。

8.癌瘤、结节、息肉（癥瘕积聚）

癌瘤、结节、息肉，病灶局部为火热毒邪壅滞，整体常伴有中气不足，元阳虚弱。（医理揭秘34）

从一气周流的原理来认识，癌瘤、结节、息肉之发生，对应春天万物孳生之生气，即木气，风气；癌瘤、结节、息肉之增大，对应夏天生长之气，即火热之气，因此癌瘤、结节、息肉的发生、长大，对应木、火之气；癌细胞转移，需要足够的能量，六淫中风、火二气，极具煽动力和爆发力，是癌转移的推动者，也即癌瘤的转移扩散，也是火热使然。癌瘤之火热极盛，在损伤人体元阴真水的同时，壮火食气损伤人体中气和元阳，所以这类患者常见火热亢盛，中气不足，元阳虚弱，肾水不足四方面的表现，包括极度消瘦（火热耗伤肾水，灼蚀精血，致大肉陷下，骨瘦如柴）、疲乏无力、气短（壮火蚀气，中气元气不足），潮热面赤、怕热（相火亢盛）、大便干燥（阳明燥热）、口干口苦（相火旺盛），汗多如水（阳明热盛，相火蒸腾），癌瘤或缓或剧之疼痛（火热毒邪瘀滞），癌瘤局部烧灼（如咽喉烧灼、腹中烧灼、胸内烧灼、尿道烧灼、前阴烧灼、肛门烧灼），皆为癌瘤毒火鸱张之象。手足心热烫（相火亢盛），同时可伴有畏寒、手足冰凉、背寒怕风、腰腹冰冷、下阴冷凉等元阳虚弱之象。

下面来分析李老攻癌夺命汤。原方由漂海藻、生甘草、木鳖子、醋鳖甲、白花蛇舌草、夏枯草、蚤休、海蛤壳、黄药子、生半夏、鲜生姜、玄参、牡蛎各30克，浙贝母15克，山慈菇、山豆根各10克，全蝎12只，蜈蚣4条，明雄黄1克（研粉吞服）。

方中海藻咸寒，软坚散结，甘草甘寒，清热解毒；全蝎、蜈蚣，性皆咸寒，清热攻毒，搜剔络中邪毒，散结消瘤；玄参、牡蛎、浙贝母，即消瘰丸之组成，皆清热消肿，软坚散结之味；醋鳖甲、海蛤壳，性同牡蛎，咸寒清热，软坚散结消瘤；白花蛇舌草、夏枯草、蚤休、黄药子、山豆根、明雄黄、木鳖子，皆寒凉之味，清热解毒，散结消瘤；生半夏辛散开破之力极强，善散热泻火解毒，消顽瘤，以鲜生姜之辛温，既缓生半夏之烈性，也反佐众多寒凉药，甘草清热解毒，厚土补中，调和诸药。本方运用大队寒凉清热泻火解毒之药，治癌瘤而获良效，李老丰富的临床实践证明，癌瘤主要病理为火热毒邪壅滞。

四、万病本于火

万病本于火，任何疾病的发生、发展、转归，都与体内火热之气的孳生、亢盛、湮熄密切相关。（医理揭秘35）近些年来，运用师父的逐症分析法，对每一位患者的每一个症状进行一番刨根究底的实质分析之后发现，其疾病本质与火热有千丝万缕的联系，任何一个患者，任何一个疾病过程，火热因素贯穿始终，火热去则病去，火热不去则病不愈，体内伏热为万病之本源。

阅读古今医家医案，从伤寒到温病，从外感到内伤，从小儿到老年，从内科到各科，医案无数，症状万千，其本质均以火热为主，每方必有寒凉清热之药，虽然很多医案中，医者主观上并没有清热，但所用药品客观上都是在清热祛火。国医人师朱良春和马大正两位中医泰斗深知病机，熟识药性，遣方用药虽信手掂来，却攻疑克难，每获良效，都是善用清热泻火之药以治各种疾病的圣手。国医大师颜德馨教授主张疑难病从瘀论治，其用衡法所治疾病，皆火热之疾，所用祛瘀之药，皆清热祛火之药，如当归、川芎、赤芍、丹参、桃仁、山楂、益母草，皆为清热泻火，散火降火之品（参见证候与药性章）。几位国医大师的临床经验，无不彰显了病皆火热之证，药皆清热祛火之味的道理。金代医学大家刘完素"六气皆从火化"的思想，也彰显着万病皆因于火的临床实际。

回顾经典，《伤寒论》113方，均治火热之证或寒热错杂之证，诸泻心汤在清热泻火，麻黄汤、桂枝汤、小柴胡汤、白虎汤也是宣散表热，降泄里热之剂。四逆汤、白通汤、通脉四逆汤，在回阳救逆的同时，降泄火热，每一方皆有祛火之药。

综合了历代医家治病智慧的汗、吐、下、和、温、清、消、补八法，皆祛火之法。汗法散解表里之热，吐法涌泄胸脘的火热，下法导泻胃肠的火热，和法的实质也是祛除火热，清法直清火热，消法导泄积热，温法诸方在温益阳气的同时，散热祛火，补法所用的补药，也皆清热祛火，八法没有一法不在祛除火热。

《方剂学》教材中所列的二十多类古今医家的三百多个方剂，方方必用清热药，方方均治火热病。历代广大医家的临床实践，无不彰显着万病因于火，万病本于火。

（一）《伤寒论》六经病俱为热病

《伤寒论》是一部治热病的医学巨著，太阳病、少阳病、阳明病、皆为热病；太阴病、少阴病、厥阴病，皆寒热错杂病，皆以体内伏火为根源。（医理揭秘36）《素问》："今夫热病者，皆伤寒之类也""人之伤于寒也，则为病热"，就明确指出伤寒类疾病皆是热病。

虽然仲景在《伤寒论》中运用附子、干姜、细辛、桂枝、吴茱萸、生姜等温热药的情况很多，也有四逆汤、通脉四逆汤、白通汤、理中丸等，被认为是温热性质的方剂，但所治疾病均是热病，包括单纯的热病和寒热错杂的热病。我受李可学术思想和吕英思维体系的启发，以一气周流原理为指导，以临床疗效为依据，对《伤寒论》诸多方剂进行了临床验证，认识到**仲景《伤寒论》所有方剂，不论是仲景所创，还是仲景收录前人的方剂，也不论原文是怎么论述的，实际都是在祛除火热，均为治疗热病的方剂**（医理揭秘37）。

所谓伤寒者，即伤于风寒之意，风寒只是一个诱发原因，感受风寒，分别激发人体太阳界面、少阳界面、阳明界面、太阴界面、少阴界面、厥阴界面本有的伏热，则分别引发太阳病、少阳病、阳明病、太阴病、少阴病、厥阴病，皆为热证或寒热错杂证，决定疾病寒热性质的是体内伏热。

（二）温病更以体内伏热为根本

温病虽然由特定的病源细菌、病毒等（外因）引发，但体内伏热仍是发病的根源（内因），瘟疫病邪（细菌、病毒）能不能使人发病，病轻还是病重，都由患者体内伏热所决定，体内没有伏热或伏热比较少的人，感受瘟疫病源不会发病，或发病较轻，体内有伏热或伏热较多之人，容易感受瘟疫病邪而发病，而且发病也重，易导致病情恶化。

例如新型冠状病毒，很多人接触它后不发病，被称为无症状感染者，有的患者感染后缓慢发病，症状很轻，有的患者感染后，病情较重或很重，甚至死亡，这是为什么呢？感染了同样的病毒，为什么发病情况却大不一样呢？我认为，这是因为新型冠状病毒只是发病的诱发因素，发不发病由人体自身体质因素决定，体内没有伏热之人，感染后不发病，不出现任何症状，体内伏热之人感染后就会发病，伏热较少的人，发病较轻，伏热较多者发病较重，甚至因发热过重，致元气衰竭而亡，历史上无数次瘟疫虽然会给人类造成众多的死亡，但不发病之人和患病后康复之人也不少，所以每次疫情蔓延都有局限性，因此人类不会灭绝。

李可老中医说："凡病皆为本气自病。"任何一种温病，都是瘟疫病邪（病毒、细菌）激发患者体内本有的伏热而致火热发飙之证，因此，对于温病的治疗，无论是叶天士的卫气营血辨证，吴鞠通的三焦辨证，还是吴又可的达原饮，都是从不同的视角去认识和对治温病火热发飙的情况，只要控制住了火热的肆虐，就控制住了温病，人体之中气、元气（元阳）、肾水就不会被邪火耗竭而死亡，有了中气、元气、肾水，人体就有了与疾病抗争的本钱，至于引发疾病的瘟疫病邪（病毒、细菌），一般情况下，主要靠人体自身之抗病能力去杀灭，可以不用抗菌素和抗病毒药，人体自能杀灭瘟疫病邪（病毒、细菌）而康复，但是比较严重的情况，必须借助现代医学之抗生素来杀灭病毒细菌，所以温病的治疗，根本的还是对治自身伏热本气自病的情况，祛除了自身伏热，瘟疫病源自可被自身抗力所杀灭，所以新型冠状病毒感染的许多患者不用抗菌抗病毒之药，也能自我康复。

其实所有疾病的治疗，主要就是纠正本气自病，**本气自病包括体内伏热、中气不足、元阳虚弱、肾水不足四个方面（医理揭秘38）**。一般情况下，体内伏热是绝大多数疾病的主要方面，在祛除体内伏热的前提下，可兼顾元阳虚弱、中气不足、肾水不足这几个次要方面，当这几个方面的问题较轻时，可暂时舍弃不顾，当发展成为比较突出的问题时，如元气衰弱至生命垂危时，此时元气虚衰成为疾病的主要方面，则以急救元气为主；中气虚弱和肾水不足的情况，有时也会成为疾病的突出矛盾或主要方面，则这些方面就是治疗的重点。

（三）杂病皆以体内伏热为本

湿、痰、水皆为火热所生，也为火热之象，凡有湿、痰、水孳生者，皆为火热之证。（医理揭秘39）湿、痰、水只有形态上的区别，没有本质的差异，痰为有形之湿，湿也可看做无形之痰；水少弥漫散在者为湿，湿多凝聚停蓄者为水，据一气周流火热生湿，火为湿之母，湿为火之子的原理，湿、痰、水，皆火热所生，均为火热之象，凡有湿、痰、水孳生者，皆为火热之证。传统上关于湿、痰、水为阴邪的认识，当予以更新。

其实以上情况前人早就认识到了，刘完素在《黄帝素问宣明论方》中记载："火热能生土湿，故夏热则万物湿润，秋凉则湿复燥干也""热则生痰"。《素问玄机原病式》："故诸水肿者，湿热之相兼也。""火主长而茂，形貌彰显，升明舒荣，皆肿胀之象也"。据此有以下一些进一步的认识。

1）不论痰之颜色如何，皆为热象。临床上常见咳嗽气喘患者，咳吐清痰、黄痰，或黄浓痰，或铁锈色痰，因痰湿为火热所生，所以不论痰之颜色如何，皆为肺热之象，以清痰白痰为寒的认识，应予以更新。我曾治疗过一例慢性支气管炎患者，服小青龙汤后咳喘显著减轻，但咯清黑色痰较多，效仿师父的用药方法，加熟地黄60克，又服数剂，痰消净，喘嗽止，此后每以小青龙汤加生石膏30～60克、黄芩10～15克、熟地黄45～60克，治喘嗽痰多，皆收良效，以上三味药，皆寒凉清热之品，尤善清肺热，实践充分证明，咳喘、咯痰皆为火热所致。

2）瘰疬、痰核皆为火热壅滞之证。由玄参、贝母、牡蛎三药组成的的消瘰丸，主治瘰疬痰核，此三味皆苦咸寒凉之品，均以清热为基本功效，能够消散瘰疬痰核，说明瘰疬痰核皆为火热壅滞之证，消瘰丸因清热而化痰，因清热而软坚散结。

3）人体所有官窍之各种病理排泄物。**鼻涕、眼泪、痰液、耳水、尿浊、妇女带下、稀便、清水便、脓血便等，不论颜色白、绿、黄、红、黑，稠稀如何，皆为火热之象**（医理揭秘40），因这些排泄物其本质为湿，湿为热生，所以皆为湿热之象，临床以清热解毒化湿为治，皆收良佳疗效，实践证明从一气周流理论产生的这些认识，是符合临床实际的。传统上以这些排泄物的颜色白、黄、赤、青、黑来辨寒热虚实的理论，是建立在古老的五行学说之上的，是比较原始的一种认识，现在应予以更新。

4）胸水、腹水、水肿、关节腔积液、滑囊积液皆为火热所生。湿聚多则为水，水稀少则为湿，水与湿本质是相同的，所以**胸水、腹水、水肿、关节腔积液、滑囊积液均为火热所生（医理揭秘41）**，中医传统上以四妙散治疗关节肿大积水，以十枣汤治疗胸水、腹水，实质皆为清热。甘遂、大戟、芫花并非只是峻下逐水，此三味皆寒凉之品，有十分突出的清热泻火的作用，是在清热泻火，截断水饮孳生之源的同时，峻下逐水，以去水饮之停聚的。

《黄帝素问宣明论方》中的三花神佑丸，由甘遂、大戟、芫花、牵牛子、大黄、轻粉组成，这几味药皆寒凉泻火，攻下逐水之药，其主治疾病非常广博："中满、腹胀、喘嗽、淋必、肿满、湿热肠垢沉积、久病、黄瘦困倦、气血壅滞、不得宣通，或风热燥郁、肢体麻痹、走注头痛、风痰涎嗽、头目眩晕、疟疾不已、癥瘕积聚、坚满痞闷、酒积、湿积、一切痰饮呕逆，及妇人经病不快、带下淋漓、无问白赤，并男子或妇人伤寒、湿热腹满实痛、久新瘦弱，俗不能别辨，或泛常只为转运之药，兼泻久新腰痛，并一切下痢，及小儿惊疳积热，乳癖满，并宜服之。"

其主治疾病几乎涉及内、外、妇、儿、男、老年各科所有疾病，而且并不皆为水气病，却都是火热之疾，所以三花神佑丸主要作用是在清热泻火，万病皆本于火，甘遂、大戟、芫花等药，清热泻火力大效宏，所以主治范围非常广泛，以丸剂少量久服，以缓其泻下峻猛之弊，不但可治诸多常见疾病，尤能治疗许多疑难重症，也说明不但水饮为火热所生，诸病皆火热所致。

此外，气滞、血瘀类疾病，皆为火热性疾病，气滞血瘀的本质即火热瘀滞，详见下一节关于气滞血瘀的论述。

（四）虚人与补药

金元医学大家刘完素，在论述其三花神佑丸时说："设病愈后，老弱、虚人、平人，常服保养，宣通气血，消进酒食。"三花神佑丸由甘遂、大戟、芫花等药性猛烈，且有大毒的药物组成，清热泻火，峻下逐水。刘完素先生却以这样的峻猛之药，用于病后、老弱、虚人、平人的保养，令人深思。刘完素先生是临床大家，他的这些认识均是从实践中得来，都是经过实践验证的，这里我们做一些深度探讨。

万病本于火，任何疾病自始至终为火热之气所主导。病后之人，因余热伏留，火热蚀气伤阴，中气、元气、肾水皆被耗伤，所以病后调养仍应以清解余热为主。临床观察到老年人随着年龄的增长，中气、元气、肾水皆越来越虚弱，体内伏热却越来越亢盛，这是自然规律，再加上有些老人曾经患过大病、重病或慢性病，体内留有余热，更易得病，所以老人易病多病的根本原因，仍然是体内伏热。所谓虚人，一般情况下即指易患病之人，一方面因体内伏热而易发病；另一方面因伏热耗伤中气、元气、肾水，而体力不及，对劳动和环境的耐受力差，皆以体内伏热为根本。所谓平人，一般即指未发病之人，临床所见许多平时身体无病而被认为是健康人的人，常常突然发病，其实每天到医院就诊的患者中，相当多的人都是新近发病的，天天如此，其实这些新病之人平素体内就存有伏热，只是表现不明显，自己和周围的人都没在意，没有察觉而已，直到出现突出的症状，才认为病了，所以一般人体内都有伏热，绝对没有伏热完全健康的人几乎没有，所谓平人，大多都是亚健康人，体内都存有伏热。所以刘完素先生以三花神佑丸少量久服，用于病后、老弱、虚人、平人的保养，实际上就是祛除体内伏热，伏热去则中气、元气、肾水自足。

一切虚弱之体皆包括体内伏热与正虚两个方面，正虚即中气、元气、肾水的虚弱，所以虚弱之体的调养也包括两个方面，祛邪与扶正，祛邪即祛除伏热，扶正包括补中气，益元阳，滋肾水，祛热是最有力的扶正。（医理揭秘42）

《金匮要略》中的大黄䗪虫丸为中医治虚劳最早的方剂，原方主治五劳虚极羸瘦，方中所用大黄、黄芩、桃仁、杏仁、芍药、干地黄，皆为寒凉清热泻火之药。后世认为虻虫、水蛭、蛴螬、䗪虫俱为活血化瘀药，认定大黄䗪虫丸为活血化瘀之剂，所治之证为瘀血不去之"干血痨"，这是因为前人尚未认识到瘀血的本质也为火热瘀滞，虻虫、水蛭、蛴螬、䗪虫，性皆寒凉，均为清热泻火之药，大黄䗪虫丸以清热泻火为主要作用，制成丸剂，小剂量久服，缓缓祛除体内伏热而不伤正气，热去正复，虚劳自除，与三花神佑丸的保健原理是一样的，但是大黄䗪虫丸，为医圣张仲景之方，是最早的治疗虚劳的方剂。

通过经典对虚劳的治疗，我们更清楚地认识到**虚人即体内伏热之人，因自身伏热致身体敏感，既易感受六淫之邪而发病，又易因情志不调、饮食不节、劳倦而发病，同时伴随着中气、元气、肾水的不同程度损伤，治疗仍以祛火为主，祛火即补虚，火去体自强**。（医理揭秘43）参见病例27等。

关于**虚不受补**，临床上常常遇到体弱多病者常买各种补品，以补养身体，然而食用之后却常常出现许多问题，或上火出鼻血，或身热、汗多，或心悸、失眠，或皮肤出疹、搔痒，或便秘、少食、恶心、腹胀等。其根本原因就是**患者体内本有伏火，补品大多偏甘温壅补，如人参、鹿茸、黄芪、枸杞子等，易激发体内伏热而加重旧病，或出现新的疾病。虚不受补其实指的就是这种补药刺激，激发体内伏热的情况**。（医理揭秘44）

五、六淫致病的实质

（一）风、寒、暑、湿、燥、火六气致病新识

1）风。风给人的一般都是冷或热的刺激，寒冷的风带走人体的一些热量，给人以冷的刺激，温热之风带给人一些热量，并给人以热的刺激，风带走或带来的热量，经过人体自我调节，很快就会被人体补充或释放，一般情况下，不会把人冻伤或烧伤，风也没有进入人体，对人体不会造成直接伤害，但是风给人冷或热的刺激，却能激发体内伏热，使人发病，即风致人发病的主要机理就是给人以刺激，因激发体内伏热而发病。

2）寒。寒作为一种致病原因，是指因为气候和房屋等环境寒冷，衣被

单薄，饮冷食凉等诸多原因，造成人体感受寒凉之刺激，而发病的情况，运用现代物理学的知识，很容易明白，寒与热是一个相对的概念，寒气只会带走或消耗一些体热，给人一个寒冷的刺激而已，寒气带走的体热，身体通过血液循环很快就会补充恢复，它并没有给人物质的东西，所以寒本不会进入人体并存留体内。人们感受风寒后，常常会发热，就是因寒冷的刺激，激发人体伏热，而使人发热。感寒后，常致关节肿痛，也是邪寒激发患者关节固有的伏热而导致发病。食凉饮冷致胃痛，即是寒凉刺激，激发患者胃腑本有的伏热而导致发病。近些年来，我以半夏泻心汤去干姜，加百合、蒲公英等清热药，治疗所有胃痛患者，均获理想效果。

3）暑。暑是夏天的火热之气，其实就是火气，暑天因为气温很高，远远超过了人体适宜的温度，人体不但受到了长时间的热刺激，也接收了环境中的许多热量，结果激发体内伏热，由于内热与外热的双重作用，出现高热、汗出、头晕头痛等症，火热生湿、湿热纠结则致呕吐、泄泻等症，即为中暑，它其实就是一种特殊的湿热性疾病，温病学之暑温都是感受暑热激发体内伏热之疾病。

4）湿。湿气即环境给人潮湿的刺激，如坐卧潮湿之处，被雨水浇淋，居住房屋潮湿，衣被潮湿等，都会给人以湿的刺激，这种刺激类似于寒和热的刺激，但又不同于寒和热的刺激，也可激发体内伏热而使人发病，但不会进入人体，体内之湿是体内火热所生，并不是从外感受。

5）燥。燥因热而生，也可因寒而生，临床体会所谓燥者，可因热灼伤阴津而致，也可因阳气虚弱，气化不及而致，所以燥也包括在寒、热二气之中，燥邪致病也是以激发体内伏热的方式，而使人发病，参阅寒热二气致病原理来理解。

6）火。火气致病的特点，除给人以热的刺激之外，还给了人体热量，更容易激发体内伏热，而发火热之疾。如某6岁男童，因回老家睡热炕一夜，而出现发烧（体温38.5℃）、咽痛、咳嗽等症，来诊时了解到患儿平素大便干燥，易感冒，情绪烦躁偏执，好动，俱为体内伏热的表现，长期体内伏热，灼伤肾水，"水浅不养龙"，所以因睡热炕，既接受了外来之火热，又激发了体内本有的伏热，两热相加而发病，经用泻火、滋阴、补中气、护元气的方法，综合调理后，完全恢复健康。参见病案27。

综上所述，正如金元医学大家刘完素所说，"六气皆能化火"，风、寒、暑、湿、燥、火六气，致病共同的特点都是给人以某种刺激，激发体内伏热而发病，所致疾病均为热证，其寒热性质由体内伏热所决定，体内伏热是导致疾病内在的根本原因（内因），以上六气只是诱发原因（外因），不影响疾病性质，内因是变化的根据，外因是变化的条件，外因通过内因而起作用。（医理揭秘45）

（二）风寒表证与风热表证

运用现代物理学的原理，认识到风寒侵袭就是寒冷的空气带走人体皮肤表面的热量，给人以寒冷的刺激而已，并没有什么物质性的东西进入人体，人类是恒温动物，风寒带走的那些热量，很快就会被人体补充，一般不会对人体造成热量不足的损害，但是风寒给人体的寒冷的刺激，却使人体出现发热（体温升高）、恶寒、头身疼痛、咽喉肿痛等症状，风寒并没有给人热量，人体却出现发热，说明这个热来自人体自身体内，证明了人体内本有伏热存在。同样的道理，咽喉肿痛也是热毒壅滞所致，这个热毒也是人体自身产生的。常常是发热越严重，恶寒也越厉害，发热消失恶寒也随之消失，所以恶寒是人体发热的一个表现，是热象，并非寒象。头身疼痛随着发热、恶寒的出现而出现，又随着发热恶寒的退却和体温的下降而减轻和消失，所以认为头身疼痛也是发热造成的，也是一个发热的表现，即热象（更详细的论述见本书相关章节）。在现代医学中，用解热药镇痛，用镇痛药解热，都充分说明头痛身痛均是热象；鼻塞是鼻腔黏膜肿胀致鼻腔狭窄造成的，"诸胀腹大皆属于热"，因此鼻塞也是热象。喷嚏是火热瘀滞鼻腔，致鼻腔黏膜敏感，略受刺激即打喷嚏，也是火热所致。鼻腔黏膜郁热，因热生湿，所以出现流涕，不论清涕还是黄涕，均是热象。咳嗽为风寒激发肺热，致肺热气逆之症。人体感受风寒后出现的所有症状，均是风寒激发体内伏热出现的热象，所以感受风寒引发的是表热证，风寒表证实际不存在，服用麻黄汤发汗后，热退了，说明麻黄、桂枝发汗散解的是表热，和现代医学的解热镇痛药一样，散解的是热，不是寒，因为风寒并没有进入体内。

那么这个热是哪儿来的呢？这个热是人体自身固有的伏热，即体内伏热（内因），因风寒袭人（外因），激发人体自身固有的伏热（太阳伏热），出现恶寒、发热等一系列症状，都是热象，所以感冒都是热证，没有寒证，但见一症便是。风寒只是诱因（外因），体内伏热（内因）才是发病的根本，在同样的环境条件下，有人会感冒，有人不会感冒，就是发病之人在太阳界面有伏热，或者说伏热较重，易被风寒刺激而发飙。一般的人，太阳没有伏热，或伏热较轻，所以不易感受风寒而发病，这完全符合唯物辩证法内因是变化的根据，外因是变化的条件，外因通过内因而起作用之辩证关系。所以麻黄汤和桂枝汤中，麻黄、桂枝不是散寒的，它们都是散热的，这样因为运用了现代物理学关于温度和热量的一些基本知识和现代唯物辩证法的思想，从本质上提升了中医对于感冒的认识，排除了风寒表证的困扰，不仅使感冒的辨证简化了一半，而且使用药更加简单，主以散热清热即可，治疗更加有效。

人体感受风寒，风寒并不进入人体，只作为一种刺激因素，激发了太阳伏热而使人体发病，即发风热表证，表证只有表热证，表寒证实际不存在。

（医理揭秘46）

我在临床中常常遇到一些患者，感冒后出现了自觉发热、恶寒、头痛身疼等诸多太阳病症状，测试体温却是正常的。我有一个朋友，男性，61岁，平时体温一般在36.2℃左右，每次感冒，体温超过36.5℃，他就会出现身热、出汗、恶寒、头痛身疼、失眠、乏力，甚至出现谵语，经过治疗热退，体温恢复至36.2℃左右，则诸症随之消失。鉴于这种情况，自己每遇到感冒患者，在判断其是不是在发热时，常要问问其平时的体温是多少，结果发现，大部分患者虽然体温在37.5℃（普通人群正常体温平均值上限即为37.5℃）以下，但比其平时的体温有所升高，其实这些患者已经在发热，经

第一章　一气周流与临床新悟

过治疗，体温降至其平时的体温水平，诸症也随之消失，因此认为，**一般感冒后，患者体温不一定高于普通人平均正常体温（37.5℃），但会或多或少高于患者自身平时的正常体温，这其实就是在发热，均按发热论治，所以感冒均是热病。**（医理揭秘47）

感冒后，鼻塞、喷嚏、流涕、咳嗽、恶寒、发热、头痛、身痛、汗出或无汗、乏力等症，均随体温的升高而出现，也随体温的恢复而消失，所以均是人体发热的表现，即便只出现其中一个症状，也是太阳表热证。

自己小时候曾出麻疹发热，中学时又患肺炎喘嗽发热，之后遗留长期手足热烫，易出汗等症，虽不经常感冒，但感冒后就会发热，体温在38℃～39℃会出现头痛，浑身痛如被杖，肌肉厚重处疼痛尤著，常有寒战，热退则恶寒、身痛均消失，体会到原来自己本就是一个伏热体质。据经典理论之诸痛皆为火热所致之原理，自己感冒后出现如此严重的头身疼痛，其实就是感受风寒或风热之邪，激发自身太阳肌腠伏热所致，亲身体验到**太阳病之头项强痛、恶寒、发热、有汗或无汗、身痛、骨节疼痛、项背强痛，皆太阳肌腠伏热发飙之证，前人"解表"和"解肌"之说，实际就是散解表热和疏解肌中郁热。**（医理揭秘48）

第五节　金

一、与金气有关的生理

在一天中，午后太阳渐渐西降、落山，射到地面之上的热量逐渐减少，地面之上温度逐渐下降，由白天转入黑夜，人们由活动工作状态转入睡眠休息，太阳落山后就是黑夜，不落山就是白天。对应一年中之秋天，此时地面上大气中的热量逐渐压入地下，气温逐渐下降，气候由热转凉，由湿转燥，草木成熟结果后凋零枯萎（地面上之阳气沉降减少），此时地表气机着重体现为"降"与"凉"，对应气、血、水、火之降，也即气道、血道、水道、谷道之降机。

1.肺气之降

肺在五行属金，在一气周流之圆运动中，位居西方，主全身气机之降，东方肝木之气主全身气机之升发，二者升降相因，协调有序，是全身脏腑经络气机之和谐顺畅的基础，肝升发和缓有序，肺肃降有节，则气道清肃，水道通调，血脉通畅，脏腑经络之降机畅达。

2.心气之降与心主血脉

心位于一气周流圆运动之最高点，所以其气以降为顺，心火通过肺所主之右降之路，沉降下纳于肾水之中，心火降则心气降，心气降则血脉通，如因火热冲逆，致心气右降不利，则心脉不畅，血脉瘀滞，所以血瘀的实质就是火瘀，活血化瘀的实质是疏散瘀火。

3.心主神

如若一气周流之圆运动气机升降通畅，藏泄有度，运转正常，肾水左升以滋心火，心火右潜以温肾水，则水火既济，精足神安；如若东方风木，升发太过，木火冲心扰神，或肺金右降不利，心火潜降受阻，则致出现心神不安诸症，如心悸、心慌、心急、心抖、心颤、失眠、多梦诸症。**心悸、心慌、心急、心抖、心颤、失眠、多梦诸症，均为火扰心神所致，火去则神安。**（医理揭秘49）参见病案11。

4.火气之降

在一气周流之圆运动中，南方心火通过西方肺金所主之降，沉潜于少阴肾水中这是人体生命正常之象，包括所有脏腑气机之降，其实质是火气之降，对应六经之阳明，师父吕英教授称其为"大阳明"，并且认为"火降则水不下寒，水升则火不上热"，任何因素造成心火右降不利，则发火热之疾。

以失眠为例，阳不入阴则致**失眠**，对应一气周流圆运动之太阳落山这个界面，太阳落山就进入黑夜，太阳不落山就是白昼，阳入于阴就进入睡眠状态，阳不入阴就是失眠状态。（医理揭秘50）体内伏热是造成阳不入阴的直接原因，因火性炎上，火热亢盛，肝木升发太过，则肺金肃降不利，致阳不入阴或阳难入阴，则不能入睡或入睡难。如肾水不足，则常致阳入阴浅，而浅眠易醒。

5.水谷之降

肺主肃降，通调水道，故水气以降为顺，以降为通；谷入于口，由口至胃，由胃至肠，清升浊降，糟粕由肠出肛门排出体外，此谷道之降，即阳明之降，阳明降机不利则藏污纳垢，致发阳明实热，此人身在深在里之伏热，可伤精耗液，燎原全身，灼伤所有脏腑之阴。

二、与金气有关的病理

1.气滞

肝气以疏泄条达顺畅为常，胆、胃、大肠、小肠、膀胱诸腑之气皆以降为顺，如东方木火冲逆，则致肝气郁滞，也致胆、胃、大肠、小肠、膀胱诸腑之气不能顺降，则出现情绪郁闷，胸胁胀痛苦满，乳房胀痛，疝气疼痛，月经失调，痛经，脘腹胀痛，大便秘结，小便淋涩不畅，癃闭等气滞证，在**一气周流之圆运动中，火热冲逆滞塞致西方降机不利，即为气滞，所以气滞的本质就是火热郁滞。**（医理揭秘51）

以肝气郁滞为代表的各种气滞证，皆为脏腑经络气机为火热滞塞不通之证，火去则气通，因此**所有行气解郁之药，皆为疏散郁火之药（医理揭秘52）**，如柴胡、香附子、枳实、陈皮、厚朴、大腹皮、木香、川芎、延胡索等。

2. 气逆

在一气周流之圆运动中，由肺所主的西方之降，包括肺、心、胆、胃、大肠小肠、膀胱，诸脏腑之气皆降，师父吕英教授称其为"阳明大降机"。火性炎上，"诸逆冲上，皆属于火"，以上脏腑中，由于伏火冲逆，则出现气逆不降之病象，即为气逆证，所以**气逆也为火热冲逆之证，火降则气降，火降则气顺。**（医理揭秘53）

1）心胸气逆。火热滞塞心胸，致心胸气机不降，甚或冲逆而上，则出现胸痹气憋、心痛、心悸、怔忡等症。

2）肺气上逆。肺热气逆，或肝之木火之气冲逆，致肺失肃降，则发咳嗽、气憋、气喘、无痰，或痰多、胸闷、胸痛等症，皆为肺气上逆为主。

3）胆胃气逆。常见恶心、呕吐、泛酸、吐酸苦水、胸脘痞胀、胸胁疼痛，胃镜检查常为胆汁反流性胃炎，或胆汁反流性食管炎，为胃肠本有伏热，或肝胆木火横乘脾胃所致。所以火热瘀滞即气滞，火热冲逆即气逆，理气、行气、顺气、降气的实质就是散热降火。

3. 血瘀

心主血脉，以通降为顺，如因火热瘀滞，则心脉通降受阻，甚或火热壅滞瘀阻，则致血脉瘀滞，因此习惯上所说的血瘀证，其本质就是火热瘀滞。金元医家刘完素，发展《黄帝内经》关于疼痛的学说，明确指出"诸痛痒疮疡，皆属心火"，意即所有疼痛均为火热所致，所以以火热瘀滞为本质的血瘀证，主要表现就是疼痛，中医传统以刺痛为血瘀疼痛的特征，所以刺痛实为火热瘀滞的特征性表现，通过临床广泛验证，完全符合临床实际！

这里有以下两点认识：

1）**火性暴烈，一切尖锐剧烈的疼痛，均为火热瘀滞所致，皆是火热过亢之症，火去瘀自去，火去痛即止。**（医理揭秘54）据现代物理学的原理，疼痛的发生，需要足够的能量，发动剧痛需要更多的能量，寒热二气中，火是一个能量的正概念，代表着能量的增多，能为发动剧痛提供强大的能量；与热相反，寒是能量的负概念，代表着能量的减少，不能为发动疼痛提供能量，所以疼痛的本质是热不是寒。不知道从什么时候起，人们认为疼痛是寒邪所致，这一观点导致中医对疼痛性疾病认识走向了反面，一些长于止痛的散热降火药，反被认是温经散寒的药，如附子、川乌、草乌、桂枝、干姜、肉桂等，严重束缚了中医的发展，使中医的治疗走向了反面。

2）中医学"久痛入络"之说，实质就是火热瘀滞络脉，瘀热久久不去的情况，凡能祛除这种顽痛之药，必为疏散或剔除络中瘀火之药，络中瘀热得去，则顽痛得除。（医理揭秘55）参见病案29。

4.水气失降

临床上常见滑囊积液、关节腔积液、水肿、胸水、腹水，均为火热所生，又因火热瘀滞，水道不通，水气失于通降，积聚为患，其本质皆为火热所致，在上一章中已详细讨论，这里不再赘述。

三、有关金气的方药

金秋之气以凉、降为特征，凡寒凉清热，促气机通降的药和方，均为金气类方药，此类方历代医家创制的有无数多，在此简要举例说明。

1）理气解郁类方。以四逆散为代表方。

四逆散出自《伤寒论》，由炙甘草、枳实、柴胡、芍药各等份组成。《伤寒论》："少阴病，四逆，其人或咳，或悸，或小便不利，或腹中痛，或泄利下重者，四逆散主之。"

分析：此处四逆即四肢冷凉，为火热瘀滞，致阳气不能通达四末之症，咳是肺热气逆所致；悸是火热扰心之症；小便不利，为火热瘀滞，致水道不利之症；腹中痛者为腹中火热瘀滞之症；泄利下重，为肠中湿热郁滞，气机通降不利之症。诸多症候虽不会在同一个患者身上同时出现，但均为火热瘀滞之症。

四逆散方中柴胡疏肝解郁，散解透达一切郁热，芍药敛降木火，柔肝降胆，制木火之冲逆，枳实泻火降气，炙甘草益土气，泻土中之火，全方散热降火，则诸症均去，说本方疏肝解郁是言其标，疏散郁热是言其本。

明白了气郁气滞的本质是火郁，才算真正理解了以四逆散为代表的理气类方，如逍遥散、丹栀逍遥散、柴胡疏肝散、木香顺气丸等，皆散热降火之剂，火降则气通，火降则气顺。

2）降肺气。止咳平喘类方。

咳嗽、气喘皆因于肺热气逆，所以凡是治疗咳嗽或气喘的方剂，均为清肺热，降肺气的方剂，这类方剂很多，以仲景小青龙汤、射干麻黄汤、麦门冬汤为代表方，小青龙汤适用于所有咳喘证，对痰多者尤宜（详见本章第三节），另一个是麦门冬汤，也出自《伤寒论》，用于干咳，尤宜于慢性咽炎之干咳。我多年来，恒以以上两方治疗所有咳喘证，有痰者用小青龙汤加减，干咳者，以麦门冬汤加减。常选用以下有可靠疗效之清肺热、降肺气药：半夏、桑白皮、枇杷叶、桔梗、杏仁、白前、百部、白芍、生石膏、黄芩、熟地黄、贝母、蛤蚧、地龙、水蛭等。参见病案6、病案13。

3）降胆胃之火气类方：以大柴胡汤、半夏泻心汤、旋覆代赭汤为代表方，疗效可靠之药有：半夏、黄连、黄芩、栀子、陈皮、枳壳、厚朴、砂仁、乌药、木香、白蔻等。

对大柴胡汤的理解：

《伤寒论》第106条："太阳病，过经十余日，反二三下之，后四五日，柴胡证仍在者，先与小柴胡汤；呕不止，心下急，郁郁微烦者，为未解也，与大柴胡汤下之则愈。"

《伤寒论》第136条："伤寒十余日，热结在里，复往来寒热者，与大柴胡汤。"

大柴胡汤原方组成：柴胡半斤，黄芩三两，芍药三两，半夏半升（洗），生姜五两（切），大黄二两，枳实四枚（炙），大枣十二枚（擘）。

原文分析及方解：第106条原文中"呕不止"，为阳明胃肠实热与少阳胆热上逆之症，"心下急、郁郁微烦"，为胆胃不降，少阳枢机不利，气郁不舒之症，第136条是阳明实热与少阳郁热俱盛的情况，所以大柴胡汤为一首兼治阳明实热与少阳郁热的方，由小柴胡汤和小承气汤衍化而来，方中柴胡、黄芩、芍药疏解清降少阳郁热，大黄、半夏、枳实、生姜，涤荡阳明腑实热，通降腑气，大枣益中厚土，以土载木，全方清降阳明与疏解少阳并举，适用于阳明实热与少阳郁热俱盛证，这就是本方广泛运用于胆囊炎、胆石症、各种胃肠病及发热性疾病的原理。

4）通降胃肠腑气类方。以仲景大承气汤、小承气汤、调胃承气汤、为代表方，降阳明，通腑气，泻火热，广泛用于多种疾病的治疗。

5）活血化瘀类方。我们已经认识到血脉之气以通降为顺，血瘀之本质为血脉中火热郁滞，失于通降，所以活血化瘀的实质就是疏散脉络中瘀热，通降血脉，以王清任的血府逐瘀汤为代表方。

血府逐瘀汤由桃仁、红花、当归、生地黄、牛膝、川芎、桔梗、柴胡、赤芍、枳壳、甘草，十一味药组成，活血化瘀，行气止痛。

主治胸中血瘀证表现为胸痛、头痛，日久不愈，痛如针刺而有定处，或呃逆日久不止，或饮水即呛，干呕，或内热瞀闷，或心悸怔忡，失眠多梦，急躁易怒，入暮潮热，唇暗，或两目暗黑，舌质暗红，或舌有瘀斑、瘀点，脉涩或弦紧。

分析以上瘀血诸症，"诸痛痒疮，皆属心火"，火性暴烈，故胸痛、头痛；日久不愈，痛如针刺而有定处，皆为火热瘀滞之症；呃逆日久不止，或饮水即呛，干呕，为火热冲逆之症；内热瞀闷，或心悸怔忡，失眠多梦，为火热冲心扰神，并致阳不入阴之症；急躁易怒，入暮潮热，为肾水不足，木火亢盛之症；唇暗或两目暗黑，舌质暗红，或舌有瘀斑、瘀点，脉涩或弦紧，均为火热瘀滞脉络之症。

本方是行气解郁之四逆散与活血化瘀之桃红四物汤合方加桔梗、牛膝而成，方中柴胡、枳实、桔梗、当归、川芎、红花、赤芍，辛散香窜，有良好的散解气分郁热和血分瘀热的作用，故有良好的行气活血之效，生地黄、赤芍、桃仁、牛膝，皆善清降血脉中火热，而有凉血活血之效，所以本方行气活血的实质就是清降气分郁热和血分瘀热，这个认识对于气滞血瘀类疾病提高疗效，和进一步深入研究具有重要意义！所以本方的主治范围非常广泛，凡气分郁热或血分瘀热的疾病均可以运用，如跌打损伤、妇女月经诸疾、冠心病、胃痛、胁痛等。方中诸药药性详见第三章。

6）泻火利水类方。火热生湿，湿盛为水，水气之病皆火热所致，所以治水之方，皆清热降火之方，利水渗湿，通利水道类药，实为清热降火之药（详见第二章之水湿证与利水渗湿药）。以十枣汤、五皮散为代表方。

五皮散。由桑白皮、茯苓皮、大腹皮、陈皮、生姜皮组成。桑白皮辛寒清热宣降肺气，生姜皮散热降气，助桑白皮降肺气，茯苓皮养阴清热利水，大腹皮、陈皮，清热行气利水。全方清热肃肺，降气利水，因水肿皆因火热所致，因临床运用疗效显著，被广泛运用于各种水肿病。

第六节　水

一、有关水气的生理

水气主藏，对应一年之冬天，此时地面上的阳气深深藏入地下水阴之中，地表失于阳气的温煦，草木凋零枯萎，许多动物也处于"冬眠"状态。对应一日之中，晚上9点至第2日凌晨3点这段时间，此时地面上的阳气已经极少，温度最低，这时主要体现的就是阳气的潜"藏"，阳气潜藏得越深越好！这时人们安静休息，处于睡眠状态，在六经中对应少阴，为水火之宅，元阴元阳所寄。

1）水之藏。这里着重一个"藏"字，元阳潜藏于元阴之中，也即火藏于水中，水越多越深，涵藏的阳气就越多，生生之源就越充足，生命之根本就越稳健。这里关键之处就是水要足够深，阳气要藏得足和稳。师父吕英教授说："人身之阴分一旦发生不足，坎中一丝真阳便失去坚实的依附，一易出现无法以阴包阳，阳必离位；二易阴分不足生热。"

2）火生土。肾中所藏阳气即元阳、元气，来源于先天，是人身阳气的根本，中气为后天脾胃之气，也即土气，元气资生中气，中气滋养元气。太师父李可老中医说："先天肾气与后天胃气实乃乾坤两卦化合之混元一气。火生土是说先天一点真阳乃生命之原动力，此火一动四维升降各循其道，生命欣欣向荣，此火一熄，阳根被拔，生命终结。"

3）水生木。肾水为人体全身阴液的根本，肝木尤赖肾水之滋养，肾水不足则肝木失养，木火亢盛，冲逆为患，引发多种疾病。少阴元阳温助厥阴肝阳，少阴元阳不足，则厥阴失于温煦而冰凝。

二、有关水气之"藏"的病理

1.元阳失"藏"之亡脱证，即破格救心汤证

冷汗淋漓，四肢冰冷，面色㿠白或萎黄、灰败，唇、舌、指甲青紫，口鼻气冷，喘息抬肩，口开目闭，二便失禁，神识昏迷，气息奄奄，脉象沉微迟弱（1分钟50次以下），或散乱如丝，雀啄屋漏，或脉如潮涌壶沸，数急无伦，1分钟120～240次以上，为内、外、妇、儿各科疾病失治误治，渐渐发展至危重阶段，导致阴竭不藏，元阳暴脱之证。

2.元气（元阳）虚弱，中气不足，火热亢盛

这是人体任何疾病过程中都存在的3个方面，是人体疾病的常态。

1）体内伏火与元气虚弱。体内伏热多种多样，不同的患者伏热所在的脏腑、经络、部位不同，伏热的深浅、多少不同，伏热的来源也各不相同，因此形成了千差万别的疾病，体内伏热是疾病的主要方面。壮火食气，因为体内伏热存留，元气（元阳）必受火热蚕食，所以只要有体内伏热的存在，就必然有元气的损伤，火热稽留越久，元气损伤越甚。如若元气虚弱，推动敷布无力，即一气周流之圆运动之中轴斡旋无力，轮转缓慢，由肺所主的西

方阳明大降机不利，则火热瘀滞，所以**在疾病过程中，火热亢盛与元阳虚弱并存，当机体某个局部一团火热的时候，整体元阳必然是虚弱的**（医理揭秘56）。因此临床常见全身或局部发热、汗多、怕热的情况与畏寒、全身或局部冰冷、气短乏力的情况常同时存在，只是孰轻孰重不同，所以**对于任何一个患者之任何一种疾病，不论清热泻火，还是温益阳气，都可以取得良好效果**，在中医发展的历史长河中，**寒凉学派以清热为主的医学实践，扶阳学派以温补阳气为主的医学实践，都取得了卓越疗效，他们分别在清热和温阳两个方面，为中医学的发展做出了巨大贡献，但是他们并不是单纯清热或单纯温阳取效的，良好的疗效常常建立在清热与温阳并举的基础之上，分析这些医学巨匠们的用方，方中用药无不是寒热并用。**（医理揭秘57）

2）体内伏热与中气不足。万病本于火，任何疾病均有体内伏热在作祟，都有火热亢盛的一面，壮火食气必致中气的损伤，而中气虚弱，土气不足，一气周流圆运动之中轴运转无力又致西方肺金肃降不利，由肺所主的诸脏腑肃降之气机不能顺降，南方离火即不能顺利下潜，火热瘀滞，所以所有在疾病过程中，中气不足与火热亢盛同时存在，如失眠、便秘、胸痹（因心火不能右降下潜，心脉瘀阻）、各种咳嗽、哮喘等疾病常常伴有疲乏、气短、体倦、肢软等中气虚弱之证。

金元时期"补土派"医家李东垣，因为认识到了人体疾病既有中气、元气虚弱的一面，也有火热亢盛的一面，在《脾胃论》《兰室秘藏》等著作中，其手制的诸多方剂均突出两点：一点是补中气，益元气；另一点是清热祛火，如补中益气汤，以黄芪、人参、白术、炙甘草益气除热，以当归、陈皮清降气火，升麻、柴胡，此二味东垣虽曰引清气上升，实则为本方清热泻火之主药。全方补气与清降火热两个重点十分突出，其他如清暑益气汤、人参益气汤等，无不如此。以李东垣为代表的补土学派医家，千百年来的丰富临床实践中，无不彰显着中气的虚弱与火热亢盛并存的事实。

综合以上论述，在任何疾病的过程中，都有火热亢盛、中气不足、元气虚弱3个方面的问题存在，这是人体疾病的常态，或以火热亢盛为主要方面，或以中气不足为主要方面，或以元气虚弱为主要方面，而以另外两个方面为次要方面，一般常见病以火热亢盛为主要方面，治疗以清热去火为主，兼顾中气和元气的不足。

3.肾水不足与体内伏热

肾阴为人体阴液的根本，也称谓元阴，即一气周流圆运动北方肾水，若北方坎位肾水充足，能够藏纳南方离火之下潜，离位心火也能得坎位肾水的上滋，则水火既济，阴阳和合，人体无病。但由于父母遗传、饮食偏嗜、七情化火、过度劳作、大病久病等因素，导致了人体伏热的必然存在，伏热灼伤肾水，尤其是阳明燥热，极易灼伤肾水，致肾水亏乏，阴不配阳，则相火妄动，阴虚与阳亢互为其根。临床常见头昏头疼、失眠、多梦、心烦易怒、手足心热、记忆力减退、颧红，潮热、汗多、高血压、脱发、腰膝酸软，常见水涸肉裂之裂纹舌等。

金元时期"滋阴派"医家朱丹溪，发现了人体"阴易乏，阳易亢"的常态，以"阳常有余，阴常不足"立论，治病注重滋阴降火，创立了"滋阴学派"，这些大师丰富的临床实践和卓越的临床疗效，都说明体内伏热与肾水不足是人体疾病中普遍存在的病理。

清代冯楚瞻在《冯氏锦囊》中记载："盖发热之由，未有不因阴虚者，未有火不浮越而头痛口渴者，未有火浮越而不烁害肺家者，未有中气不虚者，未有不因内伤外劳而致者，未有不上假热而下真虚者，未有外邪不虚人本气者。"

三、有关方药

1）温益元阳，回阳救逆。以四逆汤、通脉四逆汤、白通汤、破格救心汤为代表方药。

2）滋肾水，降相火。以六味地黄汤、引火汤为代表方药。

引火汤：熟地黄90克，天冬、麦冬各30克，巴戟天30克，茯苓15克，五味子6克。脾胃虚弱者，易致滑泄，加姜炭10克，砂仁10克（与熟地黄伴捣）。龙雷之火上奔无制者，加油桂粉1.5克（刮去粗皮研粉，蒸烂小米为丸，药前先吞），引无根之火降而归肾，见效尤速。

熟地黄，味甘质润，滋肾水，填骨髓，降相火；麦冬、天冬，禀寒水之气，滋肺肾之阴，清热降火；茯苓清心安神，养阴生津止渴；五味子滋阴清热敛汗；油桂粉降火制冲。全方清、滋、敛、降，引火归元，并以温热之姜、桂、砂仁，监制大队阴药的寒凉之性。

滋养心脑方：熟地黄15～30克、菟丝子15克、枸杞子10克、女贞子15克、制何首乌15克、首乌藤30克。

此为自己多年临床喜用的一首十分有效的验方，主治精气亏虚，心脑失养证，如头昏头晕，脑中空虚，健忘，心悸，脑萎缩之记忆力严重减退，老年痴呆。疗效卓越，参见病案21。

结　语

关于一气周流，彭子益先生概括地非常精辟，他说："太阳射到地面的热，经秋金收降于地下的水中，经水气的封藏，阳热与水化合，升出地面而成木气，木气再升而成火气，是为四象，四象运动而生中气，中气亦名土气，土气在四象之中也。此一个五行的圆运动，称曰宇宙。""人身个体，是宇宙圆运动的大气生的，为宇宙的遗传体，故曰，人身一小宇宙也""中气如轴，四维如轮，轴运轮行，轮运轴灵。轴则旋转于内，轮则升降于外，此中医的生理也。中医的病理，只是轴不旋转，轮不升降而已。"

太师父李可老中医在《圆运动的古中医学》之序言中，是这样评价彭子益先生的，他说："我尊称他为彭子，是因为他是'中医复兴之父'，是继张仲景之后第二位医中圣人。他以《河图》中气升降圆运动之理，破解了《内经》《难经》《神农本草经》《伤寒杂病论》温病学的千古奥秘，批判地继承发展了古中医学，从头绪纷繁的古医经中，理出了'生命宇宙整体观'、科学实用的中医系统科学，成为当代继承发展中医学的入门向导、成功阶梯。传承经典之路，为古圣继绝学，为后世创新篇，保存了古中医学火种，厥功甚伟！"

一气周流原理是彭子益先生《圆运动的古中医学》一书的核心思想，李老对彭子益先生的高度评价，其实就是对一气周流原理的高度评价和推崇。在本章对一气周流原理的探讨学习中，在中国医学史上，寒凉派、攻下派（其实也是寒凉派）、补土派、滋阴派、扶阳派、温病学派的诸多学术思维，无不体现在其中，因此，一气周流理论是中医理论的基础，也是核心，是中医人必须要懂的一个基本原理。

一气周流理论是一种思维，也是一种科学，是关于大自然的科学，关于人类疾病和健康的科学，是天人合一的具体规律。师父吕英教授说："气一元，象万千"，懂得了一气周流原理，才能弄懂中医四大经典，才能理解疾病万象，才可真正进入中医之门，进而登堂入室，像李老说的那样："执万病之牛耳"。

一气周流阳气生长收藏，气机升浮降沉圆运动的原理，与人体之生理病理普遍密切相关，是中医理论的基础也是核心，所有疾病的病理，都与此原理密切相关，它是弄懂中医经典的一把金钥匙。（医理揭秘58）

第二章　四维辨证法与识症新说

第一节　病因病理

在上一章，通过一气周流原理和现代科学知识，参悟认识各种疾病之病因病理，在各个方面都有一些新的认识，这些新识无不体现着外因是变化的条件，内因是变化的根据，外因通过内因而起作用这个唯物辩证法思想。从内因与外因的辨证关系这个根本来认识疾病的病因病理，就抓住了疾病的根本，也使中医的病因病理大大简化，兹详述于下。

一、病因

（一）外因（诱因）

1.六淫

六淫致病均是以激发人体体内伏热的方式而使人发病，风、寒、暑、湿、燥、火这六种致病因素作用于人体，只是分别给人以某种刺激而已，这些不同的刺激激发人体体内固有的伏热，而使人发病。但人体发不发病，并不是这些因素决定的，它们只是一个诱发原因而已，即诱因。例如，在相同季节相同环境中作息的人们，穿着相同，有的人会感冒风寒而发病，有的人则不会，发不发病，主要由每个人自身体质所决定，自身有伏热或有较多伏热的体质，就易感冒而发病，自身没有伏热或伏热较少之人，则不会发病，而且如若发病则必发热病，这都是由人体自身体内伏热决定的。关于六淫致病的详细情况，已在第一章中详细讨论了，这里不再重复，大家参阅一下"医理揭秘43"就清楚了，兹对风邪致病的情况再做一点补充。

我们应该把空气中的异味、粉尘也包括在风的范畴之内，在现代社会中，空气中的异味、粉尘致人生病的情况越来越多。油烟、抽烟、汽车尾气、油漆、房屋装修后甲醛等异气、火灾和焚烧垃圾产生的毒气、各种工厂对空气的污染等，使空气中潜藏了很多致病的异气，这些异气刺激体表可致过敏性皮炎等多种皮肤病的发生，呼吸进入人体后，或直接给人体以氧化自由基，或使人体代谢产生大量氧化自由基，自由基就是使人体发生疾病、产生火热的物质元素，我称作它为人体的发病因子和产热因子（详论见后文）。异气的吸入会使人体产生很多疾病，特别是每年春季，在天气较快变暖的过程中，人体极易受风邪的刺激，而成为疾病高发季节。

2.七情

喜、怒、忧、思、悲、恐、惊，这七种异常的情绪，与人体疾病密切相关，可引发多种疾病，并可使各种疾病加重，甚至出现危象，导致死亡。中医传统认为喜伤心，怒伤肝，思伤脾，忧伤肺，恐伤肾，其实远不这么简单，自己认识到七情致病有以下一些特点：

1）七情直伤内脏，危害很严重。

2）致病范围很广，可随时激发或加重任何一种疾病。

3）七情的异常，是人体体内伏热的一个主要来源，这就是长期情绪异常之人，易病、多病、恶病的根源。

4）七情之一的任何一种异常情绪，都可致发各脏腑疾病和全身疾病。

5）土气承载万物，七情给人的刺激，即对人体造成的打击，均需脾胃土气的承载，即中气的承载，这种打击力常会超过中气的承载力，而使中气下陷，土失载木，致肝胆之气下陷，而出现恐惧、害怕、哭泣，甚至自残、自杀，这也是七情致病的又一个特点。（医理揭秘59）

3.饮食不节

寒冷饮食，有刺激的饮食，不易消化的食物，或饮食不规律，或暴饮暴食，或饥饿等，均会给人体一个异常的刺激，激发体内伏热而发病。

1）寒冷饮食。常激发口腔、咽喉、食道、胃、肠之伏热，出现牙龈肿痛、咽喉肿痛、呃逆、胃痛、胃胀、恶心、呕吐、腹痛、腹胀、腹泻等症，均为消化道各部位伏热被寒冷饮食所激发之症状。笔者多年来对于因饮冷食凉而致发牙龈肿痛、咽喉肿痛等症颇为困惑不解，均为寒邪引发，却表现出火热毒邪充斥之象，太师父李老"凡病皆本气自病"的论述，使我豁然醒悟，原来是患者牙龈和咽喉等部位本有伏热（本气自病），被寒凉饮食之刺激所激发而发病，外因是饮食寒冷，内因是体内伏火。

2）刺激饮食。味道辛辣、甘甜的食物，极易刺激消化道和整体的伏热，而出现各种疾病，如食辣椒引发口疮、牙痛、胃痛胃酸、腹泻或便秘、痔疮、多种皮肤疾病、关节肿痛，等等；饮酒致头痛、尿频尿痛尿急等；食用黑砂糖、蜂蜜、西瓜、白兰瓜、西红柿、猕猴桃，常致口舌生疮、牙痛、胃痛、胃酸等。

3）不易消化的食物。肉、蛋、奶、鱼、虾、蟹等高蛋白不易消化的食物，常致胃肠积食、胆囊炎痛，引发和加重各种过敏性疾病和多种皮肤病等。

4.劳倦

劳倦包括两个方面，一是过度劳作，直接损伤人体中气、元气，并激发体内伏热而使人发病；另一个是房劳过度，损伤肾阴肾阳而使人发病。

5.跌仆损伤

人体因遭受外伤，致皮肉、筋骨、关节损伤，所发疼痛、肿胀，皆为机械损伤激发人体伏热所致，中医传统认为机械损伤的实质为气滞血瘀，其实气滞血瘀的实质即火热瘀滞。行气活血，散瘀止痛的本质就是疏散火热瘀滞。

（二）内因（体内伏热）

1.体内伏热

人体疾病的内因只有一个，就是体内伏热。人体因体内有伏热而敏感，既易受环境的影响，感受六淫之邪而发病，又易因情绪异常、饮食不节、劳倦过度、跌扑损伤等诱因，激发体内伏热而发病。

体内伏热众多，有伏于脏腑的，有伏于官窍的，有伏于胸腔、腹腔、髓腔的，有伏于皮肤、肌肉、筋骨、关节的。人体任何一个部位都会有伏热的存在，这决定于每一个人的个体差异，与父母遗传，饮食结构，生活、工作、学习状况，性格特点，行为习惯，所处环境，所受教育和文化修养都有密切关系。

2. 伏热的来源

1）源自先天，秉受于父母。父母本是火热偏胜之体，遗传于子女，子女也为火热偏胜之体，所谓火热偏盛之体，就是在自身的新陈代谢中，容易产生火热，而又不能很好地化解，致火热容易存留体内的个体。火热之体易因感受六淫之邪而发病，也易因情志失调而发病，也易因饮食、过劳、跌仆等因素而发病，如哮喘、惊狂、癫痫、痹证、高血压、焦虑症、甲亢、肿瘤等，均可由父母遗传给子女。

2）来源于饮食。有两种情况：第一，为饮食过量，人体从食物中摄取的能量，超过了自身所需，除了转化为脂肪堆积体内，造成肥胖之外，过剩的能量也以热的形式蓄积体内，所以常见身体肥胖者多伴有怕热、多汗、易上火、大便干燥、皮肤痘疹、血糖高、血压高等火热征象。在我国随着人民生活水平的提高，因饮食过量致体内伏热蓄积的情况，已成为各种疾病多发的常见原因，也是当今生活越富裕，疾病越多越复杂的一个最重要原因；第二，食入辛辣和易对人体产生刺激的食物，如辣椒、牛羊肉、牛奶、鸡肉、鱼虾蟹、酒等，可激发体内伏热，易致火热蓄积体内。

3）七情化火。喜、怒、忧、思、悲、恐、惊，这七种异常的情绪变化，均可化火，现实生活中，每人每天都有七情的变化，谁也无法达到绝对的心情平和，七情化火的情况随时都会发生，男女老少都易因七情化火，而使体内火热不断蓄积，所以控制情绪，修身养性，是身体保健最重要的一个方面。

4）久病大病之后余热伏留。万病皆为火热之疾，久病大病后，火热伤阴，更致阴虚阳亢，火热蓄积，即便是经过治疗或自我康复，身体恢复得很好，也不会绝对地达到阴阳平衡，体内总会有残热余火的遗留，更何况大多数患者治疗总不能彻底，都是半康复状态，体内残留的伏热就更多，所以大病重病之后的调养，要着重祛除伏热的残留。

5）劳作致热。"阳气者，烦劳则张"，人体因为劳作而产生大量的热，常见体力劳动者，汗流浃背，就是典型例证，这是人体伏热的一个常见来源。所以劳力过度，不但会损伤人体精、气、血，也会造成体内伏热的蓄积，所以避免过劳，劳逸结合，也是人体保健的重要方面。所以对于体育锻炼的人来说，不是运动越多越好，应适可而止。

6）过度热保健和过度热疗。现在热敷、熏蒸、药浴、火疗、灸疗等各种各样的火热疗法风靡一时，体内伏热者的伏热常因此被加重和激发，或者引发宿疾，或在宿疾之外又发新病。常见以下几种情况：一是接受热疗之后，患者自觉舒服，原有宿疾显著好转或康复，畏寒怕冷等体阳不足的症状减轻或消失，这是阳虚患者，阳气得复，渐趋康复的佳象；另一个是一开始或觉很舒服，随着治疗次数的增加，逐渐感觉不适，或面赤，或汗多，或手足热烫，或眠差，或心悸、头晕，或咽喉肿痛，或口舌生疮，或皮肤出疹、红斑，甚或出现发热、汗多、胸闷、气喘、血压升高、头昏头痛等各种严重情况，这是体内伏热较重之人，因火热疗法又加重体内伏热的情况，过度热保健和过度热疗已成为当今人们体内伏热的又一常见原因。

7）地球气候变暖。当今地球气候处在逐渐变暖的状态，环境变暖，人类从环境中感受到的火热也就更多，这也是体内伏热的一个来源，而且会越来越多，这也是现在人们疾病越来越多的一个不可忽视的原因。

父母遗传，饮食偏热和过量，七情化火，大病久病之后余热伏留，劳作致热，过度热疗保健，以及地球变暖，均是人体伏热的来源。（医理揭秘60）

二、病理

疾病总的病理就是各种诱因，激发体内伏热，致火热亢盛而发病。

激发哪个部位的伏热，哪个部位即发病，火热可孳生湿、痰、水，而发水、湿、痰饮疾病；可郁于脏腑、经络、关节，而发气滞血瘀性疾病；可致发瘰疬、瘿瘤、癥瘕、积聚；可致发癫、狂、痫、痉，以及皮肤疮疡、痈疽、斑、疹、痘、疥等各种疾病，一切疾病均为各种诱因激发体内伏热，致使脏腑经络之火热亢盛、瘀滞、壅结，此为疾病的本质。

人体内都有伏热的存在，体内伏热被各种致病因素所激发，即发生疾病。或者说人类任何一个个体，受到各种致病因素的刺激，都会激发火热而产生各种疾病。火热是各种疾病发病之根本因素。

第二节　诸症新识

人体疾病很多，现代医学发现的疾病种类无数多，但是各种疾病的症状总起来却只有一百多条，本书统计到的常见症状不到两百条，分为两个部分，一部分为一般症状，另一部分为特征性症状。一般症状可出现在各种疾病之中，通过对一般症状的分析，就可基本掌握患者的体质情况，对其体质可以了然于胸；特征性症状一般是患者表现最突出、最痛苦的症状，即主要症状，但有时候一些症状并不突出，常常被患者所忽视，却是主要症状。对主要症状和一般症状进行综合分析，就可以比较准确地辨证，再结合医生望、闻、问、切、触、叩、听的检查，以及现代医学仪器进一步的检查结果，就可以更加精准地辨证施治。

通过一气周流原理和现代科学知识，我认识到**每一个症状发生的病理实质都是固定的，每个症状虽可出现在多种疾病中，但其病理实质都是固定不变的。**（医理揭秘61）比如咳嗽的实质就是肺热气逆，如果在任何一个疾病之中出现咳嗽，就是肺热气逆的表现，感冒咳嗽、肺炎咳嗽、气管炎咳嗽，不论是什么原因引发，病理本质都是肺热气逆。本节将人体疾病各种常见症状对应的病理一一列出，加以探讨。

一、一般症状

1. 寒热

恶寒、发热——外感发热之象，为太阳表热证之表现。

寒热往来——外感发热之象，传统认为是少阳病之主要症状，其实与恶寒、发热一样，都是人体发热的表现，两者之间没有本质的差别，均可以小柴胡汤或白虎汤来治疗。

但热不寒，体温升高——外感发热之象，传统认为是阳明之热，以白虎汤和小柴胡汤加减治疗，每有卓效。

身冷、畏寒——多为阳气虚弱之象，元阳或卫阳虚弱均可出现此症状。

平素手足冷——为元阳不足，失于温煦之象。

易感冒发热——太阳、少阳、阳明伏热，感招外邪所致（医理揭秘62）。

自觉身热，体温不高——体内伏热，相火燔灼。

潮热——肾水不足，水不涵木，厥阴木火亢盛。

怕热——体内伏热，相火燔灼之象。

2. 汗

汗出身热（体温高）——阳明大热。

汗出身热（体温不高）——相火亢盛。

易汗，自汗，盗汗，或进餐出汗，或睡中出汗，或轻微活动出汗，或头汗多，或上半身出汗；或手足心出汗——均为体内伏热，相火蒸腾之象。（医理揭秘63）

易汗，但汗后身冷，或伴手足冷——为体内伏热，相火蒸腾与元阳不足同时并存（医理揭秘64）。

3.吃

不欲食，食少——胃火郁积，或胃阴不足，或胃中积食停滞，或中气虚弱。

食欲好，食少——为脾运化强健，胃中伏热，胃阴不足，胃受纳受限之象。

食欲好，食量多——胃火亢盛。

喜食带汤带水的食物，或小儿每进食即要水喝——胃火亢盛，胃津受伤。（医理揭秘65）

厌热食——胃中伏热。

食辣椒上火，或致大便干——阳明胃肠燥热。

每食凉饮冷则胃胀、胃痛、胃酸——胃中伏热。（医理揭秘66）

厌食，嗳腐吞酸——胃中积食郁火。

食肉、蛋、油、奶即胁腹疼痛，常伴恶心——肝、胆、胃、肠郁热阻中，阳明降机不利。（医理揭秘67）

4.喝

口渴，喜凉饮，饮水尤多——阳明燥热，灼伤津液。

口渴，喜热饮——阳明伏热与太阴虚寒并存。

口干而不欲饮——体内伏热，阴虚而津未伤。

口干，口苦——体内伏火的表现，身体任何部位伏火均可出现此症状。

口臭，口疮——阳明热毒，蒸腾湿热秽浊之气。

5.拉

大便干燥——大肠燥热。

大便多日一解，甚至7～20日一解——阳明腑热深伏，两次大便之间隔时间越长，伏热越重，火热滞塞，致阳明降机不利。

大便不畅，排便时长——大肠伏热，降机不利。

大便溏——大肠伏热，生湿致溏；大便溏泻，同时大便次数增多，即为大肠热泻，如同时畏寒、腹凉、乏力，为大肠湿热，伴有中气不足，元阳虚弱的情况，以阳明、太阴、少阴俱病论治。（医理揭秘68）

大便脓血、白冻——大肠湿热火毒。

进食即便，或一日大便多次——为中气不足，承载无力之象，常伴有胃肠伏热。用较大剂量之黄芪、党参、白术与少量黄连相伍，益气清热并举，每有良效。（医理揭秘69）

6. 撒

尿频、尿急、尿痛——膀胱、尿道火热瘀滞，气机不利。

尿意频频，小腹坠胀不适，或尿不尽，或遗尿、漏尿，或尿床，且长期不愈——膀胱、尿道黏膜郁热过敏，易受激惹而发生各种症状。

尿黄——体内伏热。

尿血——膀胱伏热，热入血分，迫血妄行。

尿味骚臭——为膀胱湿热，秽浊之气。

7. 睡

入睡难——体内伏热，阳难入阴。

浅眠、易醒——体内伏热，阳入阴浅。

彻夜不眠——肾水不足，伏热冲逆，致阳不入阴。

乱梦纷纭——为肾水不足，相火扰神。

恶梦——为中气下陷，同时木火冲逆扰神。（医理揭秘70）因为恶梦是在害怕、恐惧的心理状态下产生，恐惧、害怕是因为中气下陷，土失载木，致胆气下陷所致，而梦的产生是因为肾水不足，木火亢盛扰神，致眠中心神不安所致。参见病案46。

8.情绪

烦躁易怒、焦虑、狂躁——阳明伏热，肝火亢盛。

忧愁、郁闷、思绪纷繁、悲伤、惊恐——为中气下陷，承载无力，木失调达，同时木火冲心扰神所致。（医理揭秘71）

记忆力减退（健忘）——精血不足，脑髓失养。

9.手足

手足热，手足心汗多——体内伏热，相火亢盛。

手足凉——少阴元阳不足。

小儿高热，伴手足凉——火热壅滞，阻塞气机，阳气不达。

10.气力

疲乏无力——中气、元气虚弱。

气短——大多为中气不足、元气虚弱，也有火热瘀滞心肺，气机不畅所致者。

疲乏无力，甚至极度乏力，不耐劳作——中气虚弱，土失载木，肝木疏泄无力。

精力不集中，对任何事无兴趣，没信心——中气虚弱，土失载木，肝木疏泄无力。

时时欲寐——中气虚弱，如伴畏寒、怕冷等症，则为元阳虚弱。

嗜卧，倦睡难醒，醒后疲乏——中气虚弱，土失载木，肝木疏泄无力。

语声低微——中气、元气虚弱。

面黄少华，起身头晕——中气虚弱。

11.面色

面红——伏热，相火。

面黄不荣——气血虚。

面白少华——精、气、血虚弱。

面瘦——气血虚弱，营养缺乏，常见于大病、重病之中或之后。

面肿——水湿或火毒壅滞。

面部痘疹——皮肤、肌腠热毒壅滞。

12.舌象

鲜红舌——舌体或舌尖色鲜红赤，体内伏热之象。

降红舌——舌质红绛，苔少或无苔，为热盛伤血，阴分不足的表现。

老红舌——舌质老红粗糙，为阳明燥热久伏之象。

淡白舌——气血不足，元气、中气、精血虚弱。

极淡舌——没有血色，枯白无华，好像伸出了一条没有血色的肉，元气、中气、精血严重虚弱，常见于久病、重病、大病之病中或病后。

暗紫舌——火热瘀滞，元气不足。

胖大舌——一或为元气、中气虚弱，或为体内伏热，水湿偏盛。

裂纹舌——热盛伤阴，肾水不足，精血亏虚，土涸肉裂。

嫩舌、苔少、无苔舌——阴分不足，肾水不足。

白苔、黄苔、黑苔、厚腻苔——皆体内伏热蒸腾，湿热秽浊之气纠结之象。（医理揭秘72）

二、特征性症状

1.内科

头痛——火热瘀滞清窍、头颅。

头昏、头晕、头胀、头蒙、头重——火热冲逆，滞涩清窍。

全身疼痛，感冒身痛、风湿痹痛、颈肩腰腿痛、跌打损伤痛——为火热瘀滞肌肉、筋骨、关节之象。

鼻塞，流清涕或黄涕——热郁鼻窍。（医理揭秘73）

咽痛，咽痒，咽肿，咽后壁黄膜、血丝、小结、滤泡——热毒壅滞咽喉。

感冒则发热，出汗——三阳伏热。

咳嗽——肺热气逆。

喘息——肺热气逆。

喘促日久，动则喘甚，伴面浮肢肿——心衰气虚，元阳虚衰。

胸闷、胸胀、胸痛——火热瘀滞心胸，或肝火瘀滞。

心前区痛，痛彻左臂、后背、胸脘——心脉火热瘀滞，痹塞不通。

胸闷、气短、不得平卧——火热瘀滞心胸，心气不畅，心脉失降。

胸胁支满，心下痞闷——火热瘀滞胸脘，气机失降。

胁肋胀痛、隐痛、刺痛——皆肝、胆、胃、肠火热瘀滞之证。

咳血、咯血、吐血、衄血、便血、尿血、紫癜——热入血分，迫血妄行，常伴中气、元气虚弱，血失统摄。

心悸、心慌、怔忡——火热扰心。

心悸怔忡，伴恐惧、害怕，易受惊吓——中气下陷，土失载木，肝火冲心。

心脏早搏（脉结代）——肝火亢盛，疏泄太过，木火扰心。（医理揭秘74）

心烦易怒，脾气急躁，容易激动——肾水不足，水失涵木，肝火亢盛。

多疑善虑——中气虚弱，伴肾水不足，肝火亢盛。

恐惧，害怕，觉身后有人跟随——中气下陷，土失载木，胆气下陷。

总担心有不好的事情发生——中气下陷，失于承载，肝胆气陷。

健忘，记忆力下降——肾水不足，精血亏虚，脑髓失养。

失眠、浅眠、眠时短——伏火冲逆，致阳难入阴，或阳入阴浅，甚或阳不入阴，常伴肾水不足。

易忧伤、哭泣——中气虚弱下陷，失于载木，肝气下陷。

郁郁不乐，总高兴不起来——中气虚弱，土失载木，肝木疏泄无力。

哈欠频频——中气不足，土失载木。

完谷不化——脾气虚弱，胃肠伏热。

内脏下垂，如胃下垂、子宫下垂、脱肛等——中气下陷，相应之脏腑伏热。

小便失禁——有两种情况：一为中气虚弱，脾统摄无力之症，一为膀胱、尿道伏火，火气疏泄太过。

大便失禁——中气下陷，常伴大肠伏热。

崩漏——或为胞宫伏热，迫血妄行，或为脾气（中气）虚弱，统摄无力，常以上二者兼具。

紫癜——或为脾气（中气）虚弱，统摄无力，或为血分伏热，迫血妄行，常以上二者兼具。

心率增快——心肝火亢，疏泄太过。

心动过缓——元气、中气虚弱。

心衰——少阴元阳虚衰。

突然失忆——中气下陷。

记忆力慢慢减退，以至于失忆——中气虚弱，精血亏虚，脑髓失养。

胃痛、胃胀、腹胀、腹满——胃肠郁热，滞塞气机。

呕吐——胃热气逆，或肝火犯胃，致胃气上逆。

呃逆、噫气——胃热气逆，逆气动隔。

腹泻，不论泻下之物颜色如何——皆为大肠、小肠火热生湿所致。

泛吐清水——胃中伏热，火热生湿。

腹痛——腹中火热郁滞。

畏寒踡卧——元阳虚弱，中气不足。

脘腹凉，喜暖——元阳虚弱。

尿频、尿急、尿痛、小便不利——膀胱、尿道伏热郁滞，气机不畅。

尿不尽、遗尿、漏尿、尿失禁、尿床——皆膀胱、尿道深伏木火之气，致膀胱、尿道黏膜致敏所致。

口干、口苦——体内伏热。

口臭——阳明湿热秽浊之气。

牙龈肿痛，口舌生疮——火热毒邪瘀滞口腔，牙龈、唇、舌最易伏火，每因饮食、情绪激发伏火而发病。

恶梦——中气下陷，同时肝木之火亢盛。

乱梦纷纭——肾水不足，脑髓失养，木火亢奋。

脱发——有两种情况：一为湿邪浸渍皮肤，致毛发脱落，湿为火生；一为肾水不足，肝血亏虚，毛发失养，以致毛发脱落，本质还是火热之证。

癫痫之突然倒仆，昏不知人，口吐涎沫，两目上视，喉发怪叫，移时始醒，醒后疲乏——为火热在脑中筑成巢穴，各种诱发原因激发病巢之热，均可致火热突然发飙，致发诸症，治疗仍以清除脑中火热巢穴之伏热为主，每有良效。

黄疸之目黄、身黄、尿黄——皆肝胆火热生湿，湿热壅滞之证，阳黄为湿热之证，阴黄为在中气虚弱，元阳不足的前提下，湿热瘀滞肝胆，为虚实兼具，寒热错杂之证。

癥瘕、积聚、臌胀、瘰疬、瘿瘤——皆伏热深藏，火热壅滞之证。

头晕目眩，如坐舟车，或伴恶心、呕吐——为木火冲逆，水热郁积，蒙蔽清窍之证。

痉证之项背强急，四肢抽搐，手足痉挛，角弓反张——皆火热瘀滞筋肉，致筋肉拘挛抽搐之证。

水肿——有肺热宣肃失常，水道失于通调，水蓄泛溢肌肤者；有热毒伤肾，致关门不利，水溢肌肤者；有热壅于脾，脾失运化，水溢肌肤者；有少阴元阳虚衰，水失阳主，溢于肌肤者。

热淋、血淋、石淋、气淋、劳淋——皆火热蕴结膀胱、尿道黏膜，滞塞气机，致小便滴沥涩痛，排泄不畅等症。

癃闭——多为火热瘀滞膀胱尿道，致黏膜肿胀，尿路闭塞之证。

血糖高——诸多脏腑伏热，同时或有太阴中气虚弱、肾水不足、元阳虚弱。

血压高——常因肾水不足，相火亢盛，阳明伏热，致肝火上炎，东方风木升发太过，以致由肺所主的西方之降，包括肺、心、胃、胆、大肠、小肠、膀胱，诸脏腑之降机不利，致谷道、水道、气道，血道气机失降所致。（医理揭秘75）

遗精、滑精、早泄、梦遗——多为生殖系前列腺等腺体内膜和输精管道内膜火热伏留，致敏所致，伴中气不足和元阳虚弱。（医理揭秘76）

阳痿——湿热伏留，元阳虚弱。

痹证之肢体关节、肌肉、筋骨肿胀疼痛，重着，麻木——关节、肌肉、筋骨火热瘀滞。

腰酸腰痛——与腰部的动作、姿势和劳累状态密切相关，此为腰部肌肉、筋膜、肌腱、韧带的劳损痛，其实质为这些软组织因过劳而致本身火热瘀滞之象。

项背强几几，强直性脊柱炎之腰背强直疼痛，功能受限——为腰部肌肉、筋膜、肌腱、韧带之火热瘀滞之象。

腰部突发剧烈绞痛，与腰部的动作、姿势无关——为肾结石之肾绞痛。

2.妇科

月经提前、错后、紊乱——均为包宫、生殖腺（包括脑垂体、卵巢等）火热瘀滞之证。

痛经，包括经前、经期、经后疼痛——火热瘀滞包宫。如痛经伴有发冷，或小腹冰凉，或畏寒，或手足凉，为包宫瘀热，兼有元阳虚弱之寒热错杂证。

经闭——多为火热瘀滞包宫和生殖腺，兼有中气、肾水、元阳不足的情况。

崩漏——包宫、生殖系火热瘀滞。

白带、黄带、赤带、绿带、黑带——生殖系火热壅盛之证。

产后腹痛——生殖系火热瘀滞。

妊娠恶阻——胎热上冲，肝胃火热气逆之证。

卵巢功能减弱之不孕——元气和中气虚弱，卵巢伏热。

3.儿科

易感冒，每感冒即发热——太阳、阳明、少阳之三阳和肺系伏热，感招外邪为患。

易发热、惊风、抽搐——肾水不足，太阳、少阳、阳明、厥阴伏热。

少食、偏食——脾胃郁热，气津不足。

腹胀腹大——胃肠郁热伏藏，气机失降。

口臭，气秽，大便干燥——胃肠积热。

睡中汗多，睡卧不宁，踢被——阳明伏热，肾水不足，肝火亢盛。（医理揭秘77）

俯卧而眠——胃肠积热，脾胃失调。

小儿好动、多动，或烦躁、偏执，或不断提问，或上课爱说话，或不能专心听课、做作业——均为阳明热盛，灼伤肾水，致肝火亢盛，疏泄太过所致。（医理揭秘78）

小儿夜啼——肝火亢盛，疏泄太过，致心神不安。（医理揭秘79）

4.外科

急性阑尾炎、胰腺炎、肠痉挛、胃痉挛、肠系膜淋巴结炎等急腹症之剧痛——均为火热毒邪瘀滞所致。

跌打损伤致躯体疼痛、肿胀，功能障碍——为皮肤、肌肉、筋骨被创伤，而致发的火热瘀滞之证。

痈、疽、疔、疮——均为火热壅滞之证。

痘、疹、疣、癣——均为皮肤火热瘀滞之证。

湿疹、过敏性皮炎、荨麻疹、神经性皮炎、痤疮、带状疱疹、银屑病——皆为皮肤火热毒邪瘀滞所致。

第三节　四维辨证法

在多年的临床实践中，我有两个发现。

第一，每一个症状的病理实质一般都是固定不变的，记住每一个症状的病理实质，辨证就简单多了。上一节所述几百条常见症状，基本包括了各种常见疾病的症状表现，人体疾病种类不论有多少，都是通过这些症状表现出来的，弄清楚了这些症状产生的病理实质，临证时全面分析疾病之症状表现，辨证结果就昭然若揭，熟练掌握这个操作过程，临床实际只需几分钟就可完成，很容易操作。

第二，虽然各种疾病之症状总共有几百条之多，但**辨证结果只有4条，即火热亢盛（火热壅滞或火热瘀滞）、中气虚弱、元阳不足、肾水不足。一般情况下，以火热亢盛为疾病的主要方面，其他3个方面为疾病的次要方面，但疾病的这几个方面的主次常常是转化的，在有些情况下，某一次要方面也可转化为主要方面，通过逐症分析即可辨析清楚。**（医理揭秘80）临床具体辨证时，也可从以上4个方面反推，首先看看患者火热亢盛的情况有哪些，再看看中气虚弱的情况，然后查查有没有元阳和肾水不足的情况，掌握到了这4个方面的情况，辨证就全面了。

火热亢盛、中气虚弱、元阳不足、肾水不足，这4条辨证结论，是从对每一个患者的病情逐症分析中，逐渐认识到的，任何一个患者、任何一种疾病，不论病情多么复杂，也逃不出这4条。这一认识使中医辨证从此大大简化。

以上4条辨证结果，正是仲景之后，历代医学大家所秉持的主要学术思想，以刘完素为代表的寒凉学派，临证处方用药皆以清热为主；攻下学派张子和，以汗、吐、下三法通治所有疾病，汗吐下三法其实皆为泄热祛火之法；王孟英、吴鞠通、吴又可、叶天士、薛生白等温病学派医家，不论治疗温病还是杂病，用药主以寒凉；善以活血化瘀法治病的王清任，所用活血化瘀之药，其实皆为祛除火热瘀滞之药，所以上述诸多医家治病，实际注重的都是清热祛火；以李东垣为代表的补土学派认为"脾胃不足，为百病之始"，注重补脾土，益中气，注重的就是中气不足这一条；滋阴学派朱丹溪持"阳常有余，阴常不足"论；易水学派张景岳注重滋补肾阴，对应的都是肾水不足这一条；扶阳学派郑钦安持"阳气无伤，百病自然不作，阳气若伤，群阴即起"的学术思想，注重的就是元阳不足这一条。

综合以上医学大家的认识，总结出四维辨证法。四维包括火热亢盛、中气虚弱、元阳不足、肾水不足4条，它们适合于一切疾病。四维辨证法包涵了历代医家的主要学术思想，是对古今医家临床实践的一个高度总结，能够非常有效地指导临床实践，提高临床疗效，而且与传统的辨证方法相比，更加简单实用。本书所有医案，均以四维辨证法辨证施治，详阅第六章。

第四节　治则与用药

根据四维辨证法，中医总的治病原则有4条：即清热祛火，补益中气，温补元阳，滋补肾水。

一、清热祛火

因为体内伏热是一般疾病的主要原因，所以清热祛火就是一般疾病的主要治疗原则，在这个大原则之下，各种疾病因为体内伏热的部位和伏热的特点不同，其祛除火热的治则也有许多差别的，对清热祛火药的选择性是很强的。以下举例说明：

1. 解表散热

此类药有麻黄、桂枝药组，荆芥、防风药组，羌活、独活药组，薄荷、牛蒡子药组，金银花、连翘药组，桑叶、菊花药组，多种配伍的选择，分别适合不同的情况。

2. 疏解少阳郁火

此类药以小柴胡汤为主，有柴胡、黄芩对药的运用，有柴胡、黄芩、人参、半夏的运用，可选用龙骨、牡蛎潜降浮阳相火，也可选用白芍敛降胆火，或用青蒿、栀子清热泻火，或用川芎、香附、枳实、陈皮疏散郁火等。

3. 清解阳明大热

此类病人或用生石膏、知母清热泻火，祛除阳明大热，或用大黄、芒硝泻下阳明腑实燥热，或用黄连、半夏清降阳明胃火，或用厚朴、枳实、槟榔、莱菔子清降阳明郁热，降气消滞等。

4. 清解脏腑火热

此类药以麻黄、生石膏、枇杷叶，清泄肺热平喘；以苇茎、鱼腥草、蒲公英、桔梗，清肺解毒，消痈排脓；以龙胆草、黄芩、茵陈、白芍清泻肝胆火热；以黄连、黄芩、大黄，清泻胃肠火热；以马齿苋、白头翁、秦皮清泻肠中湿热毒邪；以瓜蒌、薤白、桂枝、丹参，散郁降火，疏散心火瘀滞，以治胸痹；以大黄、牡丹皮、桃仁、冬瓜子，泻火散瘀排脓治肠痈等。

5. 清泻疏散肌肉、筋骨、关节火热

此类病症以苍术、黄柏、薏苡仁、牛膝，清泻筋骨关节热毒瘀滞，治疗关节痹痛；以川乌、草乌散热泻火，以治痹证疼痛；以葛根、豨莶草、络石藤、威灵仙、忍冬藤清泻肌肉、筋骨、关节中之瘀热滞留，以除顽痹等。

还有清泻官窍火热、皮肤火热、肿瘤、瘰疬、息肉、骨质增生、软组

增生之火热毒邪瘀滞的多种方法和用药选择等，不胜累述。

在四维辨证法的指导下，对各种疾病治疗及用药的选择，就成了医生处方的关键了，直接决定着医生治疗效果的好坏，所以对每一味中药药性、功效、运用的熟练掌握，就显得尤为重要，所以本书第三章，结合前人的认识和我的临床实践，对常用中药的药性、功效、运用都重新进行了梳理，希望对广大同仁能有所帮助。

临床医生可通过以下几个方面的学习，熟练掌握、运用每一味中药：

第一，多读医案。古今医家的医案非常丰富，对各种疾病治疗用药各有特点，独到之处常常是攻克疑难的秘密所在，学习前人的用药经验，是提高临床水平的最重要的方法。

第二，老中医用药经验，临证碎金录，都是宝贵资源，广泛阅读浏览，一招之得，朝朝得手，其乐无穷。

第三，多读本草学类著作，并置于案头，时时翻阅，熟悉药性，找回遗忘，丰富充实自己脑中的临床药库。

第四，注重吸取一些关于中药临床运用的科研成果，运用到临床中。

二、补益中气

这个治则下的用药选择比较少，仅人参、黄芪、党参、白术、炙甘草、大枣、山药、黄精，寥寥几味，大家都很熟悉，但这里要特别注意的是，这些补气药，都具有显著的清热泻火的作用，其补气之效与清热之效，还需要大家仔细认识体会，补气的实质是什么，清热的实质是什么，尚需要深入研究。

三、温益元阳

这个原则下的用药选择也不多，主要是附子的运用，其次是干姜、肉桂、吴茱萸、高良姜、川乌、草乌、生姜的运用，这些药均具有温阳与散热两个方面的作用，本书中我在这方面的认识还仅仅只是初步的，需要广大同仁们进一步深入地研究。

四、滋补肾水

用药选择主要是熟地黄、天冬、麦冬、沙参、玉竹、石斛、百合、何首乌、当归、阿胶、女贞子、菟丝子、枸杞子等，对这一类滋阴药的运用，滋阴的实质，我们现在的认识还是很模糊的，也需要大家进一步的认识和研究。

五、关于清热祛火，补益中气，温补元阳，滋补肾水4个治法的综合运用

阅读历代医家的著作，各家所用方药，都综合运用了清热祛火，补益中气，温补元阳，滋补肾水4种治法，刘完素并不完全清热，李东垣并不只是补土补中气，朱丹溪并不纯用滋阴清热，郑钦安也并不是完全温阳，诸医家著作中所载诸方，均综合运用了以上4种治法中至少两种以上的治法，从仲景开始至今，诸多医学大家都是寒热并用，补泻并举的临床家，我有以下一些体会：

1. 以清热为主

火热为万病之本，所以每一疾病的治疗，总以清热为主，完全彻底地清热祛火就是拔出病根的治本治法。

2. 抓住主要矛盾，综合兼顾

因为疾病常常涉及四维辨证的4个方面，所以单一清热的疗效也是有限的，根据辨证结果，抓住主要矛盾，兼顾次要矛盾，才是最适合的治法，如当元阳虚衰成为疾病的主要矛盾时，即以救元气为主，用药可选四逆汤、李老破格救心汤、参附汤等；如以中气下陷为主要矛盾，则以人参、黄芪、白术、党参、甘草等补益中气之药为主，其他方面的用药为辅，或暂时舍弃其

他方面，待主要矛盾缓解后，再酌情用药。有时因为病情复杂，方子会比较大，这也是病情需要，当大则大，不必顾虑，大方常获奇效，但是随着经验的丰富积累，用药就会越来越简化，精准用药仍然是我们医者努力追求的目标。

3.清热祛火法与温益阳气法的相互对立，相互依赖，相互统一

1）相互对立。临床上常常遇到许多患者，既有火热之气的亢盛，又有阳气的虚弱，以清热祛火之药，清热的同时，会损伤阳气；以温热药温助阳气，却常常有助火之弊。但临床实践并非尖锐对立，水火不容，一般情况下寒热并用，都有很好的临床疗效，并不会出现上述弊病，但在长期或大量运用的情况下较易出现，所以轻量、短时，或交替用药，常是避免以上弊病的有效方法。

2）相互依赖。我常遇到一些患者，火热很盛，单用清热祛火的方法，清热的效果并不好，反佐适量的温阳之药，疗效却很显著。而另外一些阳气虚弱的患者，单用温益阳气的方法，效果并不好，反佐一些寒凉清热的药，效果竟很明显，所以清热祛火与温益阳气是相互依赖的。

我对这种相互依赖的实质进行过一些探索，有以下一些认识：附子、干姜等辛热药，皆具有良好的散热祛火的作用，当有些疾病之火热，以寒凉直泻不能奏效时，以附子、干姜散解却使火热很快退去，其实就是一种助阳散火法，因为散火，所以也不易助火，却又同时固护了阳气，避免了寒凉药伤伐阳气之弊。当有些阳气虚弱的患者，以温热的药温助阳气，效果并不显著时，是因为同时有火热瘀滞的情况存在，反佐以寒凉清热祛火药，消除了火热瘀滞，经络得以通畅，温热药温助阳气的作用才得以发挥，所以寒热并用，适合于大多数疾病，这也是古今医家的诸多颇有临床疗效的方子，都是寒热并用的主要原因。

3）相互统一。火热亢盛和阳气虚弱其实是任何疾病都必然存在的两个方面，只是有时候以火热亢盛为主要方面，有时候以阳气虚弱为主要方面，由于医者的诊查水平和方法的局限，只发现了显著的一面，忽略了隐晦的另一面，所以二者兼顾才是全面的观念。单方面清热，或单方面温阳，都是片面认识和治疗疾病的方法，以相互对立，相互依赖，相互统一的观点，来认识清热祛火与温益阳气两种治法，这是唯物辩证法对立统一规律给我们的启发，也是被实践中良好疗效反复证明了的经验总结。

六、关于人体火热的物质基础

一直以来，自己常常在思考一个问题，就是产生火热的物质基础是什么呢？

万病之本源为火热，从宏观上看，现代医学的炎症、增生、息肉、肿瘤等，诸多病理变化，都属于火热之象，通过现代医学从微观上认识，人体以上诸多火象的发生及许许多多疾病的发生，与人体内氧化自由基的出现有密切的关系。

1. 哪里有自由基产生，哪里就有火热孳生

人体氧化自由基的产生来源非常广泛，吸入油烟、汽车尾气、工业生产之废气，抽烟，饮酒，日晒，使用化学制剂，都会使人体产生自由基，而这些因素正是刺激、激发人体伏热的诱因。从现代医学的角度来说，以上因素致人体产生了自由基，从中医的角度来说，以上因素刺激人体，使人体产生了火热。人体也因为情志、饮食、劳作等因素，使身体在代谢过程中产生过多的自由基，同样情志、饮食、劳作等因素，也刺激人体，从而激发体内伏热，所以说哪里有自由基的产生，哪里就有火热产生。

"人类文明活动还在不断破坏着生态环境，制造着更多的自由基。骤然增加的自由基，早已超过了人以及生命所能正常保持平衡的标准，早已让人类应接不暇，人类健康面临着前所未有的严峻挑战。""人类生存的环境中充斥着不计其数的自由基，我们无时无刻不暴露在自由基的包围和进攻中。"

2. 自由基就是人体疾病火热的物质基础

现代医学认为，当人体中的自由基超过一定的量，并失去控制时，这些自由基就会乱跑乱窜，去攻击细胞膜，去与血清抗蛋白酶发生反应，甚至去跟基因抢电子，对我们的身体造成各种各样的伤害，产生各种各样的疑难杂症。

有人说："身体内过多的活性氧自由基是万病之源。特别是一些脑神经疾病、眼病、心脏病、动脉硬化、呼吸器官疾病、消化器官疾病、肾病、癌症、炎症、过敏性疾病、糖尿病、休克、高血压等，都称为'自由基病'。"

现代医学认为，活性氧化自由基是万病之源，本书则认为火热是万病之源，**自由基就是使人体发生疾病，产生火热的物质元素，或者说自由基是使人体发生疾病，产生火热的疾病因子和火热因子。**（医理揭秘81）

3. 清热泻火的实质，就是消除自由基和抑制自由基的产生（医理揭秘82）

现代医学认为："负离子是唯一能够消除活性氧自由基，保持生物体的自然要素""负离子没有副作用，能够促进自然治愈力，治愈疾病，保持健康。负离子能够使血液变成弱碱性，使新陈代谢，生理作用旺盛，并强化免疫力，同时也能够给予生物体衰弱时增强的活性氧电子，抑制氧化，杜绝疾病根源"。很显然，负离子的作用等同于中药清热泻火、治病保健的作用，凡具有清热泻火功效的中药，都是富含负离子或可使身体产生负离子的药物，包括各种中药、蔬菜、谷物、粮食，都含有负离子，或能使人体产生负离子，从而消除自由基。

4. 氧化自由基的定义与产生

氧化自由基有多种，有的是人体代谢过程中产生的：①组织缺血状态。②组织缺血，再恢复血液流通。③剧烈运动。④应激（身体或精神受到压力或刺激）。⑤病毒感染。⑥人体细胞内、外的水分子受到高能发射线（紫外线、X-射线、γ-射线）照射，都会产生羟基自由基。这6种产生自由基的因素，也是刺激人体，激发人体伏热的因素，就是说人体有自由基的产生，就有火热的产生。

有的氧化自由基是环境和食物中的活性氧自由基，是随呼吸或饮食进入人体的，如空气中的一氧化碳、二氧化氮，饮食中的金属离子、脂质的过氧化物，等等，正与中医对火热性疾病禁忌吸烟、喝酒，忌食辣椒、禽畜肉、鱼虾蟹，以防激发体内伏热的意义相同。

通过自由基产生的两个途径，再一次说明自由基就是人体火热产生的物质基础。

七、关于中气虚弱、元阳虚弱，肾水不足的实质

关于人体火热，我们认识的焦点落到了自由基这样一种物质上，那么关于中气虚弱、元阳虚弱，肾水不足的实质，又是什么呢？虽然我们现在还无法弄清楚，没有一个确切的说法，但是我们也有一些初步的认识。

临床上常有这样的情况，对一些中气和元气虚弱之人进行补气治疗，用大剂的补气药，如大剂生黄芪、人参等，却不一定能收到显著的疗效，而火热亢盛的患者，常常伴有疲乏无力，气短，不耐劳作等症，经过清热泻火的治疗之后，火热退去，疲乏、气短等症随之减轻或消失。中医经典理论中也有"壮火食气"的论述，是不是中气和元气虚弱的本质仍然是火热亢盛呢？这有待我们进一步研究。

《冯氏锦囊》："云补阴者，以火退而阴长，非有补功也。"补阴即滋肾水，其实质是清热泻火，还是补充了什么精微物质，或者二者兼具，对于这些，我们目前尚不能认识清楚，有待我们去深入探索研究，但肾水不足的实质与火热密切相关，这是毫无疑问的。

中气虚弱、元阳虚弱，肾水不足的实质，都与火热密切相关，对这些问题的深入研究和突破，就是中医与现代医学的深度融合，是当今医学必须要突破的重点课题。

第三章　中药药性新识

第一节　治病之药皆祛除火热之药

　　传统中医由于对疾病各种症状之病因、病理认识的局限性，导致人们对每一味药的药性认识出现局限和偏差，如认识到感受风寒后出现的太阳病为风寒所伤，就认为治疗太阳病的药为辛温散寒药，如麻黄、桂枝、生姜等。又因为对中药药性认识的偏差，造成了对主治疾病及症状认识的偏差，如认为麻黄、桂枝为辛温散寒药，在治疗荨麻疹风团瘙痒时，就认为用麻黄、桂枝治疗获效的荨麻疹为风寒型。如用现代物理学知识来认识，则感冒患者恶寒、发热、无汗、体温升高，经用麻黄、桂枝、生姜等解表药发汗后，热退，体温下降，则这几味药散解的其实就是热，不是寒，因为体内的热被散解了，体温才会下降。所以对药性和证候需要统一地、辩证地去认识，前人由于受时代科技水平的限制，对药性和相关疾病症状的认识是有限的，这就需要我们用现代科学知识进一步来认识。

　　到目前为止，人类发现的中药有数千种之多，但是中医对如此众多的中药认识还很有限，全面深刻认识这些中药的药性，寻找各种疾病之特效药，特别是许多疑难疾病的特效药，是当代中医面临的重大课题，中医学在这些方面还有广阔的提升空间，需要广大中医人下苦功夫，下大功夫去充实。

　　万病本于火，各种疾病之火各不相同，以部位来分，有伏藏于脏腑的火，有伏藏于官窍的火，有伏于皮肤肌腠的火，也有伏藏于筋骨关节的火等；就脏腑的火来说，各脏腑之火又各不相同，如肺火、心火、肝火、胃火等；官窍、皮肤、肌腠、筋骨、关节之火热也各不相同；同一脏腑之火热也有数种或多种，如肺有发咳嗽之火，有发哮喘之火，有发肺痈之火，发肿瘤之火等；以病理性质来分，有气滞之火，有血瘀之火，有生湿之火，有致痰之火，有水饮之火，有息肉之火，有瘰疬之火，有肿瘤之火等。

知道了万病皆本于热，则治病之药皆为除热祛火之药，我在多年的临床实践中逐渐认识到，**中药之解表、清热、理气、活血、祛瘀、止血、化湿、化痰、消饮、利水、消癥、散结、益气、补血、滋阴、补阳、温里、泻下、涌吐、消食、收敛、祛风湿、通经络等诸多功效，都是通过祛除火热而实现的，就连辛温大热的附子、干姜、肉桂等，也有很强的祛火散热功效，除补阳和温里两个功效之外，以上诸多功效其实都是在清热祛火。**（医理揭秘83）但不是说具有清热祛火效力的药都兼具以上20多个方面的作用，只是说每一个方面之功效，就是一个特殊的清热祛火的方式，一味药可以兼具其中几个方面的功效。

本章着重论述两点，一点是各类证候之所以为火热证的原理，另一个点是重点说明每味中药祛除火热之功效，对于其已被大家熟知的其他功效不再赘述。

这里强调一下中药与西药的差别，凡在中医理论指导下的用药就是中药，在西医理论指导下的用药就是西药。例如，根据现代医学的理论，金银花、连翘，对金黄色葡萄球菌、溶血性链球菌、肺炎杆菌、大肠埃希氏菌有抗菌作用，根据抗菌谱去用这两味中药，治疗疮肿痈疡、肺炎、痢疾，这两味药其实就是现代医学的两种抗菌药而已，不再是真正意义的中药了。又如，某老年恶性甲状腺瘤患者，身热，疲乏，出汗，口干口渴，喜凉饮，时时索要冰激凌等冷饮，以缓解咽部烧灼及身热、口渴等症状，某老中医为了达到清热生津止渴的目的，建议患者采用输液疗法，从静脉输入5%的葡萄糖＋维生素C，每输一次，患者口干口渴、饮凉等症就显著缓解，这时5%的葡萄糖和维生素C，就是清热生津止渴的两味"中药"了。

第二节　太阳表热证与解表药

我在几十年的临床实践中，总为如何区分风寒感冒和风热感冒而困惑，按照风寒和风热的辨证依据，至今近四十年过去了，也无法将风寒表证和风热表证断然区分开来，但是不论以辛温解表药治疗，还是以辛凉解表药治疗，均有疗效，常因加入生石膏而获良效，我渐渐认识到感冒不论风寒或风热所致，均有恶寒、发热、头痛、身痛、汗出或无汗、骨节疼痛、黄涕或清涕、喷嚏、鼻塞、舌苔或白或黄、脉浮紧或脉浮数等症，其实都是太阳表热证的表现，体内伏热是造成发病的根本原因，因风寒或风热，激发体内伏热，或者说体内伏热招惹风寒风热，致发表热证，即为感冒。风寒和风热均只是诱因，都是作为一种感觉刺激人体，激发了体内伏热，导致疾病的发作，风寒并未进入人体，不影响疾病寒热的性质，疾病的性质由体内伏热所决定，所以风寒风热引发的均是表热证，也就是说感冒就是表热证。

传统中医关于感冒的治疗有两种基本治法，一是用有辛温解表药以散解表寒，一是用辛凉解表药以散解表热，根据上述风寒或风热诱发的均是表热证这一认识，则知不论辛温解表还是辛凉解表，散解的都是表热，桑菊饮、银翘散解的是表热，麻黄汤、桂枝汤、九味羌活汤，散解的也是表热，**风寒进入人体的情况实际不存在，体内无寒可散，所以前人有关"散寒"的有关认识，根据现代物理学的原理应予以更新。**（医理揭秘84）

1.麻黄

《神农本草经》中记载："主中风、伤寒头痛，温虐，发表出汗，去邪热气，止咳逆上气，除寒热，破癥坚积聚。"《本草纲目》中记载："是则麻黄汤虽太阳发汗重剂，实为发散肺经郁火之药。"《药性论》中记载："主壮热，解肌发汗，温虐，治瘟疫。"从以上论述可知，古人原本就是以麻黄宣泄肺热和太阳表热的，并不是用麻黄来"散寒"的。

笔者认为在《伤寒论》的麻黄汤和葛根汤中，麻黄散热解表，以治太阳表热无汗证；小青龙汤中，麻黄散热解表，宣肺泄热，肃肺利水，为方中主药，以治"伤寒表不解，心下有水气"，"或发热而咳""或喘"之小青龙汤证；在麻黄附子细辛汤中，麻黄散热解表开太阳，以散解少阴太阳兼病之太阳表热，以治"少阴病，始得之，反发热，脉沉"之证。仲景用麻黄的方还有很多，都是基于《神农本草经》的认识来运用的，因为该书是最接近仲景时代的本草学著作，代表着那个时代医学对麻黄的普遍认识，即"发表出汗，去邪热气，止咳逆上气"。麻黄散寒解表不是仲景原意，是后人对经典的曲解。

临床常见单服麻黄汤治太阳病发热，发热消退有限，若加生石膏、柴胡、黄芩等清热药，则效捷而持久，因为麻黄性温散，只散热，不清热，退热力度有限，必须加用有强力之清热药，疗效始显，如麻黄汤加生石膏治太阳病发热。以麻黄汤治肺热咳喘，取效也有限，若加用强有力的清肺热药黄芩、生石膏，则疗效尤著。

综上所述，麻黄辛温，发汗解表，散热平喘，利水消肿。

2. 桂枝

桂枝汤以桂枝散解太阳表热，因有汗出，故只用桂枝轻轻疏散，而不用麻黄峻猛发汗，生姜辛温也助桂枝散解表热，同时降肺胃之逆气以治"干呕"，而以白芍清敛太阳界面之郁热，热去则汗止。麻黄汤中用桂枝，皆散热解表之义。

《神农本草经》中记载桂枝："主上气咳逆，结气，喉痹吐吸，利关节"。"上气咳逆"即火热之气冲逆，致肺热气逆之喘咳证。

《金匮要略》中记载："胸痹心中痞，留气结在胸，胸满，胁下逆抢心，枳实薤白桂枝汤主之。""留气结在胸"即火热留结痹胸，致心中痞，胸满，胸痛彻背之胸痹证，"喉痹吐吸"即火热郁结胸肺致咽喉气机不利，时时咳咯之症，"胁下逆抢心"即肝胆木火冲心犯肺之胸痹证。

据以上两条经典原文，可知桂枝因有降火热冲逆之功，而具清心肃肺，宽胸利咽之效。

《伤寒论》之茯苓桂枝甘草大枣汤，桂枝加桂汤，皆以桂枝为主药，降火平冲，以治火热冲逆之奔豚气。桂枝甘草汤、桂枝甘草龙骨牡蛎汤、桂枝去芍药加蜀漆牡蛎龙骨救逆汤，皆以桂枝为主药，以治火热冲逆之心悸怔忡、烦躁，甚至惊狂之证，皆说明桂枝有良好的降火热冲逆之功效。

"手足厥寒，脉细欲绝者，当归四逆汤主之。"此条所述厥阴病阳气不达四末之四逆证，治以当归四逆汤，方中桂枝温经脉，通阳气，以去寒厥。

综上所述，桂枝辛温，解表散热，降火平冲，因祛除火热瘀滞而通达阳气。

3.紫苏

紫苏辛温，解表散热，清肺降胃，安胎，解鱼蟹毒。

4.生姜

《本草汇言》中记载："生姜、干姜统治百病，不拘寒热虚实，并外感内伤，及不内外因诸证""治病万种"。在此段论述中，前人已明确认识到生姜、干姜有去热的作用，并"治病万种"，因万病本于热，故知生姜、干姜可去万病之热。

《药品化义》中记载："生姜，辛温通窍，专主发散，凡一切表邪之证，大能发汗逐邪，疏通关节。"这里的"一切表邪"，就包括表热在内，这说明古人早已认识到生姜散解表热的作用，"疏通关节"实质就是散解筋骨关节之郁热。

《药性论》记载姜："主痰水气满，下气，生与干并治嗽，疗时疾，治呕逆不食。"肺热气逆则咳嗽，胃热气逆则呕吐，生姜辛散气降，故能散肺热降肺气以止咳，散胃热降胃气以止呕，但如大剂量或长期运用则会助火热，如与黄连、黄芩、半夏等清热泻火之品伍用则无此弊。

生姜辛温，解表散热，降气，止呕，止咳。

5. 荆芥

《神农本草经》中记载荆芥："主寒热，鼠瘘，瘰疬生疮，破结聚气，下瘀血，除湿痹。""寒热"即恶寒发热之太阳表热证，"鼠瘘""瘰疬生疮""结聚气"皆火热之证，"瘀血"之实质即热瘀，"湿痹"本质皆火热所为，荆芥所主以上诸症，皆火热之证。

《本草纲目》："荆芥，入足厥阴经气分，其功长于祛风邪，散瘀血，破结气，消疮毒。盖厥阴乃风木也，主血而相火寄之，故风病、血病、疮病为要药。""祛风邪"其实际意义即祛火热，火热去则风熄；"散瘀血"即散火热，"破结气，消疮毒"的实质皆散热解毒。

荆芥辛凉，散热解表透疹，散结消肿疗疮，凉血散瘀止血。

6. 防风

防风辛凉轻扬，擅长散解皮肤、肌腠、筋骨、关节中火热，李东垣说："手足太阳证，正当用防风。"防风因散热而止痛，因散热而止痒。

九味羌活汤，以防风与羌活、细辛等为伍，以治风湿表证。《外科正宗》之消风散，以防风与荆芥、蝉蜕、苦参等相伍，用以治疗风疹、湿疹等多种皮肤疾病，均是以防风散解表热之范例。

防风止汗之效也是建立在散解表热基础之上的，阳加于阴谓之汗，汗出常因热伏太阳，蒸腾津液所致，太阳表热去则汗可止，玉屏风散就是防风散表热以止汗的范例。

痉证传统认为是风邪所致，风本火热所生，所以痉实为火热所致，防风尤善散解肌中风热，以除挛解痉，故有防风之名。《外科正宗》中的玉真散以防风伍天南星、天麻等止痉除挛，常以葛根汤加防风，以治太阳病项背强几几，每收良效。

痹证实为火热痹阻之症，防风有良好的散热祛火之功，故有显著的除痹之效，所以被广泛运用于痹证，如羌活胜湿汤、独活寄生汤。

解附子毒：运用李老方法，以防风30克，黑豆60克，炙甘草30克，煎汤，救治因附子煎煮时间不够，而出现的舌麻、心悸心慌、心率增快等症，边煎边服，确如李老所言，均在40分钟后诸症消失，毒性解除。

综上所述，防风有良好的除热之效，临床上并未见到其有温燥之弊，因此一贯享有"风药中之润剂"之称，防风辛凉，散热解表止汗，祛风解痉，除湿止痒。

7. 羌活

《医学启源》中记载羌活："其用有五：手足太阳引经，一也；风湿相兼，二也；去肢节疼痛，三也；除痈疽败血，四也；风湿头痛，五也。"《寿世保元》记载："退热除烦。"《会约医镜》写其："治邪闭憎寒，壮热无汗。"以上皆前人关于羌活散热祛火的认识。

前人认为羌活辛苦温，解表散寒，我则认为羌活虽味辛温散，但却以散解表热为功，其"祛风湿，利关节，止痛"的效用，均是建立在散热基础上的。诸痛皆为火热所致，羌活有良好的解表祛痛之效，所以认为羌活解表散热，祛火止痛，味辛而散，味苦而泻，因可散泻火热，而被认为有祛风、除湿、消痹、止痛之效。

羌活虽可散热去火，但性温气燥，可助火伤阴，阴虚火旺之体尤当慎重，我早年治疗痹证患者，常以羌活胜湿汤或独活寄生汤加减治疗，因过用（大量或久用）羌活、独活，常致患者出现手足心热或手足心汗多、口干、咽燥、胃中不适等症，尤须注意。

8. 细辛

《神农本草经》中记载细辛："主咳逆、头痛""百节拘挛、风湿痹痛"。咳逆上气即肺热气逆之症，头痛为火热冲逆之症，百节拘挛、风湿痹痛，皆火热痹阻关节之症，细辛主治以上诸证，故知细辛具散热降火降气之功。

《本草纲目》："口疮、喉痹、䘌齿诸病用之者，取其能散浮热，亦火郁则发之之义也。"《本草新编》："细辛气清而不浊，故善降浊气而升清气，所以治头痛如神也。"

以上皆古人对细辛散火降火作用的认识，还不仅仅如此，仲景小青龙汤中细辛散热降肺气，以治肺热咳喘；麻黄附子细辛汤中，细辛的实际作用也是散热，并非散寒。

综上所述，细辛辛温，气香走窜，开太阳，散表热，疏泄肌腠关节经络中之郁热，降火热冲逆，止咳平喘，尤善治头痛、牙痛。

临床上每以小青龙汤治疗肺热咳嗽气喘之证，均有良好疗效，偶因药房细辛缺味，药后疗效显有不足，继以原方配齐细辛，又获显著疗效，可见细辛降肺热冲逆，止咳平喘之效是显著的，传统上因以"温肺化饮"来认识细辛在小青龙汤中之作用，使这味降肺热、平咳喘的良药，未能被充分运用。

9. 白芷

白芷辛温，解表通窍，清热解毒，消肿，止痛，排脓。

10. 藁本

藁本辛温，疏散风热，解毒止痛，除痹。

11. 苍耳子

《本草求真》："苍耳子，味苦而甘，气温无毒，凡人风湿内淫，气血阻滞，则上而脑顶，下而足膝，内而骨髓，外而皮肤，靡不病证悉形，而症见疥癣，通身周痹，四肢拘挛，骨节痛肿，顶巅风痛，疳虫湿䘌，恶肉死肌，疔肿痔瘘，腰重膝屈。按此苦能燥湿，湿能通络，为祛风疗湿之圣药。"

《本草备要》中记载苍耳子："治头痛，目暗，齿痛，鼻渊。"

通过前人以上论述，其散热泻火解毒之功效就已昭然，所以认为苍耳子辛苦寒，散热泻火，除湿解毒，通鼻窍，止痒。

12. 柴胡

柴胡散解太阳表热，疏解少阳郁热，清解阳明大热，其祛热的一个特点是降体温，可用于三阳病之各个阶段，与生石膏配伍尤有良好的退热降温效果。

仲景小柴胡汤就是柴胡配伍运用的经典范例，广泛运用于各种疾病的治疗，每遇高热不退的患者，在兼顾中气、元气的前提下，每以小柴胡汤加生石膏，其中柴胡、石膏皆入剂量，柴胡30～45克，生石膏30～100克，服一剂高热即退，疗效卓著。

《本草正》："用其（柴胡）凉散，平肝之热，其性凉，故解寒热往来，肌表潮热，肝胆火炎，胸胁痛结，兼治疮疡，血室受热；其性散，故主伤寒邪热未解，温虐热盛，少阳头痛，肝经郁证。"

柴胡，解表热，泻相火，疏肝凉肝，尤能降体温，退热。

第三节　清热药

1. 生石膏

1）味辛，可透解太阳表热，肌腠郁热，性大寒，清解三阳壮热。太阳病之恶寒、发热，少阳病之寒热往来，阳明病之但热不寒、壮热大汗，于相应的方中加用或重用生石膏，均有良效，如桂枝汤、麻黄汤、小柴胡汤加生石膏，白虎汤以生石膏为主药，生石膏均可大剂量。

2）善清肺热，以治肺热咳喘，如麻杏甘石汤、小青龙汤加生石膏、黄芩治肺热咳喘，均有良效。

3）善清胃热，如玉女煎以生石膏为主药，主治牙痛、牙龈肿痛、牙齿松动。

4）善清伏于筋骨关节之热毒，临床治疗类风湿性关节炎和痛风等病之关节红肿热痛，常加生石膏60克以上，恒收佳效。《中药大辞典》记载治疗大关节病："用天然石膏研粉或压片，儿童每日3克，12岁以上每日4~5克，分2次内服，连服3月，结果临床治愈1143例，占42.58%，基本治愈576例，占21.25%，总有效率为89.83%。"

《医学启源》："治足阳明经中热，发热，恶热，燥热，日晡潮热，自汗，小便浊赤，大渴引饮，身体肌肉壮热，苦头痛。"

《药品化义》中记载生石膏："体重性凉而主降，能清内蓄之热，味淡带辛而主散，能祛肌表之热，因内外兼施，故专入阳明经，为退热祛邪之神剂。"

生石膏辛大寒，解表清内，尤善退高热，清肺胃火热，祛除肌腠、筋骨、关节热毒。

2. 马齿苋

马齿苋酸寒，清热祛瘀解毒，凉血消肿，祛湿。

3. 露蜂房

露蜂房甘寒，清热祛瘀解毒，消肿止痛，除痹，止痒。

4. 金荞麦

金荞麦酸苦寒，清热解毒，祛瘀消肿，排脓消痈。

5. 重楼（草河车，蚤休）

重楼苦辛寒，解毒消肿，祛瘀止痛，定惊，止血，止咳喘。

6. 白花蛇舌草

白花蛇舌草苦甘寒，清热解毒，祛瘀消肿，利湿退黄。

第四节　清热燥湿药

这一类药有良好的清热泻火的功效，**因清热而有燥湿之效，也就是说其燥湿之效是建立在清热功效之上的（医理揭秘85）**，常用于腹泻、痢疾、淋证、白带、黄带、湿疹黄水淋漓、疮疡糜烂、盆腔积液、滑囊积水、二阴湿痒等湿热性疾病的治疗。

1.黄芩

黄芩苦寒，清热泻火燥湿，止血，安胎。

1）黄芩与柴胡相伍，即小柴胡汤两味主药，善清三阳火热之弥漫，其退热降温效用是其他任何一种配伍都无法比拟的，可谓千古绝配，常加生石膏治高热不退。

2）黄芩也有良好的清泻肺热的作用，凡肺热咳嗽气喘，恒以小青龙汤加黄芩，屡用屡效。

3）善清大肠小肠之热，以治泄泻、痢疾，如《伤寒论》之黄芩汤、葛根芩连汤，都是黄芩清肠中之热以治泻痢的范例。

4）黄芩也善清胃热，临床上恒以半夏泻心汤加减，以黄芩、黄连、半夏为主药，治疗诸多胃病，均获良效，说明各种胃病均火热之疾。

5）清解皮肤肌腠郁热，善治火热壅滞皮腠之疾，如以黄连解毒汤加减治疗痈、疽、疮、疹、搔痒类疾病，如荨麻疹，过敏性皮炎等，效如桴鼓。

6）清热凉血止血，治疗各种出血，如衄血，吐血，咳血，崩漏，各种紫癜。

7）清热安胎。《本草汇言》在论述大腹皮的功效时说："按宋人又有安胎之说，然此药既为利气之药，又何以安胎乎？有余之气胜，而胎不安者，使之气下，则胎自安矣。"气有余便是火，所以胎不安也因气火所致，黄芩有安胎之效，是因其能清宫热，寿胎丸中菟丝子、阿胶、桑寄生、续断等4

味药俱能清宫热，所以有良好的安胎之效，黄芩、白术、砂仁之所以有安胎之效，皆因有清热降火之功。《本草纲目》引朱丹溪言："黄芩、白术乃安胎圣药，俗以黄芩为寒而不敢用，盖不知胎孕宜清热凉血，血不妄行，乃能养胎"。**所以认为胎动不安，为气火不降，火热扰胎所致，安胎之药皆是能够降气火，清宫热之药。**（医理揭秘86）

2.黄连

黄连苦寒，泻火祛瘀，燥湿，凉血。

关于黄连的临床运用，我有两点体会：

1）清胃热，治一切胃痛："诸痛痒疮，皆属心火"，气滞的本质为火郁，血瘀的本质为火瘀，胃痛、胃胀、胃溃疡、各种胃炎、胃息肉、胃肿瘤、小儿胃肠积热、积食，皆属胃之火热之疾，多年来以仲景半夏泻心汤加减治疗以上胃中火热瘀滞诸疾，方中之黄连、黄芩泻火祛瘀，与辛散豁达，降气降火的半夏相伍，治一切胃火之疾，均获良效，从未见伤阳伤中之弊，前人"黄连厚肠胃"之说确为经验之谈，完全符合临床实际。

2）泻火祛瘀，治牙痛龈肿，口舌生疮，常用清胃散为主方，方中以黄连为主药，治疗各种牙痛，每收桴鼓之效。

3.黄柏

黄柏苦寒，清热泻火，燥湿解毒。主治带下、皮肤湿疹等湿热类疾病，其实质也是因清热而除湿，非在清热之外有燥湿之能。

关于黄柏坚阴，前人有黄柏"坚阴"之说，"坚阴"的本质也是泻火，《冯氏锦囊》："云补阴者，以火退而阴长，非有补功也"。

黄柏治疗湿疹类疾病，效果优良。我曾遇一青年小伙，整个面部、双侧耳前耳后、两侧颈部湿疹满布，糜烂，黄水浸渍，手持一中医验方小册子，里面有一验方，以单味黄柏30克，煎水擦洗局部，每日数次，主治黄水疮，特来找中医咨询，可不可以用。得到肯定的回答之后，患者照方操作治疗3

日后，又来取药，见其皮损大部消退收敛，只有斑点状少量皮损残留，为其开一方，以三妙散加减，重用黄柏30克，加苦参、滑石、生甘草，煎汤内服外洗，1周后皮损退净，病愈，此为黄柏清解皮腠中火热毒邪，善治湿疹之典型案例。

4.龙胆草

龙胆草苦寒，清热泻火燥湿，祛瘀解毒解郁，因有卓越的清热作用，而有优良的除湿效应，可治各种火热性疾病。

我运用龙胆草的两点体会。

1）本品对各种皮肤病均有良效，尤善治湿疹。

2）本品善消关节积液，以三妙丸或萆薢分清饮，加龙胆草30克，水煎服，消除关节滑囊积液，百用百效，疗效可靠。

5.秦皮

秦皮苦寒，泻火去滞，燥湿，明目解毒。

6.苦参

苦参清热泄瘀，祛湿止痒，止带，利尿，杀虫。本品清热燥湿止痒之功效卓著，用于诸多皮肤病，有良好的解毒除湿止痒之效，对于妇女带证、外阴搔痒均有良效。

第五节　祛风湿药

传统中药学把治疗风湿痹痛的一类药，称作祛风湿药，风湿痹痛以躯体及四肢的关节肿胀、疼痛、屈伸不利为主要表现，根据一气周流原理，肿胀和疼痛皆火热壅滞或瘀滞所致，因此认为，传统上所说的风湿痹痛证，实为火热瘀滞肌肉、筋骨、关节之证，所以能够治疗风湿痹痛之药，皆为祛除火热毒邪之药。

临床上痹证患者常伴有元阳的虚弱，在关节肿胀、疼痛、屈伸不利的同时，常见畏寒、怕冷，肢凉、关节局部冰冷等症，实际表现为寒热虚实错杂证，所以痹证的治疗，在清泄火热瘀滞的同时，须温益元阳，固护卫阳，常常寒热并用。

传统的祛风湿药，就是祛除火热瘀滞以治痹证的一类药，性温者散热祛瘀以除痹，性寒凉者清热祛瘀以消痹，俱为祛除火热瘀滞之药。（医理揭秘87）

1.独活

《药性论》中记载独活："奔喘逆气，皮肤苦痒，手足挛痛，劳损。主风毒齿痛。"喘逆者肺中火热气逆之症，皮肤痒为火热郁于皮腠之症，手足挛痛即经络、筋骨、关节郁热之挛痛，风毒齿痛即火毒齿痛，所以独活实为散热祛火之药。

《本草经疏》中记载独活："小无不入，大无不通，故能散肌表八风之邪，利周身百节之痛。"

因此我认为独活辛温发散，其作用有3点：①发散太阳表热，以治外感表证，如羌活胜湿汤。②散解筋骨、关节郁热，以治痹证，如独活寄生汤。③散解经络、肌腠郁火，以治牙痛、头痛。

独活辛香温散，疏解太阳肌腠、筋骨、关节、经络之瘀热，除痹止痛。

2.威灵仙

临床体会威灵仙有良好的祛风除湿，通络止痛之功。风为火热所生，湿也为火热所生，诸痛均为火热所致，所以威灵仙是一味优良的祛除火热之药，并非温经散寒之药，其性辛散寒凉，辛以散热，寒以泻火，主治非常广泛。

威灵仙辛寒，散热通络，泻火解毒，除痹，止痛。

3. 徐长卿

《神农本草经》中记载徐长卿："主鬼物百精，蛊毒疫疾，邪恶气，温虐。"

《广西中药志》中记载徐长卿："散瘀，止痛，解蛇毒。治腹痛，霍乱，跌打，蛇伤。"

徐长卿清热泻火，安神促眠，祛痛止痒。主治风湿痹痛，胃脘疼痛，心悸，失眠，各种牙痛，痢疾，湿疹，荨麻疹，毒蛇咬伤等火热之疾。

4. 川乌

《金匮要略》中乌头汤，治历节疼痛不可屈伸，亦治脚气痛。

《卫生易简方》中记载川乌、天南星等分为末，葱白捣烂调末，贴太阳穴，治偏正头痛。

《圣惠方》中记载，川乌二两、川椒一两，捣罗为末，鸡子白为丸，内服以温酒下，治久积癥癖及痃急痛。

《普济方》中记载乌头丸，治龋齿疼痛。

《僧深集方》中记载以川乌、黄柏为末，水调涂，治痈疽肿毒。

前人以乌头所治以上诸病，皆火热之疾，所以认为川乌有良好的祛除火热的作用。痹证之疼痛皆火热所致，川乌优良的除痹止痛之效，当是建立在祛除火热的基础上的。

但川乌性温热，在散热祛火的同时，可温经助阳。人体各种疾病，特别是类风关顽痹之证，均有两个方面，一方面经络、肌腠、关节火热瘀滞，另一方面整体元阳虚弱。川乌既可散热祛火，也可温通阳气，所以川乌治疗痹证常获良效，但川乌性本温热，散火祛火之力有限，治疗类风关等顽疾，常须配伍生石膏、龙胆草、黄柏、豨莶草、威灵仙等清热泻火解毒之药，以加强祛火之力，才更有效，且可防止大队寒凉药滞塞经络，戕伐阳气。

川乌辛热，散火解毒祛瘀，通络止痛，温经助阳，善治痹证及诸多疼痛。草乌与川乌功效主治基本相同，参照川乌即可。

5.乌梢蛇

乌梢蛇性偏寒凉，善祛皮肤、肌腠、筋骨、关节中深伏之热毒，而有泻火解毒除痹，熄风止痉止痒之功。

6.木瓜

木瓜酸寒，敛火祛瘀，和胃化湿。

7.蚕沙

《中国动物药》中记载蚕沙："祛风除湿，清热明目。治风热目痛，风湿性心脏病，风湿性关节炎，腰脚冷痛，肢体麻木，隐疹"。

蚕沙辛甘寒，泻火祛瘀，除湿化浊，和胃。

8.伸筋草

《江西中药》记载伸筋草："舒筋活络，利尿，止血。内服适用于风湿骨节疼痛，风疹块，黄疸，大便下血等症，外治烫火伤。"

伸筋草苦辛凉，泻火祛瘀，舒筋活络，止咳，解毒。

9.海风藤

海风藤苦寒，清热祛瘀通络，理气止痛。主治风湿痹痛，脘腹胀痛，水肿等症。

10.防己

《本草求真》："防己，辛苦大寒，性险而健，善走下行，长于除湿，通窍，利道，能泻下焦血分湿热，乃疗风水要药，故凡水湿喘嗽，热气诸痛，温虐，脚气，水肿，风肿，痈肿，恶疮及湿热流入十二经，以致二阴不通者，皆可用此调治。"

防己苦辛寒，清热祛瘀通络，利水消肿。

11. 络石藤

络石藤苦辛寒，清热祛瘀通络，消肿止痛，凉血。

12. 豨莶草

豨莶草苦辛寒，清热祛瘀解毒，除湿通络。本品主治风湿痹痛，半身不遂，黄疸，高血压病，风疹，湿疮。

13. 透骨草

透骨草辛淡寒，清热散瘀，解毒消肿，除湿止痛。

14. 桑枝

《本草图经》记载桑枝："疗遍体风痒干燥，脚气风气，四肢拘挛，上气，眼晕，肺气嗽，消食，利小便，久服轻身，聪明耳目，令人光泽，兼疗口干。"

《本草再新》记载桑枝："壮肺气，燥湿，滋肾水，通经，止咳，除烦，消肿止痛。

桑枝苦寒，清瘀热，通经络，消肿祛痛。

15. 老鹳草

《滇南本草》中记载老鹳草："祛诸风皮肤发痒，通行十二经络，治筋骨疼痛、风痰痿软、手足筋挛麻木，利小便，泻膀胱积热，攻散诸疮肿毒，退劳热发烧，治风火牙痛、疥癞痘疹等症。兼解诸疬热，其应如响。敷跌打损伤，能定痛治瘀。"

老鹳草苦寒，清热泄瘀，利湿除痹，主治风湿痹痛，疮毒，痢疾等症。

第六节　芳香化湿药

中医传统上把以化湿运脾为主要功效，主治湿浊阻中困脾之证的一类中药，称为芳香化湿药。因湿为火生，所以湿浊阻中困脾证，其实就是湿热困脾证，其常见脘腹胀满，体倦，呕恶，口甘多涎，食少，便溏，舌苔白腻诸症，皆为湿热之症，本质还是火热，因此认为芳香化湿类药为祛除火热以化湿浊的一类药。

1. 苍术

经多年临床运用，确认苍术主治湿困脾胃，倦怠嗜卧，胸痞腹胀，食欲不振，呕吐泄泻，痰饮，湿肿，表证夹湿，头身困重，痹证湿盛，肢节酸痛重着诸症。苍术所主以上诸症皆火热生湿所致，本质皆为火热之证，头身困重，倦怠嗜卧，为太阳湿热表证；胸痞腹胀，食欲不振，呕吐泄泻，为脾胃湿热之证；痰饮、湿肿，为火热生痰致湿之证，痿躄，夜盲，皆为火热之证，因此苍术健脾化湿之功效，其实就是清热化湿之功效，因清热而化湿，所谓"燥湿"也是建立在清热之上的。

苍术苦辛凉，清热化湿，散热解表，泻火明目。

2. 厚朴

《本草纲目》："厚朴，苦能下气，故泄实满。"

《伤寒论》桂枝加厚朴杏子汤中，厚朴降气火，止咳喘；大承气汤中，厚朴与大黄、枳实等降阳明气火，导大肠实滞。

《金匮要略》半夏厚朴汤中，厚朴降火化痰降气，伍半夏等治妇人痰火郁结之咽中如有炙脔证。

平胃散中厚朴散火化湿降气，伍苍术等化解脾胃湿热之证。前人以上运用皆明示，厚朴具清热、化痰、化湿、降气之功，所治之证，皆火热瘀滞之证。

厚朴苦辛凉，清热泻火，降气祛湿，消胀除满，化痰平喘。

3. 藿香

《滇南本草》中记载藿香："治胃热。"

《本草再新》中记载藿香："解表散邪，利湿除风，清热止呕。"

中药学传统认为藿香有祛暑解表，化湿和胃，止呕之功。祛暑即祛除火热之气，解表即散解太阳表热，化湿即清热以去生湿之源，止呕即降胃中火热冲逆之气，藿香诸多功效，实质皆为祛除火热。

藿香辛寒，散热解表，泻火降气，和中化湿。

4. 佩兰

佩兰苦辛寒，清热解暑，泻火化湿，善祛脾胃湿热秽浊。

5. 砂仁

《本草汇言》中记载砂仁："若三焦之气梗逆而不下，下焦之气抑遏而不上，中焦之气凝聚而不舒，用砂仁治之，奏效最捷。"

砂仁辛凉，清热化湿，泻火降气，消食行气，安胎。

6. 白豆蔻、草豆蔻

《玉楸药解》中记载白豆蔻："白豆蔻清降肺胃，最驱肺上郁浊，极疗恶心呕哕，嚼之辛凉，清肃肺腑，郁烦应时开爽。古方谓其大热，甚不然也。"

白豆蔻辛凉，清热化湿，泻火降气，开胃消食。

草豆蔻清热化湿，行气止呕，主治与白豆蔻类同。

7. 草果

草果辛寒，清热化湿，泻火截虐，下气消滞除痞，草果泻火破气之力远超砂仁、白豆蔻、草豆蔻，为达原饮之主药，能除疟疾之大热，足见其寒凉之性。本品主治温病热入募原，胸膈痞闷，高热烦渴等症。

第七节　水湿证与利水渗湿药

水与湿名异质同，水少弥漫散在者为湿，湿多凝聚停蓄者为水，二者无本质区别，皆为火热所生，又因火热瘀滞，水道不通，水气失于通降，积聚为患，其本质皆为火热所致，所以利水渗湿药皆为寒凉清热泻火药，是一类具有利水渗湿作用的清热泻火药。

利水渗湿这一类药在主治疾病上主要有3个方面，一为水肿，二为淋证、癃闭，三是黄疸。**水肿不论阴水与阳水，均为火热瘀滞脏腑经络，致水液代谢失常，水湿泛溢，水道不利之证，利水渗湿类药都具有良好的泻火祛瘀，渗湿利水之作用，所以对阴水和阳水都适用（医理揭秘88），还需要有适当的配伍，如据证选配温阳、补肾、健脾、祛风、清热药等。淋证不论热淋、石淋、血淋、膏淋、劳淋皆为火热壅结膀胱尿道之证，致膀胱和尿道之黏膜肿胀、敏感，尿路狭窄不畅，出现尿频、尿急、尿不利、尿不尽、滴沥刺痛，甚或癃闭等症。（医理揭秘89）利水渗湿药，性皆寒凉，有清热泻火，消除尿道黏膜肿胀，降低和消除膀胱尿道的敏感性，通畅尿路的功效，即清热通淋之效。（医理揭秘90）黄疸虽有阳黄阴黄之别，但无热不发黄，阳黄固为湿热所致，阴黄也为湿热与阳气虚弱兼夹之证，所以不论阳黄阴黄，均宜清热化湿退黄，阴黄在清热化湿的同时，兼以温益阳气，补益中气。（医理揭秘91）**

1. 茯苓

《伤寒论》第71条："太阳病，发汗后，大汗出，胃中干，烦躁不得眠，欲得饮水者，少少与饮之，令胃气和则愈。若脉浮，小便不利，微热，消渴者五苓散主之。"《伤寒论》第72条："发汗已，脉浮数，烦渴者，五苓散主之。"《伤寒论》第73条："伤寒，汗出而渴者，五苓散主之；不渴者，茯苓甘草汤主之。"

以上3条原文，五苓散所治"消渴""烦渴""汗出而渴"均为汗后表未解，而热已入阳明之津伤口渴证。《伤寒论》有关五苓散、猪苓汤，所治均有口渴，茯苓为五苓散与猪苓汤中之主药，因此认为茯苓有滋阴清热，生津止渴之功，五苓散既清阳明之热，生津止渴，又益中气，厚土伏火，开太阳，散解表热，也益阴利水，降逆冲之气。

在《伤寒论》中，仲景以茯苓桂枝甘草大枣汤治疗火热冲逆之奔豚气，以茯苓桂枝白术甘草汤治疗水气逆冲之证，均以茯苓为主药，用量独重，均说明茯苓有降逆冲之气的功效，以一气周流原理来认识，一切冲逆之气皆火热之气，降逆冲之气即降泻火热冲逆也。茯苓有降逆制冲、清热、生津止渴、除烦、安神之功效。

《神农本草经》中记载茯苓："味甘平，主胸胁逆气，忧恚，惊邪恐悸，心下结痛，寒热烦满咳逆，口焦舌干。"

《本草别录》中记载茯苓："止消渴，好睡""长阴，益气力，保神守中。"

《主治秘要》中记载茯苓："其用有五：止泻一也，利小便二也，开腠理三也，除虚热四也，生津液五也。"

茯苓甘淡寒，清热养阴，除烦安神，生津止渴，渗湿利水，降火热逆冲之气。

2. 猪苓

《本草求真》："猪苓，凡四苓、五苓等方，并皆用此，性虽有类泽泻，同入膀胱肾经，解热除湿，行窍利水。"

猪苓甘淡寒，清热利水，泻火养阴。

3. 泽泻

《本草汇言》："泽泻，利水之主药，利水人皆知之矣，丹溪又谓能利膀胱、包络之火，膀胱包络有火，病隆闭结胀者，火泻则水行，利水则火降矣，水火二义，并行不悖。"

泽泻利水渗湿，泄热通淋，逐饮除眩。主治眩晕痰饮，水肿胀满等症。

4. 虎杖

虎杖苦寒，清热解毒，利湿退黄，祛瘀除痹，祛痰，通淋，调经。

5. 薏苡仁

薏苡仁甘淡寒，清热利湿祛瘀，除痹，排脓，消疣疽疡疹。

6. 茵陈

茵陈苦寒，清热祛瘀利湿，最善退黄，主治黄疸。

7. 玉米须

玉米须甘淡寒，清热祛瘀，利水消肿、通淋、退黄。

8. 车前子

车前子甘淡寒，清热祛瘀，利尿通淋，明目，祛痰。

9. 滑石

滑石甘淡寒，清热祛瘀，利尿通淋，解暑。

第八节 里寒证与温里药

中药学里有一类大辛大热之温里药，主治里寒证，里寒证主要包括脾胃受寒，或脾胃虚寒证，肝寒证，肾中有寒，或肾阳不足证，心肾阳虚证，肺寒痰饮证，亡阳证。以上诸证实际皆《伤寒论》三阴病之范畴。

脾胃受寒，或脾胃虚寒证表现为：脘腹冷痛，呕吐泄泻，食欲不振，舌淡苔白。脘腹冷为脾阳虚弱，温煦失职所致，但脘腹痛却为胃脘部火热之证，也即阳明火热症，"诸痛痒疮，皆属心火"，所以疼痛常为火热所致，如头痛、胸痛、腹痛、关节痛、皮肤痛等，皆为火热所致。**疼痛一症的产生需要足够的能量，产生轻微疼痛需要较少的能量，产生强烈疼痛，则需很多之能量，持续不断的疼痛，需要持续不断的能量，阵发性疼痛、暴发性疼痛，均需要强大的能量才能产生。**（医理揭秘92）六淫之邪中，风、暑、湿、温燥诸邪本质皆为火，凉燥的本质为寒，所以六淫实际只有寒、火二气，火性热烈，极具能量和爆发力，寒是热的负概念，不具有发动疼痛的能量，所以疼痛为火热所为。根据一气周流原理，呕吐为火热冲逆之症，因火性炎上；泄泻排泄之物为水湿，皆火热所生，所以泄泻也为火热之证；食欲不振，舌淡苔白为脾阳虚弱之症，所以传统所谓的脾胃虚寒证，实际是阳气虚弱与火热滞留同时并存的寒热错杂证。

肝寒证常见少腹冷痛，寒疝作痛，或厥阴头痛。少腹冷是肝阳不足，肝寒凝滞之症，但少腹痛却是火热之证，为寒热错杂之证；疝气疼痛往往甚剧，实为火热所致，但疝气疼痛常伴有少腹冷，为火热瘀滞伴有元阳不足的情况，所以所谓寒疝疼痛，也是寒热错杂之证。

厥阴头痛，即仲景吴茱萸汤证，历代皆认为是肝寒上冲所致，我却百思不得其解，寒性收引凝滞，肝寒怎么会有从下焦上冲到头顶的能量呢？有如此大能量的只有火气，肝火才最易上冲，用一气周流原理分析吴茱萸汤，干呕为木火冲逆之气犯胃所致；涎沫为水湿之气，水湿为火热所生，吐涎沫为湿热上泛之症，头痛为火热冲头所致，所以干呕、吐涎沫、头痛诸症，皆为木火冲逆之证，吴茱萸汤中，吴茱萸大辛大苦，尤善散热降火，生姜助吴茱萸降火降气，人参、大枣均具清热功效，在补中气，益元气，生津液的同时清热泻火，所以吴茱萸汤治疗厥阴木火冲逆之头痛有良效。自己临床常以吴茱萸汤加川芎、白芍、白蒺藜等，以降木火冲逆，疏散肝胆火热，治疗厥阴头顶痛、偏头痛，及常见各种疼痛，每收良效。实践证明，不但厥阴头痛为火热所致，常见鼻渊头痛、偏正头痛、用脑过度之神经性头痛、外伤头痛、脑瘤所致头痛等，所有头痛皆为火热所致，均可以吴茱萸汤加减治疗。

肾中有寒，或肾阳不足证。此证常见腰膝冷痛，阳痿宫寒，夜尿频多，遗尿滑精等。痹证疼痛为火热所致，气滞疼痛、血瘀疼痛本质皆为火热，腰肌劳损疼痛的本质也为肌中瘀热所致。膝冷疼痛，为火热瘀滞兼有肾阳不足的情况；阳痿、滑精临床所见多为湿热与阳虚并存之证；所谓宫寒，也多有湿热之证，多为下焦湿热与肾阳不足兼夹为患，纯属宫寒者，少之又少；夜尿频多，遗尿，以膀胱、尿道湿热证多见。

肺寒痰饮证。痰鸣咳喘，痰白清稀，舌淡苔白而滑。痰不论色白或黄，均为火热所生，咳嗽、气喘皆肺热气逆之证，所以传统上所说的肺寒痰饮证，其实为肺热证。

心肾阳虚证。症见疲乏无力，气短，心悸心慌，畏寒肢冷，面浮肢肿，脉沉细微，以上诸症皆少阴元阳衰弱，温煦推动无力所致，即现代医学之心衰病。

亡阳证。畏寒蜷卧，汗出神疲，四肢厥冷，脉微欲绝。

通过以上分析，中药学温里药所治多种里寒证，大多为热证或寒热错杂证，只有少数为纯寒无热证，所以认为传统上所说的**温里药之温里作用，其实包括了祛火与温阳两个方面的作用，温助阳气的功效，在一定程度上是建立在祛除火热功效基础上的，或者说是在祛除火热的同时，温助阳气。**（医理揭秘93）下面我们来具体认识每一味温里药的功效。

1.附子

《伤寒论》175条:"风湿相搏,骨节疼烦,掣痛不得屈伸,近之则痛剧,汗出短气,小便不利,恶风不欲去衣,或身微肿者,甘草附子汤主之。"

风与湿皆火热所生,本质皆为火热,诸痛皆为热所致,所以骨节疼且烦,掣痛不得屈伸,近之则痛剧,皆为火热之证;"近之则痛剧",是为火热疼痛之特征,如为寒痛则喜温喜按;火热蒸腾则汗出,壮火食气则短气;恶风不欲去衣,或为太阳表热之象,或为阳气虚弱之象;身肿亦火热之证。所以甘草附子汤证,主要是火热之证,以辛散力极强的附子散解郁于筋骨关节之热毒,甘草助附子泻火解毒,桂枝开太阳,助附子疏泄肌表郁热,白术清热化湿,所以甘草附子汤,实为清泄太阳筋骨关节郁热之方。

《圣济总录》以炮附子末与鸡子清为丸口服,治赤白痢;《三因方》必效散以炙附子与高良姜等份为末,茶水冲服,治疗偏正头痛,年久不愈;《外科证治全生集》以生川附片,蜜炙,口含咽津,治火郁喉痹;《太平圣惠方》以生附子、川椒、野葛,醋浸汁,与猪肝同煎至附片黄为度,以煎汁调涂局部,治鼻面酒皶鼻及恶疮。以上均为前人以附子治疗热毒郁滞之疾病的范例,处处体现着附子直接祛除火热毒邪之作用。

附子辛大热,既回阳救逆,补火助阳,又散热泻火,解毒止痛,其止痛功效建立在散热泻火作用之上。川乌、草乌祛风湿止痛之效,也是以散热解毒为基础,有比附子更优良的祛痛效果。

因此就可以更进一步理解扶阳学派的医家用附子除大热的道理了,都是很好地运用了附子既祛热解毒,又补火助阳的功效,懂得附子温阳与祛火并具之功效的双重性,是临床很好运用附子的前提。

附子辛甘热,散热祛火止痛,回阳救逆,温益元阳。主治:①元阳亡脱之大汗淋漓、肤冷肢厥、气息微弱、神情淡漠。②元阳虚弱之全身畏寒、手足冰冷、喜热处暖。③火热瘀滞,阻隔阳气通达之心胸痹痛、脘腹诸痛、风湿痹痛、头风头痛、阴疽疮漏、寒热泄泻、呕吐及一切火热之证。(医理揭秘94)

2. 干姜

干姜辛热，回阳，温中。与附子、炙甘草相伍即四逆汤，以"釜底火"发动少阴元阳，运轴转轮，以挽救元阳衰弱，圆运动欲停转之势。与人参、白术、炙甘草相伍即理中丸，为"釜中火"，温中暖土，则轴运轮转，清升浊降，太阴土气中之虚、寒、湿自去，正所谓"理中"之意。

古人常用干姜治疗火热邪毒之疾，如《千金方》以干姜、半夏各等分，为末，着舌上，治悬痈、咽热、暴肿；《世医得效方》中换金散，以干姜、黄连为末，掺疮上，治毒热口疮；《万病回春》记载，以干姜、雄黄为末，治牙痛，搽之立止。均说明干姜有祛火解毒的功效。

《长沙药解》中记载干姜："行郁降浊，下冲逆，平咳嗽"。

《日华子本草》中记载干姜："消痰下气"。

根据本书因热而咳，因热而喘，因热而生痰，因热而生饮之认识，又据前人上述认识，可知干姜有祛热化痰，降肺气，止咳平喘之功效。

《肘后备急方》中记载治卒心痛："干姜末，温酒服方寸匕，须臾，六七服，瘥。"卒心痛其实就是火热瘀滞心胸之证，古人以干姜治卒心痛，收如此之卓效，说明干姜有良好的散火祛瘀，止痛之功效。

干姜辛热，温中回阳，散火降火，止痛，化痰，止呕，平喘咳。因散火而止痛、化痰，因降火而降气、止呕、平喘咳。主治脘腹疼痛，咽痛咽痒，呕吐，泄泻，咳嗽，气喘，亡阳厥逆，痹证疼痛。

关于干姜的临床运用：临床上太阴、少阴、厥阴三阴阳气虚弱之症，常常伴有阳明或少阳火热之证，此时干姜的运用较难掌握，往往是干姜下咽，三阴阳气未复，阳明、少阳邪火却更加炎烈，尤须慎用。

《神农本草经》中记载干姜："久服，去臭气"。此臭气即为火热生湿，湿热纠结之秽浊之气，干姜虽辛热，却能散火化湿，以祛湿热秽浊之气，同时有助阳明火热之弊，此时干姜宜量小，或用燥热之性较缓的姜炭，并与黄芩黄连等清泻阳明火热的药配伍运用，以监制其燥热之性，如《伤寒论》之半夏泻心汤、干姜黄芩黄连人参汤等。

《本草经疏》中记载干姜："久服损阴伤目，阴虚内热，阴虚咳嗽吐血，表虚有热汗出，自汗盗汗，藏毒下血，因热呕恶，火热腹痛，法并忌之。"关于前人所述这些忌用干姜之证，我体会应为干姜慎用之证，使用干姜疗效常常很好，但要慎重，用法要讲究，用量宜轻，或用姜炭，或适当配伍。我运用干姜应手取效处恒多，拿捏不准之教训也不少，所以干姜的运用操作富有技术含量，须临床仔细体会揣摩。

3.肉桂

《圣济总录》以桂（去皮）、荜拨、细辛（去苗叶），各等份捣罗为散，每用一字，畜药鼻中，治脑头痛、偏头痛。头痛皆为火热冲逆，气火不降之证，肉桂等辛热、辛温之品能治疗头痛，说明这些药皆有祛除火热之作用，即有散热降火的功效。

《外科全生集》中阳和汤：熟地黄、肉桂、白芥子、姜炭、生甘草、麻黄、鹿角胶，主治阴疽、鹤膝风等。

阴疽虽漫肿无头，皮色不变，酸痛无热，但"诸胀腹大，皆属于热"，所以阴疽、鹤膝风也为火热壅滞之证，只是同时有阳气的不足，方中除熟地黄、甘草滋阴清热，泻火解毒之外，肉桂、白芥子、姜炭、麻黄、鹿角胶，在温助阳气，托毒外出的同时，皆有散火降火解毒之作用。

卒心痛乃火热瘀滞心脉之证，《肘后备急方》记载，治以桂心、当归各一两，栀子十四枚，捣为散，酒服方寸匕。其中以桂散心火，通心脉，以当归、栀子祛瘀热，泻心火。

《普济方》中记载："以桂心、黄连各等份，为丸，米汤送服，治小儿下痢赤白，腹痛不可食。"下痢或白或赤，皆为火热所致，腹痛也火热之证，黄连泻火解毒，桂心散火止痛，或认为桂心散寒止痛者，是因为传统以痢下白色为寒，据一气周流原理，火热生湿，不论痢下赤或白，皆为湿，为火毒所生，所以肉桂在这里的作用就是散火止痛。

《肘后备急方》所记载疗乳痈："桂心、甘草各二分，乌头（炮）一分，捣为末，和苦酒，涂纸覆之，脓化为水，则神效。"此皆桂、乌辛温辛热药散火解毒之例证。

《本草从新》："引无根之火，降而归元，从治咳逆结气，目赤肿痛，格阳，喉痹，上热下寒等证。"

本草学著作一般都认为，肉桂补火助阳，散寒止痛，温经通脉，然自己几十年临床运用，并未体会到其补火助阳的作用，最多体会到的是其止痛、通脉、降火、散痈疽、疗疮疡之功效，因此认为肉桂辛温，散热解毒，降火泻瘀，止痛。

4. 吴茱萸

吴茱萸极辛辣，大苦，泻火解毒，降火止冲，暖肝温肾，因祛火而化痰、化湿。

5. 高良姜

高良姜辛温，泻火行气止痛，降气止呕，温阳。

6. 小茴香

小茴香辛温，散火行气止痛，助阳。

7. 丁香

丁香辛温，降火止痛，下气降逆，温肾助阳。

8. 花椒

花椒辛温，散火止痛，除湿，杀虫止痒。

9. 荜茇

荜茇辛热，散火止痛，降火下气，主治胸痹、心痛、胃脘疼痛等症。

第九节　气滞证与理气药

气滞证的本质是火热瘀滞，滞塞气机，所以常见气滞证各种症状表现，均为火热瘀滞之象，包括情绪郁闷，胸胁胀痛，胸脘苦满，乳胀乳痛，脘腹胀痛，嗳气吞酸，不思饮食，恶心，呕吐，便秘，泻痢不爽，泻后坠胀，疝气疼痛，月经失调，痛经，经闭，癥瘕积聚，大便秘结，小便淋涩不畅，癃闭等。肺气郁阻，心气痹阻，则见胸痛胸闷，咳喘、气憋，胸痹心痛等。

因此所有**理气药之功效，虽有行气解郁，行气调中，行气疏肝，行气宽胸，行气消胀，行气止痛，破气散结等多种表述，但皆建立在辛香、温散、苦泻的功效特点之上，具有泻火散郁，降气消滞，顺畅气机之功效，实为祛火降火之药。**（医理揭秘95）

《伤寒论》："少阴病，四逆，其人或咳或悸，或小便不利，或腹中痛，或泄利下重者，四逆散主之。"仲景以四逆散，治肺热气郁之咳，心火郁滞之心悸，膀胱与尿道等水道郁热之小便不利，腹中郁热之腹中痛、泄利下重，方中柴胡、白芍、枳实、炙甘草，皆具清热降火之效，柴胡、枳实尤能疏散郁热，降泻气机，白芍敛降肝胆之火热，以柔肝降胆，炙甘草清热解毒，补益中气，厚土载木，共奏泻火散郁，畅达气机之效，为行气解郁之祖方。下面具体认识每一味理气药。

1. 枳实、枳壳

《伤寒论》大承气汤，枳实与大黄、芒硝、厚朴相伍，治疗肠中有燥屎，腹痞满，潮热，身重，短气而喘，手足濈然汗出之阳明腑实证，方中枳实主要作用就是泻火，通过泻火而降气消积，助大黄降泄阳明燥热，以通腑气，枳实在大承气汤中的作用特点就是泻火、泄实，通过泻火和泄实，达到降气消胀。

《金匮要略》："胸痹心中痞，留气结在胸，胸满，胁下逆抢心，枳实薤白桂枝汤主之。"胸痹即痰火痹阻心胸之证，胁下逆抢心即火热冲心之症，方中以枳实为主药，散热泻火降气，化痰除痹，功效的立足点仍然是散热泻火，薤白、桂枝辛散郁热，降火平冲，以助枳实。

《本草别录》中记载枳实："除胸胁痰癖，逐停水，破结实，消胀满，心下急痞痛，逆气，胁风痛，安胃气，止溏泄，明目。"据一气周流原理，痰癖、溏泄，为火热生痰生湿所致，胸胁痰癖，即胸胁火热瘀滞之证；水也火热所生，"结实、胀满、心下急痞痛、胁风痛"，皆火热瘀滞之证；"逆气"即火热冲逆之症，"明目"即泻火明目。

所以枳实诸多疗效都是建立在其散热泻火功效基础上的，与其说枳实破气消积，化痰除痞，倒不如说，枳实泻火解郁，散热降气化痰，消积除痞，主治胸痹、结胸等一切火热瘀滞证。

枳壳功效与枳实基本相同，临床体会无显著差别，可相互替代。

2. 陈皮、青皮

《神农本草经》中记载陈皮："主胸中瘕热，逆气，利水谷。久服去臭，下气，通神。"明示陈皮泻火、降气之作用。

《日华子本草》中记载陈皮："破癥瘕痃癖。"癥、瘕、痃、癖皆痰火壅滞之顽证，能破此者，足见陈皮泻火化痰，散火行气，消壅去滞作用之强。

《医林纂要》中记载陈皮："上则泻肺，降逆气；中则燥脾湿，和中气；下则舒肝木，润肾命。主于顺气消痰，去郁。"此全面论述陈皮泻肺火、降气逆、去热化湿，舒肝解郁，顺气化痰之功效。

综上所述，陈皮散热泻火，降气化痰，舒肝解郁，以散热泻火为基本作用，以降气化痰，疏肝解郁为功效特点。

青皮与陈皮为同一植物之果皮，一青一熟，功效相似，青皮泻火降气之功效更强，陈皮性较和缓。

3. 木香

《本草经集注》中记载木香："疗毒肿，消恶气"。毒肿、恶气，皆火热毒邪所致之疾，能疗毒消恶，则木香泻火解毒之作用就很明晰了。

《药性论》中记载木香："治妇人血气刺心，心痛不可忍，末酒服之，治九种心痛""痃癖癥块，胀痛，逐诸壅气上冲，烦闷，治霍乱吐泻，心腹疠刺"。诸痛皆火热所致，木香广治诸痛，说明其可去多种火热，且可除刺痛不可忍，可知其泻火祛瘀止痛之效力极强，又主壅气上冲、烦闷、霍乱吐泻，此皆火热逆冲气乱之证，皆说明木香极具泻火理气，降逆制冲之功。

据前人以上论述，木香因具散火解毒，行气止痛之功，所以用治痢疾腹痛极效。木香治疗腰外伤疼痛，我国民间有口皆碑，却也说明肌肉、筋骨、关节扭伤，其肿胀疼痛也均为局部火热瘀滞之证，凡可治此类疼痛疗伤之药，如乳香、没药、当归、桃仁、红花、三七、土鳖虫、血竭等，皆具有散瘀火，止疼痛，消肿胀之功。

木香泻火解毒，降气制冲，尤善止痛消胀。

4.香附

《本草别录》中记载香附："主除胸中热"。

《新修本草》："大下气，除胸腹中热。"

《立斋外科发挥》提及，治疗痃流注肿块，香附为末，酒和，量疮大小，做饼覆患处，以热熨斗熨之，未成者内消，已成者自溃。

从前人的上述记述中可知，古人临床每以香附泻火除热，下气宽胸，因此香附和其他理气药一样，行气解郁之功效是建立在泻火散火之功效基础之上的。

香附泻火散郁，行气止痛，调经。

5.乌药

乌药散热行气，降火平冲，消胀止痛。

6.川楝子

《本经逢源》："川楝苦寒性降，能导湿热下走渗道，人但知其有治疝之功，而不知其荡热止痛之用""古方金铃子散治心包火郁作痛，即妇人产后血结心疼，亦宜用之，以金铃子能降火逆"。

川楝子味苦，性寒，泻火止痛之力尤强，之所以能祛除诸痛，全凭其泻火解毒之功，中药学之所以认为其行气止痛，并把川楝子归类于行气药中，是因为传统观念认为"痛则不通，通则不痛"，以行气止痛来解释川楝子优良的泻火止痛之功效。

川楝子泻火止痛的功效特点，充分说明行气止痛药和活血止痛药的良好的止痛效果，均建立在泻火的作用之上，**祛痛的本质就是祛火，火去则痛止。**（医理揭秘96）所以川楝子止痛的实质是泻火止痛，如果以火热瘀滞来解释疼痛，那么祛除火热瘀滞就可消除疼痛，从这个意义上说，川楝子具有通的功效特点，即通过祛除火热瘀滞而使气血通达。

川楝子苦寒，泻火止痛，杀虫解毒，止痒。

7. 薤白

《金匮要略》："胸痹之病，喘息咳唾，胸背痛，短气，寸口脉沉而迟，关上小紧数，瓜蒌薤白白酒汤主之。""胸痹不得卧，心痛彻背者，瓜蒌薤白半夏汤主之"。**胸痹为火热瘀滞心胸，痹阻气机之证（医理揭秘97）**，仲景胸痹三方：瓜蒌薤白白酒汤、瓜蒌薤白半夏汤和枳实薤白桂枝汤，均用薤白与泻火降气宽胸之瓜蒌，还有辛温散火善降逆冲之气之桂枝，以及泻火降气化痰之半夏配伍，明示薤白有散火降气除痹之功效，经多年临床验证，效如桴鼓，疗效可靠。

薤白辛苦温，泻火降气，宽胸除痹，止痛。

8. 大腹皮

《本草再新》中记载大腹皮："泻肺火，和胃气，利湿，追风，宽肠，消肿，理腰脚气，治疟疾痢泻。"

《本草汇言》："大腹皮，宽中利气之捷药也"，"按宋人又有安胎之说，然此药既为利气之药，又何以安胎乎？有余之气胜，而胎不安者，使之气下，则胎自安矣"。

综上所述，大腹皮泻火下气，宽中，利水消肿。

9. 玫瑰花

玫瑰花泻火止痛，行气活血，主治胸胁脘腹胀痛，肝郁头痛，乳胀乳痛等。

10. 香橼

香橼泻火，理气，化痰。

11. 佛手

佛手泻火疏肝，理气止痛，和胃化痰。

12. 荔枝核

荔枝核泻火理气止痛。

香橼、佛手，功效类同陈皮、枳实，但作用力弱，性较和缓。

第十节　消导药

消导药是具有消食化积作用的一类药，治疗或因饮食过量，食积不消，郁而生热，或因胃中本有火热瘀滞，致食积不消，总之**胃中积食，就是火热瘀滞证，常伴有脾胃气虚（中气虚弱）和胃阴不足。**（医理揭秘98）

1. 山楂

《本草经疏》："有积滞则成下痢，产后恶露不尽，蓄于太阴部分则为儿枕痛。山楂能入脾胃消积滞，散宿血，故治水痢及产妇腹中块痛也，大抵其功长于化饮食，健脾胃，行结气，消瘀血，故小儿、产妇宜多食之。"

山楂酸甘平，消食化积，清热化瘀，解毒止痢。

2. 神曲

《本草正》："神曲味甘气平，炒黄入药，善助中焦土脏，健脾暖胃，消食下气，化滞调中，逐痰积，破癥瘕，运化水谷，除霍乱胀满呕吐，其气腐，故能除湿热，其性涩，故又止泻痢。疗女人胎动因滞，治小儿腹坚因积。"

神曲消食化积，清热和胃。

3. 麦芽

《药品化义》："大麦芽，炒香开胃，以除烦闷。生用力猛，主消麦面食积，癥瘕气结，胸膈胀满，郁结痰涎，小儿伤乳，由能行上焦滞血。"

麦芽清热舒肝，消食化积，回乳。

4. 莱菔子

《滇南本草》中记载莱菔子："下气宽中，消鼓胀，消痰涎，消宿食，消面积滞，降痰，定吼喘，攻肠胃积滞，治痞块，单腹疼。"

莱菔子消食导滞，降火下气，化痰，降血压。

5. 鸡内金

《本草别录》中记载鸡内金："主小便利，遗溺，除热止烦。"

《日华子本草》中记载鸡内金："止泄精，并尿血、崩中、带下、肠风、泻痢。"

《本草纲目》中记载鸡内金："治小儿食疟，疗大人（小便）淋漓、反胃，消酒食，主喉闭、乳蛾，一切口疮、牙疳诸疮。"

鸡内金清热化积，健脾消食，化石。

第十一节　止血药

止血药是治疗出血证的一类药，出血证包括咳血、咯血、吐血、鼻衄、齿衄、便血、尿血，以及现代医学所说的紫癜等。

《济生方》："夫血之妄行也，未有不因热之所发，盖血得热则淖溢，血气俱热，血随气上，乃吐衄也。"《景岳全书》："血动之由，惟火惟气耳。"

根据前人的以上论述和我的临床体会，**出血有两个因素：一个是体内火热亢盛，迫血妄行，为出血之最常见原因；另一个为中气、元气虚弱，失于统血，致血溢脉外而发生血证（医理揭秘99）。**因此，治疗出血证的药皆有清热凉血的作用，或兼有补气摄血的作用。

1.三七

《玉楸药解》中记载三七："和营止血，通脉行瘀。行瘀血而敛新血。凡产后、经期、跌打、痈肿，一切瘀血皆破；凡吐衄、崩漏、刀伤、箭射，一切新血皆止。"

《岭南采药录》中记载三七："治痰火吐血，能祛瘀生新。"

《药物图考》中记载三七："主清血散瘀，瘟毒，鼠疫，血燥，斑疹，产后热。"

三七凉血止血，清热散瘀，消肿止痛。

2.茜草

《萃金裘本草述录》："茜草，行血凉血之要药也。非苦不足以泄热，非甘不足以活血，非咸不足以入血软坚。"

《日华子本草》中记载茜草："味酸止鼻洪，带下，产后血晕，乳结，月经不止，肠风痔瘘，排脓，治疮疖，泄精，尿血，扑损瘀血，皆取其凉血行血，苦寒泄热之功耳。"

茜草凉血止血，清热化瘀，消肿止痛。

3.蒲黄

《日华子本草》中记载蒲黄："治扑损血闷，排脓，疮疖，妇人带下，月候不匀，血气心腹痛，妊孕人下血坠胎，血运血癥，儿枕急痛，小便不通，肠风泻血，游风肿毒，鼻洪出血，下乳，止泄精，血痢，破血消肿生使，补血止血炒用。"

蒲黄祛火热瘀滞，消肿止痛，凉血止血，利尿。

4.血竭

《本草汇言》中记载血竭："麒麟竭，活血（瘀）、散血（聚）、破血（结）、行血（死）之药也，凡跌扑斗打及堕压损伤，伤之轻者曰血瘀、曰血聚，伤之重者曰血结、曰血死，皆血脉留滞于腹中及经络骨节之处与肌肉俱败者，非活血行血之药不能治。然欲保其全，舍乳、没、麒麟竭之类，谁能起其危困乎？"

《日华子本草》中记载血竭："治一切恶疮疥癣久不合者，引脓。"

血竭泻火散瘀定痛，凉血止血，解毒生肌。

5.花蕊石

《本草纲目》中记载花蕊石："治一切失血伤损，内漏，目翳。"

《医林纂要》中记载花蕊石："泻肝行瘀血，敛肺生皮肉"

花蕊石清热化瘀，收涩止血，主治各种出血症。

6.仙鹤草

《湖南药物志》中记载仙鹤草："清暑解热，祛湿止痛，治肠胃出血，子宫出血，乳痈，疟疾，痔积，眼痛，呕吐。"

《广西民族药简编》中记载仙鹤草："治感冒，痢疾，腹泻，大小便出血，产后恶血不止，黄疸型肝炎，小儿盗汗，月经过多，贫血，鼻衄，胃出血，痧病，吐血，跌打内伤，外伤出血，脓包疮。"

仙鹤草清热解毒，凉血止血。

7.白及

《本草正义》："白及味苦气寒，能内清肺胃邪热，而外以凉血止痛。且黏腻之质，脂液富有，既可敷痈疡未成而消热退肿，亦可掺既溃而去腐生肌。"

《日华子本草》中记载白及："止惊邪，血邪，痢疾，赤眼，癥结，发背，瘰疬，肠风，痔瘘，刀剑疮，扑损，温热疟疾，血痢，汤火疮，生肌止痛，风痹。"

白及凉血止血，收敛生肌，清热解毒。

第十二节　血瘀证与活血化瘀药

血瘀的本质为火热瘀滞，因此活血化瘀药，皆为疏散瘀火之药，其性皆偏于寒凉。

《伤寒杂病论》中记载抵挡汤、下瘀血汤，为最早的活血化瘀方。

《伤寒论》124条："其人发狂者，以热在下焦，少腹当硬满，而小便自利者，下血乃愈，所以然者，以太阳随经，瘀热在里故也，抵挡汤主之。"

抵挡汤由水蛭、虻虫、桃仁、大黄组成，原文明示"热在下焦""瘀热在里"，治以抵挡汤，所用4味药均是寒凉清泻之品，以清热药治瘀，说明瘀本就是热，这就是经典给我们的启示。

《金匮要略》："师曰：产妇腹痛，法当以枳实芍药散，假令不愈者，此为腹中有干血着脐下，宜下瘀血汤主之，亦主经水不利。"

下瘀血汤由大黄、桃仁、䗪虫组成，同样均为寒凉清泻之品，这里经典再一次明示瘀血本就火热，后人却将瘀血与火热硬生生割裂开，渐渐活血化瘀与清热相去越来越远，以至于有了"温经活血""温经通脉"之说，活血化瘀渐渐衍化成为温热药的功效了，由于颠倒了血瘀本为火热的寒热属性，以至于后世活血化瘀疗法之疗效不尽人意，根源就是误解了经典。现据经典予以明确，**瘀热不可分离，瘀的本质就是热，血瘀就是火热瘀滞，活血化瘀类药作用的实质就是祛除血脉经络中之瘀热，血瘀证是一类特殊的火热证。**（医理揭秘100）

有一些疼痛疾病，常用温经散寒和行气活血等治法，久治不愈，清朝医家叶天士提出了久痛入络的观点，用虫蚁类药搜剔经络，活血化瘀，结果久痛得以消失。其实，这就是一个对于疼痛本质如何认识的问题，因为疼痛的本质是火热瘀滞，温散药在一定程度上也能够散火止痛，也能使疼痛减轻或消失，所以以温经散寒法治痛也常常有效，但以温热药散火止痛，其止痛效果是有限的，结果就有一些疼痛久治不愈，在漫长的医学实践中，人们渐渐发现，用搜剔经络，活血祛瘀的虫蚁类药可使这些顽痛消失，就以久痛入络的概念来认识这些顽固疼痛，其实虫蚁类药性均咸寒，是通过祛除经络中的火热瘀滞来消除疼痛的，所以**久痛入络的实质是火热瘀滞经络。**（医理揭秘101）

中药学里活血化瘀药很多，均具有祛除血脉经络中瘀热之功效，主要有祛瘀止痛、祛瘀调经、祛瘀疗伤、祛瘀消癥几个方面。

一、长于止痛的祛瘀药

这一类药以祛瘀止痛为特点，是一类有非常好的止痛效果的药，诸痛皆为火热瘀滞所致，所以这类药实际是一类特殊的清热祛瘀药，主治偏正头痛、心胸痛、胁腹痛、月经诸痛、产后腹挛痛、痹证疼痛、跌打瘀痛等。

1. 川芎

《医学衷中参西录》中记载川芎："其特长在能引人身清轻之气上至于脑，治脑为风袭头疼、脑为浮热上冲头疼，脑部充血头疼。其温窜之力，又能通气活血，治周身拘挛，女子月闭无子。"

川芎散热降火，行气祛瘀止痛，与诸多活血化瘀药一样，其行气活血止痛的功效，建立在散热降火的功效基础之上，其最突出的功效就是降火散瘀，治一切头痛和胸痹。

2. 延胡索（元胡）

延胡索泻火，行气，散瘀，长于止痛，主治一身上下诸痛。延胡索止痛之效迅速而显著，不仅止痛，更能愈病，其良好的泻火行气散瘀之功，是其快捷止痛的功效基础。

3. 郁金

《本草备要》中记载郁金："凉心热，散肝郁，治妇人经脉逆行。"

《本草经疏》："郁金本入血分之气药，其治以上诸血证者，正谓血之上行，皆属于内热上炎，此药能降气，气降即是火降，而其性又入血分，故能降下火气，则血不妄行。"

郁金泻火散瘀止痛，清心凉血，利胆。

4. 五灵脂

《本草纲目》中有关五灵脂："止妇人经水过多，赤带不绝，胎前产后，血气诸痛；男女一切心腹，胁肋，少腹诸痛，疝痛，血痢，肠风腹痛；身体血痹刺痛，肝疟发寒热，反胃，消渴及痰饮挟血成巢，血贯瞳子，血凝齿痛，重舌，小儿惊风，五痫，癫疾；杀虫，解药毒及蛇蝎蜈蚣伤。"

五灵脂清热解毒化瘀，凉血止血，善止诸痛。

5. 姜黄

《新修本草》中记载姜黄："主心腹结积，疰忤，下气破血，除风热，消痈肿。"

《世医得效方》中记载姜黄："以川姜黄、甘草、香附子，为末，每服一大钱，开水冲服，治九气：膈气、风气、寒气、热气、忧气、喜气、惊气、怒气、山岚瘴气，积聚坚劳如杯，心腹刺痛，不能饮食，时去时来，发则欲死。"

姜黄泻火祛瘀，行气止痛，调经。

6. 乳香、没药

乳香、没药，二药功效主治相似，味极苦，皆善治痈肿疮疡，所以均具有优良的泻火解毒之功。乳香、没药，泻火解毒疗疮，行气祛瘀止痛，为疗伤止痛要药。

二、长于调经的祛瘀药

妇女月经不调、经闭、痛经、产后恶露不净，瘀阻疼痛等经产疾病皆火热瘀滞之证，能够治疗这些疾病的药均为泻火散瘀之药。（医理揭秘 102）

1. 丹参

《品汇精要》中记载丹参："主养阴血，除邪热。"

《药物图考》中记载丹参："按此药味苦，系清热，破瘀、行血之剂。"

丹参泻火祛瘀，调经止痛，安神，消痈，疗癣疮。

2. 红花

《本草正》中记载红花："达痘疮血热难出，散斑疹血滞不消。"

红花也是一味清热祛瘀之药，其祛瘀之功建立在清热散火基础之上。

红花清热散火，祛瘀，调经，止痛。

3.桃仁

《本草纲目》引李东垣对桃仁叙述："其功有四：治热入血室，一也；泄腹中滞血，二也；除皮肤血热燥痒，三也；行皮肤凝滞之血，四也。"

桃仁清热祛瘀，泻火通便。

4.益母草

《本草纲目》："益母草之根、茎、花、叶、实，并皆入药，可同用。若治手足厥阴血分风热，明目益精，调妇人经脉，则单用茺蔚子为良；若治肿毒疮疡，消水行血，妇人胎产诸疾，则宜并用为良。"

益母草清热祛瘀调经，利尿解毒消肿。

5.牛膝

《滇南本草》中记载牛膝："止筋骨痛，强筋舒筋，止腰膝酸麻，破瘀坠胎，散结核，攻瘰疬，散痈疽、疥癞、血风、牛皮癣、脓窠疮、鼻渊、脑漏等证。"

牛膝清热祛瘀，通痹，调经，通淋，疗疮痈肿毒，引热下行。

6.泽兰

《神农本草经》中记载泽兰："主乳妇内衄，中风余疾，大腹水肿，身面四肢浮肿，骨节中水，金疮，痈肿疮脓。"

《日华子本草》中记载泽兰："通九窍，利关节，养血气，破宿血，消癥瘕，产前产后百病，通小肠，长肉生肌，消扑损瘀血。"

泽兰清热祛瘀，利水消肿，解毒消痈。

7.王不留行

王不留行清热祛瘀，通经，解毒消痈，下乳，通淋，主治血瘀经闭，痛经，产后乳汁不行，乳痈，小便淋涩疼痛。

三、长于疗伤的祛瘀药

这一类药长于治疗跌打损伤，疗伤止痛，因**筋伤骨折之局部瘀肿热胀疼痛，本就火热瘀滞之证，所以疗伤之药也为泻火散火，祛除瘀热之药。**（医理揭秘103）

1.䗪虫

䗪虫泻火解毒，尤善祛除筋骨瘀热，止痛疗伤。

2.自然铜

《日华子本草》中记载自然铜："排脓，消瘀血，续筋骨，治产后血邪，安心，止惊悸。"

《开宝本草》中记载自然铜："疗折伤，散血止痛，破积聚。"

自然铜泻火散瘀，续筋接骨，消肿止痛。

3.苏木

《日华子本草》中记载苏木："治妇人血气心腹痛，月候不调及蓐劳，排脓止痛，消痈肿、扑损瘀血，妇人失音血噤，赤白痢并后分急痛。"

《医林纂要》中记载苏木："补心散瘀，除血分妄作之风热。"

苏木泻火毒，散瘀肿，尤善疗伤止痛。

4.骨碎补

《日华子本草》中记载骨碎补："治恶疮，蚀烂肉，杀虫。"如无清热解毒之功，何能去恶疮、烂肉。

《药镜》中记载骨碎补："去风毒之发疼，疗下寒而上热，能令齿固，耳闭兼开，治肾虚之久泻，起痢后之痿废。"此直述骨碎补有清热解毒，降火之功，固齿、开耳闭、治久泻、起痿废，实皆清热泻火解毒作用之体现，所谓"肾虚"久泻，其实为余热未清之泻，此处所谓补肾，就是清解余热。

痢后痿废，也余热未清，余毒未尽之证。

骨碎补清热泻火，祛瘀止痛，尤善疗伤。

5.马钱子

《本草纲目》中记载马钱子："治伤寒热病，咽喉痹痛，消痞块。"

《万病回春》中记载马钱子："治癫狗咬伤。"

《得配本草》中记载马钱子："散乳痈，治喉痹，涂丹毒。"

《串雅补》中记载马钱子："能钻筋透骨，活络搜风。治风痹瘫痪，湿痰走注，遍身骨节酸痛，类风不仁""治痈疽疔毒，顽疮瘰疬，管漏腐骨，跌打损伤，金疮，破伤风，禽兽蛇虫伤咬"。

无一丝辛味的马钱子，为何说它搜风活络？且张锡纯先生赞其曰："其开通经络，透达关节，实远胜于它药。"答案只有一个，马钱子与其他活血化瘀药一样，有非常好的清热泻火，祛除络中瘀热之功效，热去则瘀开，热去则络通，血瘀络阻的实质就是火热瘀滞经络，马钱子大苦，大寒，其清热解毒之功效，尤其是清解筋骨经络中瘀热之功效，远胜于它药，所以古人用搜风活络来认识它擅长止痛的功效。

以苦寒清热泻火解毒为性用的马钱子，尤善治疗一切筋肉骨痛之症，说明**筋、肉、骨痛诸症，不论是跌打损伤所致，还是过度劳作所致，或风湿痹痛所致，皆为火热瘀滞之证。**（医理揭秘104）气滞、血瘀、经络阻塞的实质，就是火热瘀滞，行气活血的实质就是清热泻火，祛除经络中之火热瘀滞。

四、长于消癥的祛瘀药

这一类药具有消除癥瘕积聚的功效，被称为破血消癥药，癥瘕积聚皆火热瘀滞之证，所以这一类药其实就是能够消除癥瘕的泻火祛瘀药，古人谓其**"破血"**是在强调其祛瘀功效之强，实际指其泻火散火作用之强，并不是说有破血致人出血的作用（水蛭例外），活血一词也是指化瘀类药祛痛、调经、疗伤、

消癥的作用，并不完全是疏通血管，加速血液运行之意。（医理揭秘105）

1. 莪术

《明医指掌》中记载莪术："止痛消癥，癥瘕疝癖，通经最宜。"

《生草药性备要》中记载莪术："捶敷疮，消肿散瘀止痛，虚火动，食之立效，亦能止血，理跌打。"

前人以上论述，明确莪术有泻火散瘀之作用，诸多本草著作皆谓莪术有破血之功，其实就是强调莪术泻火散瘀作用很强，能破癥瘕消疝癖。

莪术泻火破气，消积止痛。

2. 三棱

《本草汇言》："荆三棱，破血通经，为气中血药也。盖血随气行，气聚而血不流，则生瘀滞之患，若老癖癥瘕，积聚结块，产后恶血、血结，或食积蛊疾，彭胀痞坚，肠痛肚疝，凡病胸腹肠胃之间，急疾不通，非此不治，此药苦能泄，辛能散，入血则破血，入气则破气。"前人此段论述，三棱苦泄辛散，泻火散瘀，去火热瘀滞之功效已很清晰，破气破血是说其泻火散瘀力大，足以使老癖癥瘕，积聚结块消散。

三棱泻火散瘀，破血行气，消积止痛。

3. 水蛭

水蛭咸寒，泻火祛瘀，破血消癥，调经。

4. 虻虫

虻虫泻火祛瘀，调经，破血消癥。

以上每一味活血化瘀药，皆有前人关于其清热祛火的记述，这说明我通过一气周流原理参悟到的气滞血瘀的实质就是火热瘀滞的认识，早已体现在古人的临床实践中，也被自己近些年的临床实践所不断证实。但是清热祛火却不一定是活血化瘀，活血化瘀却一定是清热祛火。

第十三节　痰证与化痰药

痰为人体水液代谢异常的产物，习惯上称痰湿或痰饮，因痰饮造成的疾病很多，遍及脏腑、经络、官窍、肌腠、筋骨、关节，运用一气周流原理，我认识到痰湿为火热所生，不论其形态与病状如何，皆为火热之证，所以化痰祛痰的根本在于清热，因此认为**凡能够化痰，消痰，治疗痰证的药，都是通过清热祛火的作用达到化痰的目的，也就是说化痰的作用是建立在清热祛火作用之上的。**（医理揭秘106）下面具体来认识每一味化痰药。

1.半夏

《神农本草经》中记载半夏："主伤寒寒热，心下坚，下气，咽喉肿痛，头眩，胸胀，咳逆肠鸣，止汗。"文中"伤寒寒热"乃热病，"咽喉肿痛"也为火热壅滞之症，"头眩，胸胀，咳逆"诸症皆火热冲逆之症，阳加于阴谓之汗，火热蒸腾津液乃出汗。半夏下气，并主以上火热之证，说明半夏具泻火降火之功。

《药性论》中记载半夏："能消痰涎，开胃健脾，止呕吐，去胸中痰满，下肺气，主咳结，新生者摩涂痈肿不消，能除瘿瘤。"能消痰涎者，必祛火热；能消痈肿、除瘿瘤者，必具散火泻火解毒之功。

半夏味极辛辣，开破之力极强，泻火降气化痰，解毒散结消瘤，因能降全身脏腑经络中之火热，而降全身气机。

2.天南星

《开宝本草》中记载天南星："主中风，除痰麻痹，下气，破坚积，消痈肿，利胸膈，散血，坠胎。"

《是斋百一选方》："治乳赤肿，欲作痈者，以天南星为末，生姜自然汁调涂，自散。"

南星辛散苦泻，泻火化痰，消肿散结，祛风解痉。

3. 白附子

白附子清热化痰，通络，解毒散结，止痛。

4. 白芥子

《药品化义》："白芥子味辣，横行甚捷，体细，同行甚锐，专开结痰，痰属热者能解，属寒者能散。痰在皮里膜外，非此不达；在四肢两胁，非此不通。若结胸证，痰涎邪热固结胸中及咳嗽失音，以此同苏子、瓜蒌、杏仁、芩连为解热下痰汤，诚理气宽胸之剂。"

白芥子辛温发散，散热解毒，化痰，消肿，散结。

5. 桔梗

《本草蒙筌》中记载桔梗："开胸膈，除上气壅，清头目"，"驱胁下刺痛，通鼻中窒塞，咽喉肿痛急觅，中恶蛊毒当求，逐肺热、住咳、下痰，治肺痈排脓"。

桔梗清热肃肺，祛痰，利咽，排脓，主治咳嗽痰多，肺痈脓疡，胸满胁痛，咽喉肿痛，痢疾腹痛。

6. 前胡

《本草纲目》中记载前胡："清肺热，化痰热，散风邪""其功长于下气，故能治痰热喘嗽，痞膈呕逆诸疾，气下则火降，痰亦降矣"。

前胡，散风热，清肺降气，化痰止咳喘。

7.川贝母

《本草汇言》："贝母，开郁、下气、化痰之药也。润肺消痰，止咳定喘，则虚劳火结之证，贝母专司首剂。若解痈毒，破癥结，消实痰，敷恶疮，又以土者为佳，然川者味淡性优，土者味苦性劣，二者以分别用。"

川贝母苦寒，清热止咳化痰，解毒散结。

8.旋覆花

旋覆花清热化痰，行水降气，止呕噫咳嗽。

9.白前

白前清热肃肺，化痰止咳。

10.浙贝母

浙贝母苦寒，清热止咳，化痰降气，消肿散结。

11.瓜蒌

瓜蒌甘苦寒，清热化痰，降气除痹，散结，润肠。

12.竹茹

竹茹甘寒，清热化痰，止呕除烦，凉血，安胎。

13.竹沥

竹沥甘苦寒，清热降火，化痰利窍。

14.天竺黄

天竺黄甘寒，清热化痰，清心止惊。

第十四节　咳喘证与平喘止咳药

咳嗽、气喘皆为肺热气逆之证，《素问·至真要大论》记载："诸逆冲上，皆属于火。"刘完素曾说："胸满气喘，痰盛稠粘，皆肺气热也。"《本草经疏》记载："肺气升则喘嗽。"故凡治咳嗽气喘的药，均为清热药，古今凡治咳嗽、气喘的方，均以清热药为主，以清热来肃肺降气，以肃肺降气而平喘止咳，以仲景之小青龙汤、麻杏甘石汤为代表方。

1. 杏仁

《珍珠囊药性赋》中记载杏仁："除肺热，治上焦风燥，利胸膈气逆，润大肠气秘。"

《医林纂要》中记载杏仁："泻心火，除烦热，泻肺热，泄气逆。"

杏仁清肺降气，化痰、止咳、平喘，润肠通便。

2. 紫苏子

《药品化义》中记载紫苏子："咳逆则气升，喘急则肺胀，以此下气定喘；膈热则痰壅，痰结则闷痛，以此豁痰散结。"

紫苏子泻火化痰，降气止咳平喘，润肠。

3. 百部

百部清热润肺，降气止咳，杀虫灭虱。

4. 紫菀

《本草别录》中记载紫菀："疗咳唾脓血，治喘悸。"

《食鉴本草》中记载紫菀："主肺经虚热，开喉痹，取恶涎。"

紫菀清热化痰，肃肺止咳。

5.款冬花

《本草蒙筌》中记载款冬花:"润肺泻火邪,下气定喘促。"

《本草汇言》:"款冬花温肺、润肺、清肺、敛肺、调肺、补肺之药也""以其辛温而润,散而能降,补而能收,为治嗽要药,于肺无忤,无分寒热虚实,皆可施用"。

款冬花清肺化痰,下气,润肺,止咳。

6.枇杷叶

《本草经疏》:"枇杷叶性凉,善下气,气下则火不上升,其治呕吐不止,妇人产后口干,男子消渴,肺热咳嗽,喘息气急,脚气上冲,皆取其下气之功。"

枇杷叶清肺化痰,止咳平喘,降气止呕。

7.桑白皮

桑白皮清热平喘,利水消肿。

8.葶苈子

葶苈子清热泻肺,平喘,利水。

9.白果

白果清热敛肺,平喘,止带,缩尿。

第十五节　心神不宁证与安神药

在一气周流之圆运动中,心居离火之位,在圆运动的最高点,主神志,所以心气以降为顺,心气降则心火降,心火降则心神安。在这个人体气机升浮降沉的圆运动中，常见这样几种情况：

第一，如果东方肝木疏泄升发太过，肝火冲心扰神，则见急躁易怒、心悸易惊、心率增快、心颤、失眠、梦魇、早搏、头昏头晕等症，甚则出现登高而歌，弃衣而走，打人毁物，不避亲疏，骂詈不休之狂躁证。

第二，如果北方肾水不足，不能涵纳心火之降，水浅龙火飞，相火离位扰神，则出现心神不宁证，表现为烦躁不安、心悸、心慌、心急、心抖、失眠、多梦、健忘等症。

第三，如果西方肺金右降不利（阳明失降），心火不能下潜至北方肾水，心火不降，也会出现心神不宁证，多伴有大便干燥，或多日一解，或排便不畅，或大便不爽、排解不尽等症。

心神不宁皆因热扰心神所致，所以安神之药皆为清泻心火之药。（医理揭秘107）

1. 酸枣仁

《本经逢源》："酸枣仁熟则收敛精液，故疗胆虚不得眠，烦渴虚汗之证；生则导虚热，故疗胆热好眠神昏倦怠之证。"

《太平圣惠方》："治骨蒸，心烦不得眠卧，以酸枣仁二两，米二合，熬粥，与地黄汁微煮，不计时服。"

《普济方》："治虚劳，烦热不得睡卧，以酸枣仁、榆叶、麦门冬各二两，为蜜丸，以糯米粥饮下。"

酸枣仁酸甘，清心安神，养肾敛肝，退虚热，敛汗。

2. 柏子仁

《医学衷中参西录》中记载柏子仁："能涵濡肝木，治肝气横恣胁痛，滋润肾水，治肾亏虚热上浮。"

柏子仁养心安神，清热敛汗，润肠。

3.远志

《医学衷中参西录》中记载远志："入肝能敛辑肝火，入肾能固涩滑脱。"

《本草纲目》中记载远志："治一切痈疽。"

除前人以上论述，远志并具化痰之功，皆说明远志有清热泻火之力，所以远志清心安神，化痰止惊。

4.朱砂

李东垣评朱砂："纯阴，纳浮瘤之火而安神明。"

《医学入门》中记载朱砂："治心热烦躁，润肺止渴，清肝明目，兼辟邪恶瘟疫。"

朱砂清热安神，镇惊，解毒。

5.龙骨

《神农本草经读》："惊痫颠痉，皆肝气上逆，挟痰而归进入心，龙骨能敛火安神，逐痰降逆，故为惊痫颠痉之圣药""痰，水也，随火而生，龙骨能引逆上之火，泛滥之水，而归其宅，若与牡蛎同用，为治痰之神品"。

龙骨潜阳降火，镇心安神，收敛固涩。

6.琥珀

《本草正》中记载琥珀："清心肺，消瘀血、痰涎。"

《玉楸药解》中记载琥珀："凉肺清肝，磨障翳，止惊悸，除遗精白浊。"

琥珀清心安神，降火镇惊，散瘀，通淋，明目。

7.磁石

磁石潜阳镇惊，降火安神，聪耳明目，平喘。

第十六节　肝阳上亢证与平肝潜阳药

由于热病伤阴或素体阴虚，肾水不足，水失涵木，致阴虚于下，阳亢于上，木火上冲，以致出现头晕耳鸣、头目胀痛、面红目赤、头重足轻，腰膝酸软、急躁易怒、心悸、失眠等症，即为肝阳上亢证，能减轻或消除肝阳上亢诸症的药，即为平肝潜阳药。肝阳上亢证本就是一种火热证，所以平肝潜阳药均是寒凉药，具有清肝热，平肝火的作用。

1.石决明

《本草求原》中记载石决明"软坚，滋肾，除肝风肺热，为磨翳障要药"，"解酒酸、骨蒸劳热。"

《医学衷中参西录》："石决明，其性又善利小便，通五淋，盖肝主疏泄，为肾行气，用决明以凉之镇之，俾肝气肝火不妄动自能下行，肾气不失疏泄之常，则小便之难者自利，五淋之涩者自通矣。"

石决明平肝潜阳，泻火去翳。

2.代赭石

《本草正》中记载代赭石："能下气降痰，清火。"

《本草再新》中记载代赭石："平肝降火，治血分去瘀生新，消肿化痰。"

代赭石平肝潜阳，降火热冲逆，止血。

3.珍珠母

珍珠母泻火平肝，安神定惊，养阴明目。

4.牡蛎

牡蛎清热平肝，潜阳安神，软坚，固涩。

5.刺蒺藜

刺蒺藜泻火平肝，解郁，散热祛风，明目。

第十七节　肝风内动证与熄风止痉药

风有外风与内风之别，外风即风、寒、暑、湿、燥、火六淫中之风邪，就是人们生活环境中的风气，"风为百病之长"，即风邪可引发各种疾病，但是风只是引发疾病的一个诱因，并不进入人体，也不存留体内，只作为一个刺激因素，通过激发人自身体内之伏热而致人发病，所引发的所有疾病均为热病，这是由患者体内伏热决定的，激发太阳伏热，即发太阳病，激发筋骨关节伏热，即发关节肿痛之痹证，激发肺之伏热，可致发咳喘等，所以外风虽有风寒风热的不同，但所致疾病均为热病，各随其热所在而治之，无须治风，中医习惯上**所谓的祛风、疏风等治法，实际均是在散热清热，人体体内无风可祛。**（医理揭秘108）

风为火热所生，内风证即火热生风之证，临床上常见高热惊风致肢体痉挛、抽搐，两目上视，牙关紧闭，或肝阳化风致眩晕欲仆，头痛而摇，肢体震颤，语言不利，甚或卒然昏倒，不省人事，舌强不语，半身不遂，肢体麻木，或阴虚风动，血虚生风手致足蠕动、震颤，关节拘急等症，均为内风证，亦即肝风内动证。治疗肝风内动证的药，即为熄风止痉药，风为火热所生，因此熄风止痉药皆为清热熄火药。

1.全蝎

全蝎咸寒，有毒，清热解毒，熄风止痉，散结通络止痛，主治火热冲逆之偏正头痛，火热瘀滞筋骨关节之顽痹肿痛，火热瘀滞经络之瘰疬瘿瘤，火热瘀滞皮肤肌腠之诸疮肿毒、风疹搔痒，火热生风之惊风抽搐、癫痫、破伤风，以丸散剂久服，尤有良效。

2.蜈蚣

《本草纲目》中记载蜈蚣："治小儿惊厥风搐，脐风口噤，丹毒，秃疮，瘰疬，便毒，痔漏，蛇伤。"

《医学衷中参西录》："蜈蚣，走窜之力最速，内而脏腑，外而经络，凡气血凝聚之处皆能开之，性有微毒，而转善解毒，凡一切疮疡诸毒皆能消之。其性尤善搜风，内治肝风萌动，癫痫眩晕，抽掣，瘰疬，小儿脐风；外治经络中风，口眼歪斜，手足麻木。"

蜈蚣咸寒，泻火攻毒散结，通络止痛，止痉，其功效皆建立在泻火攻毒之功效基础之上，因泻火攻毒而消肿、散结、消瘤，因泻火以去络中火热瘀滞而止痛，因清热熄风以止痉。

我在临床上以蜈蚣治疗疮疡肿毒、癌瘤、各种头痛、类风关顽痹等病，均有良效，尤其是在带状疱疹的治疗中，在方中恒加蜈蚣两条，研粉，开水冲服，与其他药同时喝下，剧痛缓解尤快，且几乎无后遗神经痛者。

3.天麻

《本草正义》："盖天麻之质，厚重坚实，而明净光润，富于脂液，故能平静镇定，养液以息内风，故有定风草之名，能治虚风，岂同诳语？今恒以治血虚眩晕，及儿童热痰风惊，皆有捷效，故甄权以治语多恍惚，善惊失志，东垣以治风热，语言不遂，皆取其养阴滋液而息内风。"

风为火热所生，天麻性清凉，清热以平肝阳熄风止痉，泻经络中之火热以祛风通络，主治急慢惊风之抽搐、痉挛，肝阳头痛等症。

4.僵蚕

《本草汇言》："白僵蚕，驱风痰，散风毒，解疮肿之药也，善治一切风痰相火之疾，如前古之治小儿惊痫搐搦，恍惚夜啼，大人中风，痰闭闷绝，人事不省，或喉痹肿塞，水谷不通，或头痛齿痛，腮颊硬胀，或皮肤风痒，斑沙疙瘩，或日行痘疮，起发不透，或麻疹错逆，隐约不红，或痰痞瘕块，寒热并作，凡诸风、痰、气、火、风毒、热毒、浊逆结滞不清之病，投之无有不应。"

僵蚕性寒凉，散热泻火解毒，其熄风止痉、化痰、散结、止痛、透疹诸多功效，皆建立在散热泻火解毒之功效基础之上，临床用于治疗咽炎咳嗽、皮肤风疹搔痒，每于相应方中加僵蚕10克煎服，俱获良效，僵蚕久服使皮肤更加细嫩。

5. 钩藤

《本草经疏》中记载钩藤："少阴主火，厥阴主风，风火相搏，则为寒热、惊痫，此药气味甘、寒，直走二经，则风静火熄而肝心宁，寒热、惊痫自除矣。"

钩藤清热平肝、熄风止痉。

6. 地龙

《本草纲目》中记载地龙："主伤寒、疟疾，大热狂烦，及大人、小儿小便不通，急、慢惊风，历节风痛，肾脏风注，头风，齿痛，风热赤眼，木舌，喉痹，鼻瘜，聤耳，秃疮，瘰疬，卵肿，脱肛。"

地龙咸寒，清热解毒，熄风止痉，通络，平喘。

第十八节　补益药

仲景以大黄䗪虫丸，治疗多种原因损伤导致的"虚极羸瘦"证，可谓是最早的治疗虚劳的方剂，其中竟无一味大补气血的补药，却全为寒凉清泻之品，为什么呢？其实正如后世医家们认为的那样，大黄䗪虫丸主要功效就是活血化瘀，根据上述对活血化瘀本质的认识，大黄䗪虫丸主治的就是瘀热证，也就是说饮、食、七情、房、劳，诸多因素所致之虚劳证，既包括久病入络之络中瘀热，也包括整体伏火两个方面，故大黄䗪虫丸中有善于清泻祛除络中瘀热的䗪虫、水蛭、虻虫、蛴螬、桃仁，也有清解整体伏火的大黄、甘草、黄芩、杏仁、芍药、干地黄。

《金匮要略》："五劳虚极羸瘦，腹满不能饮食，食伤、忧伤、饮伤、房事伤、饥伤、劳伤、经络营卫气伤、内有干血、肌肤甲错、两目黯黑，缓中补虚，大黄䗪虫丸主之。"

大黄䗪虫丸由大黄、甘草、黄芩、桃仁、杏仁、芍药、干地黄、水蛭、虻虫、蛴螬、干漆、䗪虫组成。

因此，对于补益药这一大类药，我们要更深入地来认识，深入探究其补益作用的实质，即补气、补血、补阴、补阳的实质。

一、补气药

补气药除了补气（补元气，益中气，健脾胃，助运化，增加气力，改善人体虚弱状态）之功效外，其中每一味药都具有清热泻火的功效，其补气之功效在一定程度上是建立在清热功效基础之上的，因清热而补气。（医理揭秘109）如人参祛火生津补气，党参养阴益胃润肺补气，太子参清热生津补气，黄芪泻火解毒生肌补气，白术清热化湿补气，山药清热养阴补气，甘草泻火解毒补气等。深入认识这类药清热、养阴、生津之功效，更有益于探索其补气的实质，充分运用其清热补气的功效特点，更有益于精准用药，避免笼统补气的盲目性，兹分别对每一味药，在前人认识的基础上，结合自己的临床实践，做一些探讨。

1. 人参

人参用于虚寒证从无寒凉太过之弊，然用于体内本有伏热之体最易助热动火，常致鼻血、咯血、牙痛、不寐等症，所以其性偏温燥，正如张景岳所言："若云人参不热则可，云人参之凉，恐未必然，是以阴虚而火不盛者，自当用参为君；若阴虚而火稍盛者，但可用参为佐；若阴虚而火大盛者，则诚有暂忌人参，而惟用纯甘壮水之剂庶可收功。"

我认为人参如与辛热的姜、附、桂等配伍，要防制其燥烈之性（见病案16），仲景《伤寒论》凡有人参之一十七方，如小柴胡汤、干姜黄连黄芩人参汤、炙甘草汤、白虎加人参汤、茯苓四逆汤等，人参都与至少一两味清热滋阴的寒凉药相伍，以监制其温燥之性，如生石膏、知母、麦冬、黄芩、黄连、生地黄、白芍、茯苓、甘草等。

就其品种、产地、炮制而言，生晒参偏于柔润，红参偏于温燥，西洋参较凉润，高丽参、东北参较温燥，人工种植者柔缓，野生者峻烈，野山参最为性猛力峻。

《珍珠囊药性赋》中记载人参："养血，补胃气，泻心火。"

《脾胃论》："人参之甘，补元气，泻热火也。"

《汤液本草》中记载人参："肺受火邪，不宜用。"

《医学入门》中记载人参："阴虚火旺吐血者慎用。"

张锡纯评："方术谓人参不但补气，若以补血药辅之，亦善补血，愚则谓若辅以凉润之药，即能气血双补，盖平其热性，不使耗阴，气盛自能生血。"

人参苦、甘，偏凉，补真元之气，益中气，祛火，生津止渴，其补气之大力，远非它药可比，能回元气于垂绝，无可替代！虽可生津止渴，祛火，却颇具刺激性，易激发伏热，助热动火，所以常与清热降火药相伍。

2.党参

《药性集要》中记载党参："能补脾肺，益气生津。"

《本草正义》："党参力能补脾养胃，润肺生津，健运中气，本与人参不相甚远，其尤可贵者，则健脾运而不燥，滋胃阴而不湿，润肺而不犯寒凉，养血而不偏滋腻，鼓舞清阳，振动中气，而无刚燥之弊。"

党参清热益气，补中健脾，益阴养胃。党参较人参力弱而柔润，不易生热助火，尤宜于中气不足、脾胃虚弱、肺虚喘咳之证。

3. 太子参

《陕西中草药》中记载太子参："补气益血，健脾生津，治病后体虚，肺虚咳嗽，脾虚腹泻，小儿虚汗，心悸，口干，不思饮食。"太子参，益气养阴清热，健脾养胃润肺。

4. 黄芪

《神农本草经》中记载黄芪："主痈疽，久败疮，排脓止痛，大风癞疾，五痔，鼠瘘，补虚，小儿百病。"

《医学启源》中记载黄芪："治虚劳自汗，补肺气，实皮毛，泻肺中火，脉弦，自汗。善治脾胃虚弱，疮疡血脉不行，内托阴证疮疡。"

《汤液本草》中记载黄芪："补五脏诸虚不足，而泻阴火，去虚热，无汗则发之，有汗则止之。"

阳加于阴谓之汗，腠理、肌表伏热，常致自汗盗汗，黄芪可泻腠理及肤表之伏火热毒，以止汗、愈疮，故谓其有固表止汗，托毒生肌之功。黄芪为豆科之物，其性用类同黑豆、赤小豆、绿豆等，均具有良好的清热泻火解毒之作用，清热泻火解毒实属此类植物的共性。

但黄芪性甘温，虽可祛火除热，也易助火动热，体内伏热较重之体，服用较大剂量黄芪常可致烦躁、汗出、身热、不寐等症，须配以清热降火药，防其助热动火。

黄芪性甘温，清热泻火，补中益气，托毒生肌，止汗，其力达全身，泻火热，益脏腑，利官窍，解肌热，消水肿，尤能升举中气，除肌表火热毒邪。

5. 白术

传统认为白术性温燥，具燥湿之功，我在临床中的体会是白术性偏凉润，有良好的清热作用，清热以化湿，清热以止汗，所谓其燥湿之功效，是建立在清热基础上的，因"火为湿之母，湿为火之子"，火邪得清则湿邪自去，其止泻、止带之功效，也是通过其清热化湿作用而实现的。

白术还有良好的除痹之功，常用于风湿痹证的治疗，我们已经认识到痹证常常因感受风寒或风热，引动肌腠、筋骨、关节本有的伏热而发病，风、寒、热外邪只是诱因，伏藏于肌腠、筋骨、关节的伏热才是发病的根本，因热而痛，因热而肿，因热生湿而积水积液，因邪热深伏筋骨经络稽留难去，而顽固不愈。所以白术良好的除痹功效，正说明白术善清肌腠、筋骨、关节中之热，热去则湿除，热去则肿消，热去则痛止，所以白术是一味清热除痹之药。

临床上，白术大剂量用至90～120克时，大便变得稀软，排解顺畅，显现良好的润肠通便功效，却无温燥表现，证明了其性凉润之本质。其安胎作用与黄芩的安胎作用一样，也是建立在清热功效基础之上的。

《神农本草经》中记载白术："止汗，除热，消食。"

《医学启源》中记载白术："其用有九：温中一也，去脾胃中湿二也，除胃热，三也，强脾胃，进饮食四也，和胃，生津液五也，主肌热，六也，治四肢困倦，目不欲开，怠惰嗜卧，不思饮食七也，止渴八也，安胎九也。"

前人关于白术止汗、除胃热、化湿、生津液、主肌热、止渴等记述，皆说明了白术的凉润之性和益气健脾之功。

白术性偏凉润，清热，益气，健脾，因清热而化湿、除痹、止泻、止汗、止带、安胎、润肠通便。

6.山药

《神农本草经》中记载山药："补虚羸，除寒热邪气，补中，益气力，长肌肉，久服耳目聪明，轻身不饥延年。"

《本草别录》中记载山药："补虚劳羸瘦，充五脏，除烦热，强阴。"

《伤寒蕴要》中记载山药："补不足，清虚热。"

师父吕英教授说山药"土生金，金生水"，即培补脾土之气，养胃之阴，以滋养肺金之气阴，肺为水之上源，金生丽水则又下滋肾阴以固肾藏，主治脾虚泄泻，肠热泄痢，肺燥咳喘，肾阴虚阳亢，失于固摄之消渴，遗精，带下，尿频等证，然偏于阴柔，且力较缓，宜久服。

山药甘微寒，清热养阴益气，补脾养肺固肾，益精。

7. 甘草

《神农本草经》中记载甘草："味甘平，主五藏六府寒热邪气，坚筋骨，长肌肉，倍力，金疮尰，解毒。"

《本草要略》中记载甘草："生用性寒，能泻胃火，解热毒，诸痈疽疮疡，红肿而未溃者宜用"，"炙用性太缓，能和诸药，性解百药毒。"

甘草甘凉，补土中之气，泻土中之火，缓和药性，解诸药之毒。

某女大学生，因为痛经来诊，当时小腹绞痛，腹冷如冰，面色㿠白，素来两手冰凉，脉沉细，处以当归四逆汤加黑附片30克，吴茱萸10克，嘱水煎2小时服，但由于煎煮时间不够，患者又因急于解痛，一日服下2剂，出现心慌，舌麻，肢麻，心率106次／分，系附子中毒之表现，按李老所授解毒法，急予炙甘草30克，黑豆60克，防风15克，水煎服，边煎边喂，症状逐渐减轻，40分钟后，心慌舌麻诸症消失，心率82次／分，腹痛也显著减轻，欢愉而去。

二、补肾阳药

补肾阳药主治肾阳虚弱证，肾阳虚证常见有形体不温，畏寒肢冷，腰膝酸软，筋骨不健，步履乏力；男子阳痿不育，遗精、滑精、早泄；女子宫寒不孕，冲任不摄，崩漏不止，带下不止；遗尿、尿频、尿床；便溏，五更泻。下面具体分析认识一下这些肾阳虚之症状。

对于男子阳痿不育、遗精、滑精、早泄，传统认为是肾阳虚弱的特征性表现，概以温肾壮阳为治，但取效不一定，或有效，或无效，让人很困惑。运用一气周流原理来进行分析，肝主疏泄，遗精、滑精、早泄，均关乎肝之疏泄，未及泄精之时精已泄，系因肝木之火亢盛疏泄过度所致，肾水不足，水失涵木，则致木火亢盛，所以遗精、滑精、早泄与肝肾阴虚，肝火亢盛密切相关。遗精滑泄之精，或稀或稠，皆为湿气，湿为火热所生，所以**遗精、滑精、早泄，也为湿热之证，所以凡能够治疗消除这些症状的药，都具有清湿热，敛肝火的作用，如巴戟天、淫羊藿、补骨脂、益智仁等。**（医理揭秘110）

崩漏，崩指妇女子宫出血之势如山之崩，"诸躁狂越，皆属于火"，所以崩（手术和外伤者除外）为火热所致；漏即妇女子宫出血之势较缓，如壶之漏，临床体会到除中气不足，脾失统血之外，热入血分，血热妄行，或瘀热阻滞，血不循常道，也是常见之出血原因，我通过临床发现**崩漏的发生与火热密切相关，清热凉血对每一患者之崩漏出血，皆有显著疗效，能够治疗崩漏的药皆有祛除火热的作用，所以认为崩漏也为火热所致。**（医理揭秘111）

带下本质即湿，湿为火热所生，所以带下不论其色之白、黄、赤、黑，皆为湿热之证。

遗尿、尿频、尿床，为木火之气作祟，疏泄太过所致（详见第一章），所以能够治疗以上诸症的药，均具有清热、敛降木火之功效，如益智仁、补骨脂、菟丝子、沙苑子等。

便溏，五更泻，皆有湿气为患，火热生湿，此二症俱有湿热之气，治疗除温补脾肾之阳之外，当须清热祛湿，凡能够治此二症之药，均有清热祛湿之作用，如补骨脂、益智仁等。

综上所述，肾阳虚所见诸症，常常是既有肾阳之虚弱之一面，又有火热之气为患之另一面，甚至纯为火热之证，所以对阳痿等传统上所谓肾阳虚弱证，要重新来认识，传统上所谓补阳药，却常常是清热祛火药，**肾阳虚弱证，在温补肾阳的同时，有针对性地清热祛火，更为有效。**（医理揭秘112）

本节主要在于认识补阳诸药清热祛火的一面，每一味药只引用古人关于该药清热的有关论述，然后给出自己对该药药性的完整认识，对其补肾阳的一面不再赘述。

1.鹿茸

《本草别录》中记载鹿茸："疗虚劳，洒洒如虐，羸瘦，四肢酸痛，腰脊痛，小便利，泄精，溺血，破留血在腹，散石淋，痈肿，骨中热疽，养骨，安胎，下气。"

石淋、痈肿、骨中热疽、四肢酸痛和腰脊痛（诸痛皆为火）,皆火热之疾，鹿茸以治此类疾病为功，则知鹿茸可去火热，所以鹿茸既补肾阳，又去火热毒邪，这是由鹿茸温散的特性决定的，温以助阳，散以去瘀热火毒，正《本经逢源》所谓"禀纯阳之质，含生发之气""甘温能通血脉"。《本草经解要》也曾记载："味甘可以养血，气温可以导火"。

本品辛温刺激，容易助火，体内伏热较著者，服食易激发伏热致出现吐血、衄血、目赤、头晕、胃痛、牙痛等症。

鹿茸壮肾阳，散火热，益精血，托疮毒。

2.巴戟天

巴戟天补肾阳，益精降火，祛风湿。

3.淫羊藿

淫羊藿壮阳益精，清热除痹，化痰止咳。

4.补骨脂

补骨脂补肾助阳，清热固涩，止泻，缩尿，固精，平喘。

5.益智仁

《本草纲目》中记载益智仁："治冷气腹痛，及心气不足，梦遗，赤浊，热伤心系，吐血，崩漏。"梦遗、赤浊、吐血、崩漏，皆火热之证，益智仁可治以上诸症，足以说明其有清热去火之功效。

益智仁健脾补肾清热，止泻、摄涎、缩尿、固精。

6. 肉苁蓉

《本草经疏》："肉苁蓉，滋肾补精血之要药，气本微温，相传以为热者误也，甘能除热补中，酸能入肝，咸能滋肾，肾肝为阴，阴气增长，则五脏之劳热自退，阴茎中寒热痛自愈。"此段论述中，古人对肉苁蓉滋阴清热的作用认识得已很清楚，临床验证疗效确切。

肉苁蓉，滋阴清热，益肾阳，润肠通便。

7. 菟丝子

《本草汇言》中记载菟丝子："补而不竣，温而不燥，故入肾经，虚可以补，实可以利，寒可以温，热可以凉，湿可以燥，燥可以润。"古人所论菟丝子诸多功效特点，其实均建立在其清热滋阴功效的基础之上，因清热滋阴而补虚、利实、燥湿、润燥，也因清热温阳。

菟丝子清热益精滋肾，具明目、固精、缩尿、止带、止泻、安胎之效。

8. 沙苑子

《本草纲目》中记载沙苑子："补肾，治腰痛泄精，虚损劳乏。"这里，李时珍因为沙苑子能治精泄腰痛，便谓其补肾，其实精泄缘于肾中之热，沙苑子因能清热而固精，所以补肾的实际意义可以说就是清肾中之热。

《本草从新》中记载沙苑子："补肾，强阴，益精，明目，治虚劳腰痛遗精，带下，痔瘘，阴癀，性能固精。"这里沙苑子补肾、强阴、益精、明目的诸多功效，均建立在清热的功效之上，因清热而固精，因固精而强阴，因强阴而补肾明目。

沙苑子泻相火，固精，明目。

9.杜仲

《神农本草经》中记载杜仲："主腰脊痛，补中，益精气，坚筋骨，强志，除阴下痒湿，小便余沥。"

杜仲清热补肾，强筋骨，止痛，安胎。

10.续断

《本草正》："其味苦而重，故能入血分，调血脉，消肿毒、乳痈、瘰疬、痔瘘，治金损跌伤，续筋骨血脉；其味涩，故能治吐血、衄血、崩淋、胎漏、便血、尿血，调血痢，缩小便，止遗精带浊。"续断所治以上诸多疾病，大多为火热之疾，可知苦寒之续断，具有良好的清热凉血之功效。

续断补肝肾，强筋骨，清热凉血。

11.蛤蚧

《本草纲目》中记载蛤蚧："补肺气，益精血，定喘止嗽，疗肺痈消渴，助阳道。"

《本草汇言》中记载蛤蚧："生津退热。"

《本草经疏》中记载蛤蚧："蛤蚧属阴，能补水之上源，则肺肾皆得所养，而劳热咳嗽自除矣。"

多年来，运用蛤蚧治肺热咳喘，每收良效，特别是用于哮喘后期调养，以蛤蚧制成丸散剂久服，其卓越之疗效非一般平喘止咳药可及，在临床实践中深刻体会到蛤蚧实具清肺热，养肺阴，止喘嗽的功效，所谓其"补肺"之功，完全建立在清热肃肺的功效之上（医理揭秘113），这与上述古人的认识是一致的。

蛤蚧清热、养阴、补肺，定喘止嗽，尤宜于久治不愈之肺热咳喘。

12.锁阳

《本草求真》:"锁阳,本与苁蓉同为一类,凡阴气虚损,精血衰败,大便燥结,治可用此以唉,并代苁蓉,煮粥弥佳,则知其性虽温,其体仍润,未可云为命门火衰必用之药也。故书有载大便不燥结者勿用,益知性属阴类,即有云可补阳,亦不过云其阴补而阳自兴之意,岂真性等附、桂而为燥热之药哉。"

《本草原始》中记载锁阳:"补阴血虚火,兴阳固精,强阴益髓。"

以上论述说明,古人早已认识到锁阳并非如同附子、干姜补阳助火,实为补阴添精以兴阳之药。肉苁蓉、巴戟天、淫羊藿、补骨脂、益智仁、肉苁蓉、菟丝子、沙苑子、杜仲、续断、蛤蚧、锁阳的功效均是如此。

锁阳滋肾益精血,助肾阳,润肠通便。

13.韭子

《福建药物志》中记载韭子:"下气,消瘀,主治过敏性紫癜,鼻衄,倒经,血崩,漆疮,乳腺炎。"

韭子清热解毒,行气散瘀。

14.葫芦巴

《蕙怡堂经验方》以葫芦巴三钱,捣碎,煎酒服,渣敷之,治乳岩、乳痈,未成散,已溃愈。葫芦巴能散乳岩、乳痈,可知其能去火热毒邪,也泻火解毒之味。

葫芦巴补肾阳,泻火养阴固精。

15.仙茅

《滇南本草》中记载仙茅:"治妇人红崩下血,攻痈疽,排脓。"

《海药本草》中记载仙茅:"清安五脏,强筋骨,消食,久服轻身,益颜色","宣而复补,主丈夫七伤,明耳目,益筋力,填骨髓,益阳不倦"。

仙茅益精壮阳，清热解毒。

三、补血药

补血类药皆具有良好的清热泻火之功效，如当归清热泻下通便，祛除瘀火治诸痛；熟地黄滋阴清热，泻火导泻；白芍清热利尿，解毒治痢，泻火解痉止痛；虽然现在仍不能认识清楚补血药补血的实质，但其**补血之功效，与清热泻火密切相关，可以说其补血的功效在一定程度上是建立在清热泻火的基础之上的，**各味药清热的作用各不相同，其补血的效果也不一样，有待我们在实践中进一步去认识（医理揭秘114）。

1. 当归

《本草发挥》："当归梢，主癥癖，破恶血，并产后恶血上冲，去诸疮疡肿结，治金疮恶血，温中润燥止痛。"

《本草纲目》中记载当归："治头痛，心腹诸痛，润肠胃筋骨皮肤。治痈疽，排脓止痛，和血补血。"

在以上前人论述中，癥癖、诸疮疡肿结、痈疽、诸痛，皆火热壅滞之疾，产后恶血上冲、金疮恶血，也火热之疾，当归能够主治以上疾病，可知当归具有泻火毒、散瘀热之功效，其寒凉清泻的作用特点很明显。

当归散瘀热，泻火毒，补血，止痛，调经，润肠通便。

2. 熟地黄

熟地黄滋阴清热，补血，益精。

3. 白芍

《神农本草经》中记载白芍："主邪气腹痛，除血痹，破坚积，寒热疝瘕，止痛，利小便。"腹痛、血痹、坚积、疝瘕、诸痛、小便不利，皆火热之疾，所以白芍为寒凉泻火之药。

前人谓白芍补血，在我几十年的临床中，每天几乎都在用白芍，却并未体会到白芍明显的补血效果，而其敛肺热、降胆火、清胃肠火热、缓解肌肉痉挛痛、去妇科腹痛、利小便之效，随时可以观察得到，每每看到的是火热祛除之后，气血渐复之情况。

传统认为芍药甘草汤缓急止痛，芍药酸敛补血，甘草甘缓补气，以"缓急"来解释芍药甘草汤的止痛功效，其实不论方中所用芍药是白芍还是赤芍，均寒凉清热，甘草清热解毒，诸痛皆为火热所致，所以**芍药甘草汤因清热而止痛，其良好的止痛之效建立在清热基础之上，缓急止痛的实质就是泻火止痛。**（医理揭秘115）

白芍酸寒，清热降火，祛瘀解肌，解痉止痛，敛汗，止痢，利小便，止咳喘。

4.何首乌

《滇南本草》中记载何首乌："涩精，坚肾气，止赤白便浊，缩小便，入血分，消痰毒，治赤白癜风，疮疥顽癣，皮肤搔痒，截虐，治痰虐。"

何首乌涩精，止赤白便浊，消痰毒，治赤白癜风、疮疥顽癣、截虐，诸多功效皆体现的是清热泻火解毒的作用，所以，何首乌实为一味清热解毒良药，热去病自愈，热去阴血自复，其补血功效，也是通过清热功效实现的。

对于何首乌之滋阴补血之说，古人也早有认识，《神农本草经读》："凡物之能滋润者，必其脂液之多也；物之能补养者，必气味之和也。试问涩滞如首乌，何以能滋？苦劣如首乌，何以能补？今之医辈，竟奉为补药上品者，盖惑于李时珍《本草纲目》不寒不燥，功居于地黄之上之说也。"前人此说质疑何首乌补血之功效，却正说明何首乌有苦寒清热之效，临床以何首乌治疗皮肤搔痒类疾病，以及失眠、健忘、头昏、发白诸症，皆有显著疗效，而以上诸病都是火热所致，正说明其补血的功效实质是建立在清热的作用之上。

何首乌清热祛风，解毒养血，截虐，乌发，止痒，润肠通便。

5. 龙眼肉

《随息居饮食谱》中记载龙眼肉："补心气，安志定神，益脾阴，滋营充液。"

龙眼肉益气滋阴养血，清心安神定志，主治虚劳，气短，惊悸，怔忡，失眠，健忘，崩漏，月经不调。

6. 阿胶

《本草述》："阿胶，其言化痰，即阴气润下，能逐炎上之火所化者，非概治湿滞之痰也。其言治喘，即治炎上之火，属阴气不守之喘，非概治风寒之外束，湿滞之上壅者也。其言治血痢，如伤暑热痢之血，非概治湿盛化热之痢也。其言治四肢酸痛，乃血涸血污之痛，非概治外淫所伤之痛也。"

阿胶滋阴，清热，止血。

四、补阴药

1. 山萸肉

《药品化义》："山茱萸，滋阴益血，主治目昏耳鸣，口苦咽干，面青色脱，汗出振寒，为补肝胆良品。夫心乃肝之子，心苦散乱而喜收敛，敛则宁静，静则清和，以此收其涣散，治心虚气弱，惊悸怔忡，即虚则补其母之义也。肾乃肝之母，肾喜润恶燥，司藏精气，借其酸能收脱，敛水生津，治遗精，白浊，阳道不兴，小水无节，腰膝酸软，足酸疼，即子令母实之义也。"

《医学衷中参西录》："山茱萸，大能收敛元气，振作精神，固涩滑脱。收涩之中兼具调畅之性，故又通利九窍，流通血脉，治肝虚自汗，肝虚胁疼腰疼，肝虚内风萌动，且敛正气而不敛邪气，与其他酸敛之药不同。"

山萸肉敛聚元气，收摄相火，滋阴固精。

2. 沙参

《玉楸药解》："清肺气，生肾水，涤心胸烦热，凉头目郁蒸，治瘰疬斑疹，鼻疮喉痹，疡疮热痛，胸膈燥渴，溲便红涩，膀胱癃闭。"

《药性通考》："补阴泻火，专补肺气，清肺养肝，兼益脾肾。"

沙参清热养阴，益气生津，润肺，益胃。

3. 玉竹

《日华子本草》中记载玉竹："除烦闷，止渴，润心肺，补五劳七伤，虚损，腰脚疼痛，天行热狂。"

《本草纲目》中记载玉竹："予每用治虚劳寒热、痁疟及一切不足之症，用代参、耆，不寒不燥，大有殊功。不止于去风热湿毒而已，此昔人所未阐者也。主风温自汗灼热，及劳疟寒热，脾胃虚乏，男子小便频数，失精，一切虚损。"

《四声本草》中记载玉竹："补中益气。"

玉竹滋阴生津益气，清心润肺养胃。

4. 麦门冬

《本草新编》："麦门冬，泻肺中之伏火，清胃中之热邪，补心气之劳伤，止血家之呕吐，益精强阴，解烦止渴，美颜色，悦肌肤，退虚热，解肺燥，定咳嗽。"

麦门冬清热滋阴，清心除烦，润肺，益胃，生津。

5. 天冬

天冬养阴润燥，泻肺，清心，养胃，滋肾，通热淋，消痰核。

6. 石斛

《药性论》中记载石斛："益气除热，主治男子腰脚软弱，健阳，逐皮肌风痹，骨中久冷，虚损，补肾积精，腰痛，养肾气，益力。"

《本草再新》中记载石斛："理胃气，清胃火，除心中烦渴，疗肾经虚热，安神定惊，解盗汗，能散暑。"

石斛清热益气，滋肾益精，明目，除痹，安神。

7. 百合

《日华子诸家本草》中记载百合："安心，定胆，益志，养五脏。治癫邪啼泣、狂叫，惊悸，杀蛊毒气，燎乳痈、发背及诸疮肿，并治产后血狂运"，"又有安心益志等说，皆谓邪热去而正气自旺，非径以甘寒之品为补益也"。

百合清心安神，清胃定痛，润肺滋肾。

8. 黄精

《道藏·神仙芝草经》中记载黄精："宽中益气，五脏调良，肌肉充盛，骨体坚强，其力倍，多年不老，颜色鲜明，发白更黑，齿落更生。"

黄精养阴，清热，益气，润肺补脾滋肾。

9. 枸杞子

《本草经疏》："枸杞子，润而滋补，兼能退热，而专于补肾、润肺、生津、益气，为肝肾真阴不足、劳乏内热补益之要药。老人阴虚者十之七八，故服食家为益精明目之上品。昔人多谓其能生精益气，除阴虚内热明目者，盖热退则阴生，阴生则精血自长，肝开窍于目，黑水神光属肾，二脏之阴气增益，则目自明矣。"

《本草汇言》："殊不知枸杞子能使气可充，血可补，阳可生，阴可长，火可降，风湿可去，有十全之妙用焉。"

枸杞子滋阴，清热，益气，补益肝肾，润肺。

10. 女贞子

《本草正》中记载女贞子："养阴气，平阴火，解烦热骨蒸，止虚汗，治消渴及淋浊，崩漏，便血，尿血，阴疮，痔瘘疼痛，亦清肝火，可以明目止泪。"

女贞子清虚热，补精血，益脑明目。

11. 龟甲

《本草衍义补遗》中记载龟甲："补阴之功力猛，而兼去瘀血，续筋骨，治劳倦"，"治阴血不足，止血，治四肢无力"。

《医林纂要》中记载龟甲：治骨蒸劳热，吐血衄血，肠风痔血，阴虚血热之证。"

龟甲滋阴益肾壮骨，潜阳除蒸，凉血安神。

12. 鳖甲

鳖甲滋阴潜阳，清热除蒸，消癥散结。

第十九节　收敛固涩药

1. 五味子

《本草别录》中记载五味子："养五脏，除热，生阴中肌。"

《药性论》中记载五味子："治中下气，止呕逆，补诸虚劳，令人体悦泽，除热气。"

《医林纂要》中记载五味子："宁神，除烦渴，止吐衄，安梦寐。"

李东垣说："生津止渴，治泻痢，补元气不足，收耗散之气，瞳子散大。"

五味子敛降相火，益气滋阴，宁心安神。

2.乌梅

《本草图经》中记载乌梅："主伤寒烦热，及霍乱燥渴，虚劳瘦羸，产妇气痢。"

《医林纂要》中记载乌梅："和脾，泻肝火，解热毒。"

《日华子本草》中记载乌梅："除劳，治骨蒸，去烦闷，涩肠止痢，消酒毒。"

《本草拾遗》中记载乌梅："去痰，止疟瘴，止渴调中，除冷热痢，止吐逆。"

乌梅清热生津，泻火解毒，止咳、止泻、止痢。

3.五倍子

《本草纲目》中记载五倍子："敛肺降火，化痰饮，止咳嗽，消渴、盗汗、呕血、失血、久痢、黄病、心腹痛、小儿夜啼，治眼赤烂，消肿毒、喉痹，敛溃疮、金疮，收脱肛，子肠坠下。"

《本草求真》："五倍子，按书载味酸而涩，气寒能收肺经浮热，为化痰渗湿，降火收涩之剂。又言主于风湿，凡风癣痒瘙，眼目赤痛，用之也能有效。得非又收又散，又收又降之味乎？讵知火浮肺中，无处不形，在上则有痰结、咳嗽、汗出、口干、吐衄等症；在下则有泄痢、五痔、下血、脱肛、脓水水湿烂、子肠下坠等症；溢于皮肤，感冒寒邪，则必见有风癣痒瘙，疮口不敛；攻于眼目，则必见有赤肿翳障。用此内以治脏，则能敛肺止嗽，固脱住汗，外以治肤熏洗，则能祛风除湿杀虫。药虽一味，而分治内外，用各不同。"

五倍子酸涩寒，敛降火毒，以止汗、止咳、涩肠、固精、止血、解毒。

4.诃子

《本草求原》中记载诃子："苦能泻气消痰，酸能敛肺降火，涩能收脱止泻，温能开胃调中，下逆气，泻结气，通积聚，利咽喉，开音止渴。"

诃子敛肺降火，利咽，涩肠。主治久泻久痢，脱肛，喘咳痰嗽，久咳失音。

5. 赤石脂

《神农本草经》中记载赤石脂："主黄疸，泄痢，肠澼脓血，阴蚀下血赤白，邪气痈肿，疽痔恶疮，头疮疥瘙。"

《日华子本草》中记载赤石脂："治泻痢，血崩带下，吐血衄血，并涩精淋漓，安心镇五脏，除烦，疗惊悸，排脓，治疮疖痔瘘，养脾气，壮筋骨，补虚损。"

据前人如上所述，赤石脂主治如此广博，传统仅以收敛固涩来认识其功效，过于局限偏彼，若不具有清热解毒凉血之功，何以治肠澼、泄痢、崩带、失精，及黄疸、痈疽、疥瘙？因此认为：赤石脂有清热解毒，凉血止血，止泻治痢，收湿敛疮之功，清热与收敛是其功效特点，所有主治皆建立在这两个功效之上。

6. 桑螵蛸

桑螵蛸清热收湿，固精缩尿。

7. 海螵蛸

海螵蛸咸涩微寒，清热收湿，止血、止带、固精、制酸、敛疮。

8. 莲子

莲子甘涩凉，清热收湿，泻心益肾，固精止泻。

9. 金樱子

金樱子酸涩平，敛热收湿，固精缩尿，涩肠止带。

10.芡实

芡实甘涩平，清热收湿，涩精，止泻、止带。

11.浮小麦

浮小麦甘凉，除虚热，益阴止汗。

12.麻黄根

麻黄根微涩，清热敛汗。

13.肉豆蔻

肉豆蔻辛微苦，降火下气，涩肠止泻。

14.石榴皮

石榴皮酸寒，降火收湿，涩肠驱虫，止泻，止血，止带。

15.覆盆子

覆盆子甘酸平，清热滋肾，涩精缩尿，明目。

第四章　古方新识

　　根据火热为万病之本和四维辨证的认识，以及本书对诸多中药药性之新识，我对历代医家颇有临床效验，并被后世尊为典范的名方，有不同于传统的一些认识，兹不揣浅陋，分享出来供大家临床参考，以抛砖引玉。

　　前人的方子都比较小，每方用药寥寥数味，但也有组成十多味，二十多味的大方，自己认为古人之病与今人之病，已有很大差别。

　　1）与古人相比，现代人时时呼吸着被污染了的空气，长年吃着被污染了的粮食蔬菜，异物毒素的摄入刺激，机体产生伏热并藏于体内。

　　2）当今人们多食、超食已成普遍情况，导致过多能量蓄积体内，产生大量伏热。

　　3）现代化的社会节奏，人们的思想意识大不同丁古人，精神压力更大，受打击更多，挫折感时时都会发生，结果致五志化火，蓄积体内。

　　因为上述3个原因，造成我们现代人体内伏火较古人大大增多，所以发病率更高，病情更加复杂，更加深重，更加难治，单方、小方治好病已经很难了，在辨证精准的前提下，用药多一些效力就会更强一些，用药久一些效果就会更好一些，但是反对超越病情需要，开大方、巨方，给患者造成不必要的身体伤害和经济负担。总之，给现代人治病的方子要比古人的适当大一些。

　　在这里重新学习古方，认识古方，是为了在临床上更好地运用古方，不但能够整方运用，还会拆开重组，更加高效灵活地运用，既知整方之作用，又熟知每一味药之作用特点，以及其中一些特殊药对、药组的特殊作用，不断向精准用药前进。

古方1：麻黄汤（《伤寒论》）

【组成】麻黄三两，桂枝二两，杏仁七十个，炙甘草一两。

【功效】解表散热，宣肃肺气。

【主治】太阳表热证及肺热咳喘，如恶寒、发热、无汗、头痛身痛、骨节疼痛，咳嗽、气喘，脉浮。

【方解新识】本方出自《伤寒论》，主治太阳伤寒证之恶寒、发热、无汗、身痛、腰痛、骨节疼痛、喘而胸满者。

我们已经认识到，太阳病不论是有汗之桂枝汤证，还是无汗之麻黄汤证，均为风寒激发体内伏热之太阳表热证，方中麻黄、桂枝辛温解表，散解表热，为方中主要药组，同时麻黄宣泄肺中郁伏之热，杏仁苦降，降泻肺中伏热，炙甘草清热益气，既助麻黄、杏仁清解肺热，又补益中气，扶正祛邪，全方解表散热，宣泄肺热，止咳平喘，益气扶正。

这个方解虽然不同于中医传统的认识，但更接近仲景本意，因为仲景虽将麻黄汤证以太阳病伤寒来表述，只能表明麻黄汤证是因伤于寒而致，但不是说太阳伤寒证就是寒证，仲景的原意是散热，因为与仲景时代最接近的本草学著作《神农本草经》，是这样认识麻黄的："味苦温，主中风，伤寒头痛，温虐，发表出汗，去邪热气，止咳逆上气，除寒热。"也就是说，仲景时代的医学对麻黄的作用有明确的认识，就是发汗散热，降泻肺热，止咳逆上气。古人的对药性最早的认识是从实践中得来，最可信赖，后人以麻黄、桂枝为散寒药，曲解了仲景本意，世代相传，以至于几千年后的今天，我们的认识还被禁锢在麻黄散寒这个圈子里不能自拔，现在必须跳出这个圈子，重新认识。

本方麻黄、桂枝药对有优良的散解太阳表热、祛除全身疼痛的作用。麻黄、杏仁药对宣泄肺热，清降肺气，有可靠的平喘止咳之效，记住这些配伍，大有益于临床。

认识到了麻黄汤发汗解表散热，宣降肺热，止咳平喘，益气扶正的功效，大家对麻黄汤的运用自然就明白了，兹不赘述。

古方2：九味羌活汤（《此时难知》）

【组成】羌活、防风、苍术、细辛、川芎、白芷、生地黄、黄芩、甘草。

【主治】发汗祛湿，兼清里热。主治风寒湿邪，恶寒发热，无汗，头痛项强，肢体酸楚疼痛，口苦而渴者。

【方解新识】原方主治外感风寒湿邪出现的一系列证候。恶寒发热，无汗，头痛项强，肢体酸楚疼痛，口苦而渴者，其实就是太阳表热证，不论原方作者本意是散解风寒湿邪，还是散解表热，根据太阳表证只有表热证，没有表寒证的认识，我们这样来认识本方：羌活解表散热，祛火止痛，为方中主药；防风、苍术、细辛，助羌活散热解表，祛火除痹止痛；川芎、白芷轻扬疏散，尤善散解郁滞于头颅之火热，解热止痛；生地黄、黄芩，清热泻火滋阴，祛除体内伏热；甘草清热益气，调和诸药。所以本方治疗因感受风寒湿邪，激发太阳及体内伏热，而致之表里皆热证。

方中羌活、川芎、细辛、白芷药组，有良好的散热解表止痛之效，对于感冒头身疼痛患者，配用于相应方中，或四味俱用，或选加其中一两味，每收捷效。

【加减】如并有高热身痛，加生石膏、柴胡；如有咽喉肿痛，可加牛蒡子、金银花、连翘；口渴多饮，加生石膏、天花粉；如伴咳嗽加黄芩、枇杷叶、白前、百部；如气喘加黄芩、生石膏、麻黄；如伴有大便干燥，加大黄、火麻仁。

古方3：逍遥散（《太平惠民和剂局方》）

【组成】炙甘草半两，当归、茯苓、芍药、白术、柴胡，各一两，共为粗末，每服二钱，薄荷少许，水煎服。

【功效】益气清热，疏肝泻胆，解郁止痛。

【主治】中气虚弱，土失载木，肝郁胆热诸证：或疲乏无力，神疲食少，郁郁寡欢；或头晕目眩，烦躁易怒；或月经不调，经前经后诸症；或乳房胀痛，乳房结节；或脘胁疼痛，恐惧、害怕。

【方解新识】炙甘草、白术，清脾胃之热，补脾胃之气，厚土载木；柴胡、芍药，疏肝泻胆，散郁降火，止痛；当归散郁泻火，活血补血，止痛。全方益气清热，散郁降火，厚土抑木。

方中柴胡、白芍药对，清热降火，疏肝泻胆；芍药、甘草药对，益气泻火，止痛除挛，以土载木；白术、茯苓、柴胡、白芍药组，即师父吕英教授的乙未甲胆风火方，补土气，降木火，以土载木，主治多动症、抽动秽语综合征等多种疾病，颇有良效；当归、芍药药对，泻肝降胆，祛除血脉之火热瘀滞，治疗胃肠疼痛、躯体疼痛皆有疗效。对以上药对和药组的学习运用，有助于对本方的深入理解。

古方4：大黄附子汤（《金匮要略》）

【原方】大黄三两，炮附子三枚，细辛二两，水煎服。

【功效】泻大肠实热，温益阳气。

【主治】大肠实热，兼元阳虚弱证，症见便秘，胁下偏痛，脉弦紧。

【方解新识】《金匮要略》："胁下偏痛，发热，其脉紧弦，此寒也，以温药下之，宜大黄附子汤。"

诸痛皆为火热所致，"胁下偏痛"为火热之证，与其后之"发热"同为阳明腑大肠实热之象，此为仲景原意，方中大黄为仲景泻下阳明实热专药，以药测症，可知大黄正对治"胁下偏痛，发热"之大肠实热证。"此寒也"，是指"其脉紧弦"为寒，即元阳虚弱证，这是用附子这味"温药"的立足点，附子温益元阳之虚，并不是散寒，因体内无寒可散。"下之"即是以大黄下造成"胁下偏痛"之实热，综上所述，大黄附子汤证，是阳明大肠实热，伴整体元阳不足之寒热错杂证，故寒热并用，细辛在这里的作用也是散热降火（详见第三章），去火热瘀滞之"胁下偏痛"。

所以大黄附子汤主治大肠实热伴整体元阳不足的寒热错杂证，据火为万病之本的认识，积必为积热，寒积是不存在的。本方中大黄、附子药对的配伍意义，是泄下实热的同时温益整体元阳，这是认识的重点，在临床中多运用，多体会，自可有更深认识。

古方5：小建中汤（《伤寒论》）

【组成】芍药六两，桂枝三两，炙甘草二两，生姜三两，大枣十二枚，饴糖一升。

【主治】腹中急痛，或心中悸而烦者，或虚劳里急证，症见心悸、衄血，腹中痛，梦失精，四肢酸痛，手足烦热，咽干口燥。

【方解新识】分析原方主治，诸痛皆为热，腹中急痛为腹中火热瘀滞之证，心悸心烦为火热扰心之症，衄血为火热迫血妄行之症，梦失精为热扰精室之症，咽干口燥，为火热上冲之症，四肢酸痛，手足烦热者，也为火热瘀滞筋骨、经络之症，所以小建中汤主治皆火热证。

方中芍药凉血泻火，敛降肝胆木火冲逆，用量独重，为方中主药；桂枝、生姜散热降火，助芍药降火热冲逆；饴糖、炙甘草、大枣，清热益气，滋阴生津；全方清热滋阴降火止痛，益气生津，故适用于火热冲逆拘急，气阴不足之所有证候。

学习本方时，注意理解桂枝、芍药；桂枝、甘草；芍药、甘草；姜、枣、草等多个药对和药组的配伍意义，有助于对本方更深入的认识。

古方6：补中益气汤（《脾胃论》）

【组成】黄芪一钱，炙甘草五分，人参三分，当归身二分，橘皮三分，升麻三分，柴胡三分，白术三分。水煎服。

【方解新识】本方在原著中没有主治，据李东垣《饮食劳倦所伤始为热中论》关于补中益气汤之原文："饮食失节，寒温不适，脾胃乃伤""喜、怒、忧、恐，损耗元气，既脾胃气衰，元气不足，而心火独盛"。可知其主治中气、元气虚弱，并火热亢盛之证。

由上述引文可知，饮食失节，感受寒热邪气，损伤脾胃，其实就是饮食、寒热等因素激发了伏火，致脾胃热盛；喜怒忧恐等异常情志，损伤中气、元气，激发体内伏火，而出现"气高而喘，身热而烦，脉洪大而头痛，渴不止"。"惟当以辛甘温之剂，补其中而升其阳，甘寒以泻火则愈矣。"明确指出补中益气汤补气与泻火的两大功效。

分析原方可知，黄芪补中气，清热止汗；人参补元气益中气，祛火生津；炙甘草、白术，清热泻火，益气补中；当归泻火通便，降气祛瘀，滋补阴血；陈皮降气泻火；升麻、柴胡，散热泻火解毒，柴胡尤具泻火退热降体温之强大效力。全方补中气，益元气，清热泻火，滋阴补血，尤宜于中气、元气虚弱，兼体内伏热较著者，气、血、阴、阳虚弱者均可运用。

补中益气汤诸药皆有清热泻火的作用，所以本方有良好的降火退热之效，本是自然而然之事，前人以"甘温除大热"来认识本方，是因为没有认识到本方诸药清热泻火的作用，并且忽视了升麻、柴胡等药苦寒清热的良好功效，所以本方"甘温除大热"的认识应予以更新。（医理揭秘116）

本方李东垣原著并未明确给出主治证候，后世书籍中所列补中益气汤之主治证候，皆后人之发挥，与原文本意有较大差距，对原著进行仔细认真的研摩，更有助于认识东垣本意。

古方7：玉屏风散（《究原方》）

【组成】防风一两，黄芪蜜炙、白术各二两，共为粗末，每服取三钱，水煎服。

【功效】清热益气，固表止汗。

【主治】据我多年运用本方的体会，其主治为表热多汗证，常见易汗，汗多、进餐、眠中、活动均易出汗，常伴易感冒、怕热或怕冷等症。

【方解新识】表热多汗证，临床常常见到，为太阳肌表伏热蒸腾津液而致，因进餐热食，或熟睡身热，或活动后肌肉产热，而致汗泄更甚；因太阳伏热易感招外邪，而易于感冒；如伴有体内相火亢盛则汗后怕热，如伴有元阳或卫阳不足则汗后怕冷。

方中防风散解伏藏于太阳之表热，黄芪、白术，均具清热泻火益气之功，既清表热，助防风祛太阳伏热，以去致汗之因，又大补中气，助卫阳固表止汗，可加大剂熟地黄（90克），用于体内伏热之汗多怕热证，也可加附子（10~15克），用于汗多之汗后怕冷证，阳明热盛可加生石膏30~100克。

古方8：四物汤（《仙授理伤续断秘方》）

【组成】当归、川芎、白芍、熟地黄。

【功效】清热降火，解郁散瘀止痛，滋阴补血，润肠通便。

【主治】①妇女痛经（火瘀包宫），月经过多或提前（包宫血热妄行），月经量少、错后、闭经（火热瘀滞包宫）。②跌打损伤和过度劳损，致肌肉、筋骨、关节火热瘀滞，肿胀疼痛。③风寒湿邪激发肌肉、筋骨、关节瘀热之风湿痹痛，关节肿胀、僵硬，肢体麻木、拘挛，功能活动受限。④大病、重病之后余热伏留，气血虚弱，面色萎黄，爪甲不荣，心悸、健忘、失眠。⑤火热冲逆所致各种头痛。⑥肠燥便秘。

【方解新识】方中当归泻火散瘀止痛，润肠通便；川芎散郁降火，行气祛瘀止痛，白芍酸寒，降火祛瘀，解痉止痛；熟地黄滋肾水，降相火，润肠通便；全方清热降火，解郁散瘀止痛，滋肾水，润肠通便。

传统认为四物汤活血补血，我通过反复实践，认识到活血的实质就是祛除火热瘀滞，补血的实质就是清热祛火，火去则火热瘀滞诸症和血虚诸症皆消失，所以四物汤的功效为滋阴清热，解郁散瘀，降火润肠。（医理揭秘117）

学习本方，要在临床上特别注意体会其中当归、熟地黄；熟地黄、白芍；当归、白芍；当归、川芎等药对的作用特点，以利精准用药。

古方9：归脾汤（《济生方》）

【组成】白术、茯苓、黄芪、龙眼肉、酸枣仁，各一两，人参、木香，各半两，当归、远志，各一钱

【功效】清热益气，清心安神，补血止血

【主治】①心脾两虚证，如心悸失眠，健忘头晕，盗汗虚热，面色萎黄，食少体倦，舌淡苔白，脉细弱。②气虚血热出血证，如妇女崩漏，月经过多，经期提前，衄血，皮下紫癜。

【诸症分析】①心悸失眠，为火热扰心，心火失降，心神不安，阳不入阴之症；健忘、头晕，为气、精、血不足，为脑髓失养之症；盗汗虚热，为相火亢盛、蒸腾津液之症；面色萎黄，食少体倦，为火热食气伤血之症；舌淡苔白，脉细弱，为中气虚弱之症，所以所谓心脾两虚证，实际是火热扰心伤神，气阴两虚之证。②气虚血热出血诸症，皆为脾气虚弱，失于统摄，伏火旺盛，血热妄行之症。

【方解新识】方中人参、白术、黄芪清热泻火，补益中气、元气，恢复中气元气之推动、统摄之力；龙眼肉清心安神，益气养血；远志、酸枣仁清心止悸，安神定志，敛降虚热；茯苓滋阴泻热，清心安神；当归散瘀泻火，有助于阳之入阴；木香降火行气以安心神；全方清热益气，降火安神，止悸促眠，补血止血，诸药皆有清热泻火之功效。

注意重点学习本方人参、白术、黄芪、茯苓药组之清热泻火，益气生津之特殊作用和龙眼肉、酸枣仁、远志、茯苓药组清心降火，安神促眠之特殊作用。

古方10：炙甘草汤（《伤寒论》）

【组成】炙甘草四两，生姜三两，人参二两，生地黄一斤，桂枝三两，阿胶二两，麦冬半升，火麻仁半升，大枣十二枚。

【功效】清热益气，滋阴降火，复脉定悸

【主治】阴虚火旺，气虚血少证，症见脉结代，心动悸，疲乏气短，虚烦不眠，易汗多汗，大便干结，咽干舌燥，舌红少津。

【方解新识】关于脉结代，要从两个方面来认识：一者从现代医学来认识，结代脉是心脏早搏所致，早搏为木火之气疏泄太过之象，是一种火热之象，为种种原因造成的心火亢盛，致心搏亢奋之象；二者少阴心元之气虚弱，推动无力，心脏虽有早搏，其搏动却无力显现于寸口，指下觉脉搏少跳动一次。其余诸症皆为中气、元气虚弱，阴亏火旺之象。炙甘草清热泻火，补益中气；桂枝清心降火，通阳复脉；人参补元复脉，泻心火，生津液；生地黄、麦冬，滋阴清热，以水制火；阿胶滋阴清热，凉血止血；火麻仁润肠通便，降火益阴；大枣补气生津。全方清热益气，滋阴降火，复脉止血，正可治脉结代，心动悸诸症，临床运用每显卓效。

本方重点学习桂枝、甘草药对，清心降火，通降心气之作用；人参、桂枝药对，益气降火之作用；人参、麦冬、生地黄、桂枝、炙甘草药组，对于消除结代脉的特殊意义。

古方11：一贯煎（《续名医类案》）

【组成】北沙参、麦冬、当归身各三钱，生地黄六钱至一两五钱，枸杞子三钱，川楝子一钱半。

【功效】泻火滋阴，散瘀止痛。

【主治】阴虚火郁诸痛证。症见胸、胁、脘、腹疼痛，吞酸口苦，咽干舌燥，舌红少津，及疝气、瘕聚者。

【方解新识】胸、胁、脘、腹疼痛，皆火热瘀滞之证；吞酸口苦，也胃火之象，咽干舌燥，舌红少津，俱为阴虚火旺之象；疝气、瘕聚者，亦火热瘀滞之证。方中川楝子苦寒，尤善泻火止痛，为方中主药；当归泻火散瘀止痛，补血滋阴；沙参、麦冬、生地黄、枸杞子滋阴清热；全方滋阴泻火，散瘀止痛。其中川楝子、当归泻火散瘀止痛有卓效，为方中主药，还可用于妇科诸痛证。

古方12：四神丸（《内科摘要》）

【组成】补骨脂四两，肉豆蔻、五味子各二两，吴茱萸二两。

【功效】清热收湿，固涩止泻。

【主治】五更泻，各种泄泻。

【方解新识】此方治疗五更泻确有良效，这是前人从实践所得，不论原方作者出发点如何，后人怎么发挥，泄泻为肠中火热生湿所致，这是实践反复证明了的医理，五更泻也不例外，临床运用本方治疗各种泄泻，均有显效。分析方中诸药，补骨脂清热敛湿，固涩止泻；肉豆蔻辛微苦，降火收湿，涩肠止泻；五味子降相火，敛湿止泻；吴茱萸大苦，泻火化湿止泻。全方四味药，均为清热祛湿，固涩止泻之品，说明**五更泻并非脾肾阳虚之泻，却正是湿热泄泻**，明晰此理，对于各种腹泻之精准辨证，精准用药，有直接指导意义。

古方13：金锁固精丸（《医方集解》）

【组成】沙菀蒺藜炒、芡实蒸、莲须各二两，龙骨酥炙、牡蛎煅粉，各一两，共为细末，莲子粉糊为丸。

【功效】清热涩精。

【主治】遗精滑泄。

【方解新识】遗精滑泄，为肾水不足，水失涵木，肝火亢盛，疏泄太过，同时火热生湿所致。方中沙菀蒺藜泻相火，固精；芡实味涩，清热收湿，涩精；莲须清心益肾，涩精；龙骨、牡蛎，潜阳泻火，固摄肾精；全方清热泻火是第一位的，因清泻肾中相火而固摄肾精，以治遗精滑泄。

古方14：固冲汤（《医学衷中参西录》）

【组成】白术，炒，一两；生黄芪，六钱；龙骨，煅，捣细，八钱；牡蛎，煅，捣细，八钱；山萸肉，去净核，八钱；生杭芍，四钱；海螵蛸，捣细，四钱；茜草，三钱；棕边炭，二钱；五倍子，轧细，药汁送服，五分。

【功效】益气摄血，降火平冲止血。

【主治】崩漏。

【方解新识】方中炒白术、生黄芪清热泻火，益气摄血；龙骨、牡蛎，降泻亢阳浮火，收涩固摄；山萸肉敛聚元气，收摄相火，此三味气虚出血、肝火冲逆之出血皆宜；白芍降肝胆之火；海螵蛸咸涩微寒，敛热降火止血；茜草凉血止血；棕炭、五倍子皆清热收敛止血；全方补气摄血，降火平冲止血，清热收敛，固涩止血，对于血热出血，气虚出血皆宜。

本方为张锡纯先生《医学衷中参西录》载方，原方只注明"治妇女血崩"，方后说："血崩之证，多有因其人暴怒，肝气郁结，不能上达，而转下冲肾关，致经血随之下注者，故其病俗名之曰气冲。"

我临床三十多年以来，凡妇女崩漏、月经过多、过期不止之证，皆以本方治疗，皆应手取效，临床体会到血崩之证，中气虚弱与肝火冲逆同时存在，以本方治疗十分相宜，故有良效。（参见病案4）

古方15：六味地黄丸（《小儿药证直诀》）

【组成】熟地黄，八钱，山萸肉、干山药，各四钱，泽泻、牡丹皮、茯苓各三钱。

【功效】滋阴降火。

【主治】肾水不足，阴虚火旺证。症见头昏头晕，腰膝酸软，耳鸣耳聋，遗精梦泄，汗多，骨蒸潮热，手足心热，消渴，小便淋沥。

【方解新识】熟地黄滋肾水，降相火，以水制火，为方中主药；山萸肉滋阴固精，敛聚元气，收摄相火，山药清热，养阴，益气，固精；泽泻利水泄热，牡丹皮泻火除蒸，茯苓养阴利水清热，全方滋阴补肾，敛降相火，利水固精。

古方16：越鞠丸（《丹溪心法》）

【组成】香附、川芎、苍术、神曲、栀子，各等分。

【功效】清热降气，解郁消滞。

【主治】六郁证，即气郁、血郁、火郁、湿郁、痰郁、食郁。症见胸膈痞闷，嗳腐吞酸，恶心呕吐、饮食不消，舌苔厚腻。

【方解新识】所谓气郁、血郁，实质皆是火热瘀滞，湿、痰为火热所生，其实也为火热之证，食郁即食积不化之意，实质也为火热瘀滞，所以六郁的根本就是火郁，将火热祛除，诸郁皆散。方中栀子清热泻火力很强，为祛除火郁主药，香附、川芎皆散热降火行气，苍术清热化湿，最善醒脾，神曲清热消食化滞，全方诸药皆清热散火，火去则六郁皆散，故可治疗六郁之证。

古方17：枳实薤白桂枝汤（《金匮要略》）

【组成】枳实四枚，薤白半升，桂枝一两，瓜蒌一枚，厚朴四两。

【功效】清热降火，宽胸除痹。

【主治】胸痹病，胸满而痛，甚或胸痛彻背，喘息咳唾，短气，气从胁下上逆抢心。

【方解新识】枳实泻火降气，化痰除痹；薤白散火降气，宽胸除痹，止痛；桂枝降火平冲；瓜蒌清热泻火，降气宽胸；厚朴降火行气，化痰宽胸消痹。全方泻火降气，化痰宽胸除痹。因此笔者临床以本方作为治疗胸痹证的首选方，屡用屡效，疗效颇佳。

古方18：定喘汤（《摄生众妙方》）

【组成】白果，炒，二十一枚，麻黄三钱，苏子二钱，甘草一钱，款冬花三钱，杏仁一钱五分，桑白皮三钱，黄芩一钱五分，半夏三钱。

【功效】宣肺泻热，降气化痰，止咳平喘。

【主治】肺热咳喘证。症见咳嗽、气喘，胸满闷，不得平卧，喉中痰鸣，痰多，痰稠色黄，口干口苦。

【方解新识】白果清热敛肺，降气平喘；麻黄宣泄肺热，平喘；黄芩苦寒，尤善清肺热；半夏降火化痰，降肺气止咳喘；桑白皮、苏子、款冬花、杏仁、甘草清泻肺热，降气化痰，止咳平喘。本方有良好的清热平喘之效，加减用于各种哮喘，每获良效。

古方19：血府逐瘀汤（《医林改错》）

【组成】桃仁四钱，红花三钱，当归三钱，生地黄三钱，川芎一钱，赤芍二钱，牛膝三钱，桔梗一钱半，柴胡一钱，枳壳二钱，甘草一钱。

【功效】疏泄火热瘀滞，行气活血。

【原方主治】胸中血瘀证。症见胸痛或头痛日久，痛如针刺而有定处，或呃逆日久不止，或内热烦闷，心悸失眠，烦躁易怒，入暮潮热等。

【方解新识】方中桃仁、红花泻火散火，以祛除火热瘀滞祛痛，当归、川芎、赤芍泻火降火，行气散瘀止痛；生地黄清热泻火凉血；牛膝降火祛瘀，引热下行；桔梗、枳壳清热降火降气；柴胡疏肝散郁，清热泻火。全方诸药皆具清热泻火，疏散火热瘀滞之功效，所以泻火降火，行气活血是本方的主要功效，具有良好的清热止痛效果，对治一切火热瘀滞证。原方所治诸症皆为火热瘀滞和火热冲逆之证，正适合本方泻火、散火、降火的作用特点，故有良效。

不仅如此，本方被广泛适用于治疗冠心病心绞痛、风湿性心脏病、胸部挫伤、肋软骨炎、胃肠病，和妇科病等出现之胸痛、胁痛、胃痛、腹痛、妇女痛经、经闭、月经不调诸症，以及脑血栓形成、高血压病、血栓闭塞性脉管炎、跌打损伤诸痛、头外伤后头痛、头晕等症，疗效卓著。

古方20：生化汤（《傅青主女科》）

【组成】全当归八钱，川芎三钱，桃仁，去皮尖，十四枚，炮姜五分，炙甘草五分。

【功效】清热泻火，散瘀止痛。

【主治】产后腹痛。症见恶露不行，小腹疼痛。

【方解新识】诸痛皆为火，所以产后腹痛为火热瘀滞之证，恶露不行也为火热瘀滞之证，当归、川芎辛温，泻火散瘀，行气活血止痛，并补血；桃仁泻火化瘀之力更优，伍炮姜散火化瘀，既可加强当归等祛火止痛之力，也可温经防止寒凉药伤伐阳气，炙甘草泻火补中气，全方清热泻火，散瘀止痛，主治一切火热瘀滞之证。

古方21：失笑散（《太平惠民和剂局方》）

【组成】五灵脂，酒研，淘去沙土；蒲黄，炒香，各等分。用黄酒和醋冲服。

【功效】祛瘀火，止疼痛。

【主治】心腹疼痛，或产后恶露不行，或月经不调，少腹疼痛等。

【方解新识】心腹疼痛，产后恶露不行，月经不调，少腹疼痛，皆火热瘀滞之证。五灵脂、蒲黄，皆善泻火解毒，祛除火热瘀滞而止痛，治胸腹诸痛有殊效，可用于心胸疼痛，胃腹疼痛，胁肋疼痛，妇女月经诸痛及头痛。

古方22：独活寄生汤（《备急千金要方》）

【组成】独活三两，桑寄生、杜仲、牛膝、细辛、秦艽、茯苓、桂枝、防风、川芎、人参、甘草、当归、芍药、干地黄各二两。

【功效】清解疏散肌腠、筋骨、关节、经络之瘀热，滋阴补肾，补气扶正。

【主治】痹证日久，腰膝疼痛，肢节屈伸不利，麻木不仁，畏寒喜温，心悸，气短。

【方解新识】本方主治证候系火热瘀滞肌肉、筋骨、关节而出现的一系列症状，伴有中气和元气的虚弱。方中独活辛香温散，疏解太阳肌腠、筋骨、关节、经络之瘀热，除痹止痛用量独重，为方中主药；桑寄生、杜仲、牛膝，清解疏散筋骨、关节中之火热瘀滞，强筋骨，止疼痛；生地黄、当归、芍药、秦艽，滋阴清热泻火，祛除血脉中之火热瘀滞，活血止痛；细辛、秦艽、桂枝、防风、川芎，透解疏散肌表、筋骨、关节中之火热；人参、甘草，清热泻火，补中气，益元气。全方清解疏散肌腠、筋骨、关节、经络之瘀热，滋阴补肾，补气扶正，以治痹证日久诸症。

古方23：小活络丹（《太平惠民和剂局方》）

【组成】川乌，炮，去皮脐，草乌，炮，去皮脐，天南星，炮，地龙，去土，各六两，乳香，研，没药，研，各二两二钱。

【功效】泻火解毒，祛瘀消肿止痛。

【主治】①风湿痹证：症见肢体筋脉挛痛，关节屈伸不利，疼痛游走不定等。②中风：症见手足不仁，麻木拘挛，日久不愈，腰腿沉重，或腿臂间作痛。

【方解新识】川乌、草乌散热泻火，善祛筋骨经络中之火热瘀滞，祛瘀止痛；天南星泻火化痰，解毒消肿，祛风解痉；地龙清热通络，熄风止痉；乳香、没药泻火散瘀，消肿止痛。全方泻火解毒，祛瘀消肿止痛，虽药味不多，但方中诸药力大效宏，用治各种痹证肿痛，疗效优良。

本方临床运用效果优良，对于疑难顽痹，尤有良效，但川乌、草乌毒性较强，临床运用尤须注意用量和煎煮时间，以李老之法，常与黑豆、防风、炙甘草、蜂蜜等配伍，煎煮2～3小时，则很安全。

古方24：平胃散（《太平惠民和剂局方》）

【组成】苍术五斤，厚朴三斤二两，陈皮三斤二两，甘草三十两。

【功效】清热降火，化湿行气，益气醒脾。

【主治】脾胃湿热郁滞证。症见脘腹胀满，不思饮食，口淡乏味，嗳气泛酸，之体沉重，怠惰嗜卧，大便溏薄。

【方解新识】苍术清热化湿，和胃醒脾；厚朴、陈皮泻火行气降气，除湿消胀；甘草泻胃火，补中气。全方清热降火，化湿行气，益气醒脾，主治脾胃湿热郁滞证。

古方25：止嗽散（《医学心悟》）

【组成】桔梗，炒，荆芥，紫菀，蒸，百部，蒸，白前，蒸，各二斤，甘草，炒，十二两，陈皮，去白，一斤。

【功效】清热降气，肃肺止咳。

【主治】各种咳嗽证。症见咳嗽咽痒，咯痰不爽，或微有恶风发热，舌苔薄白，脉浮。

【方解新识】荆芥疏散表热；桔梗清热降肺气，止咳嗽；紫菀、百部、白前清热肃肺降气，化痰止咳；陈皮清热降气；甘草清热泻火，止咳化痰。

古方26：保和丸（《丹溪心法》）

【组成】山楂六两，神曲二两，半夏、茯苓各三两，陈皮、连翘、莱菔子各一两，研末为丸。

【功效】清泻胃火，消积化食。

【主治】食积证。症见脘腹痞满胀痛，嗳腐吞酸，厌食、呕吐，或泻下腐败未消化食物，舌苔厚腻，脉滑。

【方解新识】不论因食积而使胃中积热，还是因胃中伏热，而使饮食积滞，胃中积食证必伴有火热的郁积，所以保和丸中皆清热泻火降气化积之药，山楂酸敛降火，消食化积，用量最重，为方中主药；半夏、莱菔子降火下气，消食导滞；神曲、陈皮降火行气，消食化积；连翘泻火解毒，主清胃热，所以本方是以清胃泻火为主，降气消积化食的方子。

古方27：阳和汤（《外科证治全生集》）

【组成】熟地黄一两，白芥子，炒研，二钱，鹿角胶三钱，肉桂一钱去皮研粉，姜炭五分，麻黄五分，生甘草一钱。

【功效】泄火解毒，温益阳气。

【主治】阴疽。症见患处漫肿无头，皮色不变，酸痛无热，口不渴，舌淡苔白，脉沉细或沉迟，或贴骨疽、脱疽、流注、痰核、鹤膝风等。

【方解新识】运用一气周流原理分析，疽有一个从无到有的孳生过程，也有从小到大的生长过程，都对应着火热之气孳生、生长的象，所以本方主治之阴疽，包括贴骨疽、脱疽、流注、痰核、鹤膝风等证，不论其兼症如何，都是火热瘀毒所致，其本质都是火热之证。

方中熟地黄滋肾水，承降相火，麻黄、白芥子、鹿角胶、肉桂、姜炭皆辛温，均有散热降火，以祛除火热毒邪之作用。同时，鹿角胶、肉桂、姜炭温助阳气，生甘草泻火解毒，补益中气。所以，阳和汤在泄火解毒的同时温助阳气，以泄火解毒为主。

第五章　诸病新识

根据万病本源于火的理论，用四维辨证法来辨证施治，就更加简化精准，具体有以下几个特点：

第一，认症明确，容易统一。每一个症状的出现，都有其必然的逻辑性，运用万病本于火的原理，再加上现代科学知识，用逻辑推理就可以分析认识每一个症状，结果明确，不同医者的认识也更容易统一，除中气不足、元阳虚弱、肾水亏乏的少数症状之外，大多数症状皆为火热之证，很容易认识清楚。

特征性症状为主症，即患者迫切要求解决的症状为主症；其他症状，即一般症状（详见第二章），反映患者体质特点，围绕吃、喝、拉、撒、睡、情志几个主要方面，以及有汗无汗、对寒热的喜好、肢体和躯体的冷凉、面色、舌象、脉象几个简单的方面；再加上现代医学仪器检测到的结果，病情资料就全了。医者临床很快就可以把这些病情资料收集完全，初学者也可以在几周内，把这些症状及其产生的病因病理背熟，临床操作并不难。

第二，辨证容易精准。不论疾病有多少种，其病理只有4个方面：火热亢盛，中气不足，元阳虚弱，肾水不足。一般疾病以火热为患为主，中气不足、元阳虚弱、肾水不足，这3个方面或有或无；危重疾病，生命垂危，以元阳衰竭欲亡为主。千般疾病，不过以上4个方面，一个患者，让多个医生诊治，辨证结果也比较一致，容易统一认识，不会再是有多少个医生，就有多少个辨证结果。在四维辨证法的基础上，深入地去研判病情，容易抓住疾病本质，做到精准辨证。

第三，治病总则就"祛邪扶正"4个字。祛邪即祛除火热，扶正则包括补中气、温元阳、滋肾水3个方面，一般疾病以祛邪为主，重病久病则祛邪扶正并重，生命垂危，元阳衰弱，则回阳救逆为急。（医理揭秘118）

第四，选方用药要求更加精准。四维辨证法的辨证结果只有4条，大家容易统一，但选方用药的空间却很大，要精准用药，对医生的要求是很高的。

虽说万病以火热为本，祛除火热就是治本之法，但人体火热种类颇多，有脏腑之火，官窍之火，皮肤肌腠之火，筋骨、关节之火，也有湿热、痰火、水热、饮热的不同；有气郁之火和血瘀之火不同，也有火热燔灼、蒸腾、不降、冲逆之别；有瘰疬之火、肿瘤之火、结核之火、瘟疫之火等。火热所在脏腑有别，部位有异，性质不同（如肺炎、肺脓肿、肺癌、肺结核），病程长短有别（如感冒新发或久病不愈），病情复杂性不同，性别、年龄不同，用药皆不同，如以小青龙汤加黄芩、鱼腥草、生石膏治疗肺炎气管炎，以千金苇茎汤加金银花、连翘、鱼腥草等治疗肺脓肿，以生半夏、生南星、生附子、白附子等散火泻火，解毒消瘤治肺癌等。不同的火热，用药不同，所以研判每一疾病的火热特点，是精准用药的前提。

再加上中药种类很多，每一味中药的功效主治有同有别，各有特点，总体来说是千差万别，所以用药选择的空间很大，要选择有针对性和确有良效的药，需要特别熟悉常用中药的药性，也必须广泛学习前人用药经验，古今医案医话，名老中医医案及用药经验，以及民间中医的秘方验方，只要是从实践中得来，都是提高医术的无价珍宝！医者掌握的药物品种越丰富，则挑选的空间越大，对每一味药性越熟悉，作用特点越清楚，用药就越精准，效果也就更优良。

国医大师朱良春先生就是用药的典范，朱老用药非常广泛灵活，有一个特点就是常常在辨证之外，把对某一疾病有优良疗效的药选加几味于方中，主要根据各味药的具体主治来选择用药，每获奇效，阅历越深、积累越多、疗效越好，他在其百岁人生中积累了极其丰富的用药经验，创造了无数奇迹。因此，中医临床不必背诵太多的方歌，记住前人一些卓有疗效的基本方即可，最重要的是记住每味中药的功效和主治，记忆得越多、越清楚，选用就越精准，再广泛研摩古今医家医案，学习前人用药经验，是提高临床疗效行之有效的好方法。

下面基于自己的临床实践，以十几种常见疾病为例，用四维辨证法进行辨证施治，每种疾病的治疗均以祛除火热为主，兼顾中气、元气和肾水的不足，一病一方，专病专药，避免了传统一种病多个分型的繁杂，使各种疾病的辨证施治大大简化，却又非常有效，今不揣浅陋谈谈认识，供大家参考。

1.感冒

感冒常见表现有恶寒、发热、头身疼痛、乏力、汗出或无汗、鼻塞、清涕、喷嚏、咽喉肿痛、微咳等症。

【病因病理】太阳本有伏热之人，因感受风寒或风热，激发太阳伏热而发病，出现以上表现。以上症状不论出现多少，既使只有其中一个症状，也要按太阳表热证论治，没有风寒和风热的差别，常常兼夹中气不足，或元气虚弱，或肾水不足的情况。

【治则】以开太阳，散表热为主，兼顾中气、元气、肾水的不足。

【方药】以柴胡桂枝汤加减治疗，颇有良效，也可选用它方，如荆防败毒散等。柴胡桂枝汤一般成人用量为柴胡15克、黄芩10克、白人参10克、清半夏15克、桂枝15克、白芍15克、生姜10克、大枣6枚、炙甘草10克。

【方解】柴胡、黄芩散解太阳伏热，清降少阳相火；桂枝、白芍，生姜既辛开太阳以散热，又敛降太阳伏热，以解表；清半夏、生姜、炙甘草散热降火解毒，降肺胃之热，以去胸胁胀满及呕、咳诸症，降阳明之热，以利咽消肿；人参、大枣、炙甘草清热，益气，生津；全方以散解太阳表热为主，兼驱少阳、阳明之热，补太阴中气，扶正祛邪。

【加减】头痛较重者，选加川芎、白芷、蔓荆子、白蒺藜一两味，以疏散表热，清利头目；身痛较著者，选加羌活、独活，散热除痛；咽喉肿痛者，选加金银花、连翘、桔梗、僵蚕，清热解毒消肿；咳嗽者，选加紫菀、款冬、白前、百部、桔梗、杏仁，以清热降肺止咳；口渴者，选加生石膏、天花粉、芦根、竹叶、茯苓、猪苓，清热、生津、止渴；大便干燥，不畅，或多日一解者，为阳明实热，降机不利，可加大黄（后下）、芒硝（烊化），清降阳明腑热。

感冒长期不愈，或反复发作，甚则一月感冒两三发者，常伴有寒热往来，或但热不寒等症，为太阳、少阳、阳明，三阳火热伏留，此时桂枝汤、小柴胡汤、白虎汤三方合用，可加大柴胡、黄芩、生石膏的用量，同时考虑太阴、少阴、厥阴界面情况，太阴中气不足者，其中的参选用党参，同时加重大枣、甘草的用量，以补益中气；少阴元阳不足，或厥阴寒凝者，合用四逆汤，选用人参，加山萸肉，以补益元气，温益元阳；少阴肾水不足，阴虚火旺者，合用引火汤，滋阴降火，引火归元。一般经过如此辨证治疗，体内伏热得除，反复不愈的感冒得愈。参见病案2。

2. 咳嗽，喘证（哮喘）

咳嗽与气喘是肺与气管疾病的两个主要表现，常见于慢性咽炎、气管炎、肺炎、肺气肿、支气管扩张、肺癌等疾病中，无论是何原因诱发，也不论其伴发症状如何，其病理实质均是肺热气逆，二者之间无本质的区别，或单独出现，或同时出现，但有轻重的差异，喘证比咳嗽严重，也较咳嗽更难治，概括如下。

咳嗽、气喘的病理关键是肺热气逆，发病的根源是肺中伏热，常因感受风寒、风热，呼吸异味、粉尘，情志不遂等因素，激发肺中伏热而发病，肺中伏热决定了咳嗽、气喘为火热之证，风寒、风热、异味、粉尘、情志不遂等因素，只是发病的诱因，无论有痰无痰，痰多痰少，痰黄痰白，痰稠痰稀，均为肺热之象。常兼有中气虚弱，或元阳虚衰，或肺肾阴虚的一些症状表现。

治疗以清肺热，降肺气为主，兼顾中气、元气、肾水之虚。

【方药】

1）小青龙加石膏汤。常用于咳嗽、气喘、痰多者，每有良效。常用麻黄10克，桂枝10克，干姜10克，生石膏30克，黄芩10克，熟地黄15～60克，白芍15克，细辛10克，生半夏10～15克，五味子10克，炙甘草10克。

【方解】麻黄、桂枝开太阳，宣泄肺热，肃降肺气，以止咳平喘；干姜散肺热，降肺气，止咳喘，同时温益中阳；半夏、白芍、细辛、五味子为小青龙汤原方中，清肺热，降肺气，止咳平喘之要药，与麻、桂、姜同用，祛热、降气、消饮，有异曲同工之妙；生石膏、黄芩、熟地黄、甘草滋肾水，清阳明，降相火。全方祛热肃肺降气，止咳平喘。

【加减】痰多黄稠者选加熟地黄、浙贝母、竹茹、瓜蒌、海浮石；咳嗽较著者，选加紫菀、款冬花、白前、百部、桔梗、杏仁；气喘甚者，选加桑白皮、枇杷叶、地龙、蛤蚧；肺肾阴虚者，去干姜，选加熟地黄、百合、沙参、玉竹；元阳虚衰者，与李老破格救心汤合用。

2）加减麦门冬汤。主要用于干咳频频，久治不愈，伴咽干咽痒咽堵者。

【方药】常用姜半夏10～15克，麦冬15克，沙参10克，牛蒡子10克，僵蚕10克，木蝴蝶10克，五味子10克，生甘草10克。

【加减】干咳较著，选加熟地黄、麦冬、天冬、白前、百部、款冬花、紫菀，以清热润肺止咳；咽痒咽干者，选加生姜、蜂蜜、陈皮、僵蚕，以祛热止痒止咳；咽中可见结节、疱疹者，选加浙贝母、山慈姑、玄参、海藻、牡蛎，以清热解毒，消肿散结；伴失眠，心悸，易抑郁者，选加陈皮、熟地黄、远志、郁金、白芍，以滋水涵木，泻肝解郁。

3.易汗多汗

【病因病理】《素问阴阳别论》所说"阳加于阴谓之汗"，即火热蒸腾津液而出汗，临床常见易汗、多汗之人，同时有身热，或怕热，或面赤，或手足热烫，或喜凉饮，或失眠难寐等一些表现，均反映出多汗者体内有伏热存在的情况，伏热蒸腾津液则出汗，出汗越多，伏热越重，但元气欲脱的脱汗除外。

一般认为易汗多汗证有自汗、盗汗之别，经多年临床，体会到自汗盗汗没有本质的区别，都是体内伏热蒸腾津液所致，只是出汗的时间不一样而已，常有如下一些特点：或平时汗多，或进餐、或活动、或睡中易汗多汗，或潮热汗出。

1）关于"阳虚多汗"，有的患者汗出身冷，被认为是阳虚汗出，身冷是阳气虚弱，温煦失职所致，但出汗却是体内伏热，蒸腾津液所致，所以汗出身冷的患者，是体内伏热与阳气虚弱并存，体内伏热仍然是出汗的根源，阳虚身冷只是出汗的兼证而已，治疗当清热与温阳并举，伏热不去则出汗不止。仲景桂枝加附子汤就是经典范例。

《伤寒论》："太阳病，发汗，遂漏不止，其人恶风，小便难，四肢微急，难以屈伸者，桂枝加附子汤主之。"为太阳病误治，因发汗太过，太阳伏热未去（遂漏不止），卫阳却已受损，"小便难"为膀胱、尿道郁热，气机不利之象，"恶风""四肢微急，难以屈伸"为太阳肌表、筋骨、关节、经络瘀热，阳气被郁，气血不畅之象，于是以桂枝汤开太阳，散热、清热、敛汗，同时以附子散热祛火，温益卫阳，全方兼顾表热与卫阳两个方面，如此理解运用桂枝加附子汤更为有效。

2）关于"气虚多汗"，有的患者易汗，汗多，同时体倦疲乏，喜睡卧，睡不醒，醒后乏力不欲起床，易感冒，被认为是气虚出汗，经过多年的临床体会，认识到虽然体倦疲乏，喜睡卧，睡不醒，确属气虚证，但汗出却不是气虚造成的。体内火热亢盛，蒸腾津液仍然是出汗的根本原因，体倦疲乏，喜睡卧，睡不醒，醒后乏力不欲起床，易感冒等症，却是"壮火食气"，致中气虚弱之证，即火热导致了出汗，火热导致了气虚，不是气虚导致了出汗，以玉屏风散治疗常获佳效。（医理揭秘119）参见病案17。

玉屏风散中，防风解表散热，以祛太阳表热，祛热以止汗，妙在用量轻少，散表热而不发汗；黄芪既可"泻腠理及肤表之伏火热毒，以止汗、愈疮"，又甘温益气以补气；白术性偏凉润，既清热止汗，又益气补中。所以玉屏风散之所以止汗，是因为方中3味药防风、白术、黄芪，俱有良好的祛热止汗之功效，同时又补益中气，人们忽视了其祛热止汗的一面，只看到了黄芪、白术补气的一面，把该方的祛热止汗之功，解释成了益气止汗之效，参阅第二章关于防风、黄芪、白术的详细论述，可更好理解。

3）阴虚多汗。因肾水不足，阴不制阳，以致阳热亢盛，蒸腾津液致汗出，临床较多见。肾水不足，水不涵木，常致木火亢盛，以致肝木疏泄过度，常表现为潮热汗多，更年期妇女尤多见，常以引火汤加减治疗。

4）阳明伏热致多汗。临床常见一些患者，容易出汗，汗多如水，伴自觉身热或怕热，口渴喜饮，大便或干或稀溏，此为阳明伏热所致汗多，以白虎加人参汤加减治疗，效果显著。

综上所述，易汗多汗之证，一般皆为火热所致，或为太阳体表伏热所致，或为少阳相火所致，或为阳明伏热所致，或为阴虚火旺所致，但临床所见以上证型单独出现的很少，常常以混杂兼夹的方式出现，以自拟多汗方治疗，每收良效。

【治则】清热敛汗，补中气、益元气、滋肾水。

【方药】多汗方。桂枝10克、白芍15克、龙骨20克、牡蛎20克、防风15克、熟地黄45～90克、生石膏30～60克、黄芩10克、山萸肉30克、五味子15克、生黄芪30克、生白术15克、炙甘草10克。

【方解】桂枝、白芍、防风散解敛降太阳伏热，以止汗；生石膏、黄芩清泻阳明、少阳相火，熟地黄滋肾水，承降相火，与膏、芩共同除蒸止汗；龙骨、牡蛎潜降浮热，以敛汗；山萸肉、五味子、白芍滋阴敛降相火；生黄芪、生白术、炙甘草清热益气止汗。

【加减】伴易感冒发热者，为太阳蓄有伏热，加柴胡，以散解太阳伏热；伴体倦、喜卧者，为中气不足，增加生黄芪、生白术、炙甘草用量，还可选加晒参、黄精、玉竹；身热、怕热，汗多如水者，阳明伏热较重，加大生石膏用量，并加知母、黄柏；汗多潮热者，选加桑叶、地骨皮、青蒿、玉竹、石斛、百合；伴汗后怕冷，或平素手足凉者，体内伏热与元阳不足同时存在，选加附子、白人参等。

第五章　诸病新识

4. 血证

血证是一个很大的概念，指血不循常道，溢出经脉之外，或从官窍而出，或渗溢于肌肤之内的一大类出血性疾病，如咳血、咯血、吐血、鼻衄、齿衄、便血、尿血，以及现代医学所说的紫癜等，不包括外伤出血。

【病因病理】《济生方》："夫血之妄行也，未有不因热之所发，盖血得热则淖溢，血气俱热，血随气上，乃吐衄也。"《景岳全书》："血动之由，惟火惟气耳。"

根据前人的论述和我的临床体会，出血有两个因素：一个是体内伏火亢盛，迫血妄行，为出血之最常见原因；另一个为脾气虚弱，失于统血，致血溢脉外而发生血证，而气虚失于摄血的根由，常是伏热之体，壮火食气致气虚不摄所致。多年临床，凡遇血证，皆以清热凉血，益气摄血为治，每获良效。

【治则】清热凉血，益气摄血。

【方药】平冲摄血汤。生黄芪15克、生白术15克、龙骨20克、牡蛎20克、白芍15克、山萸肉15克、乌贼骨10克、茜草10克、焦大黄10克、生地黄15～30克、黄芩10克、阿胶15克、炙甘草15克。

【方解】本方是我多年临床总结出的一个非常有效的经验方，凉血止血与益气摄血并举，治疗各种出血证及紫癜，有桴鼓之效。方中焦大黄清降阳明火热冲逆，凉血止血；生地黄、黄芩、茜草、阿胶清热凉血止血；乌贼骨清热敛血止血；白芍、山萸肉敛肝降胆；伍龙骨、牡蛎潜阳平冲，降木火冲逆，宁血止血；黄芪、白术、炙甘草清热益气摄血止血，主治出血证，如崩漏、咯血、吐血、鼻衄、齿衄、便血、尿血，各种紫癜。

【加减】阳明热盛，火热冲逆，致鼻衄，齿衄，或吐血者，去黄芪、白术，选加三七、血余炭、棕炭、侧柏炭、荆芥炭；便血者，去龙骨、牡蛎，加槐花、地榆；咳血者，当咳嗽与咳血并治，可以本方合小青龙汤加减，去黄芪、白术、龙骨、牡蛎，加花蕊石、仙鹤草等；各种紫癜，本方选加紫草、水牛角、丹参、赤芍、牡丹皮等。

5. 心悸

心悸为患者自觉心跳过度，心慌不安的一种症状，见于多种疾病过程中，常伴气短、乏力等症。

【病因病理】心悸一症虽可见于许多疾病之中，但究其因由，不论是因喜、怒、忧、思、悲、恐、惊七情所致，还是感受六淫外邪，或过劳所致，或是久病重病所致，均为火热扰心之证。

有谓气虚致悸者，亦壮火食气致气虚，根由还是火热；有谓血虚致悸者，有谓阴虚致悸者，也阴血亏虚，虚火扰心所致；有谓血瘀致悸者，因血瘀本为火热瘀滞，本质还是火热所致；有谓痰火致悸者，也皆火热所致。唯有少阴元阳虚弱，温煦推动无力所致心悸，非火热所致，但也常伴上述诸多火热为患的情况。

【治则】以清热宁心为主，兼顾中气、元气、肾水之不足。

【方药】柴胡桂枝龙骨牡蛎汤加减。柴胡15克、黄芩10克、生晒参15克、清半夏10～15克、桂枝10～15克、白芍15克、生大黄10克、生龙骨20克、生牡蛎20克、茯苓15克、炙甘草15～30克。此方加减用于所有心悸证的治疗，颇有卓效。

【方解】柴胡、黄芩清弥漫三焦之相火，疏泻肝胆之郁热；桂枝平肝火之冲，白芍降胆热之逆；大黄、清半夏、白芍清解阳明胃肠之火热，也降由肺所主的肺、胆、胃、大肠、小肠、三焦、膀胱之大阳明火热之气；龙骨、牡蛎潜降浮阳，制一切火热之冲逆扰心；白人参、茯苓、甘草补益元气，滋阴，清心，安神。全方清热宁心，制一切火热冲逆扰心之证，兼益气养阴。

【加减】气短、疲乏较著者，加生黄芪、生白术；心悸心慌较著，烦躁不安者，选加黄连、栀子、酸枣仁、远志、朱砂；胸闷胸痛，甚或心前刺痛，痛掣手臂者，选加川芎、薤白、瓜蒌、丹参、五灵脂、郁金；伴记忆力减退，失眠较著者，选加菟丝子、女贞子、制何首乌、首乌藤、枸杞子；心脏早搏频发，脉结代者，重用白人参、桂枝、炙甘草，选加生地黄、白附子、苦参；伴心阳虚弱，心悸气短，畏寒，手足凉者，加附子、肉桂，也可以李老破格救心汤加减治疗。

6.胸痹

胸痹即胸疼痛，甚则胸痛彻背，背痛彻心，短气，不得平卧的一种疾病。

【病因病理】传统上以胸阳不振，气机痹塞不通为病机，来认识胸痹，反复研读《金匮要略》，仲景原意却并非如此，恰恰相反。

《金匮要略》："胸痹之病，喘息咳唾，胸背痛，短气，寸口脉沉而迟，关上小紧数，瓜蒌薤白白酒汤主之。""胸痹不得卧，心痛彻背者，瓜蒌薤白半夏汤主之""胸痹心中痞，留气结在胸，胸满，胁下逆抢心，枳实薤白桂枝汤主之"。

分析仲景以上三条原文可知，第一，胸痹以胸痛为主症，诸痛皆火热所致，所以**胸痹之病机以火热瘀阻为主**；第二，胸痹伴随诸症，如喘、咳、心中痞、胸满、胁下逆抢心，皆为火热滞塞，阻滞气机之症；第三，仲景治疗胸痹三个主方所用之药，包括瓜蒌、薤白、白酒、半夏、桂枝、枳实、厚朴，皆为清热泻火降气之品，具有优良的降火热冲逆之作用（见本书第二章对诸药详解），以对治火热冲逆滞塞心胸之胸痹。以上3点皆说明，胸痹为火热瘀滞心胸，痹阻气机之证。

心胸素有伏热之人，因感受六淫之邪，或因情志失调，或因饮食劳倦，或饮食失节，或因年老伏火亢盛等，激发心胸伏热，火热瘀滞，痹阻气机，而发为胸痹。

【治则】清热降气，祛瘀宽胸，兼顾元气、中气、肾水之不足。

【方药】清心通痹方。瓜蒌15~30克、薤白10克、桂枝15克、清半夏15克、枳实10克、厚朴10克、川芎15克、丹参15克、五灵脂10克、延胡索10克、砂仁10克、炙甘草15克。

【方解】瓜蒌、薤白、桂枝辛散苦泻，泻火、通阳、平冲，以祛心胸火热瘀滞，降火除痹，为方中主药；半夏、砂仁、枳实、厚朴味辛气降，散火泄热，流通气机，助主药除痹之力；川芎、丹参清热祛瘀，畅通心脉，止痛；五灵脂、延胡索泻火解毒，尤善散瘀止痛；炙甘草补中益气，清热泻火。

【加减】近年来以此方治疗胸痹证，皆获良效，加减变化如下：伴有畏寒、身冷、手足冰凉、面足水肿者，为元阳不足，可与四逆汤或破格救心汤合方加减，以救元气，除胸痹；伴有疲倦乏力，喜卧，懒动者，为中气不足，选加生晒参、党参、生黄芪、生白术；心烦失眠者，选加黄连、酸枣仁、远志、生地黄；胸痛较著，舌紫唇绀者，选加麝香、郁金、䗪虫、赤芍、红花；大便干燥，或黏滞不畅者，选加桃仁、大黄、肉苁蓉、火麻仁。

7.失眠

失眠是指入睡困难，或睡中易醒，时寐时醒，甚至彻夜不眠，造成睡眠不足或睡眠不熟的一种疾病。

【病因病理】阳不入阴则失眠，在一气周流之圆运动中，对应太阳落山那个节点，太阳落山就进入黑夜，太阳未落山就仍是白天，对于人体来说，阳入于阴就进入睡眠状态，阳不入阴就是清醒状态，阳入阴浅则处于浅眠状态，阳入阴深就是熟睡状态。

体内伏火常常是造成阳不入阴的直接原因，伏火亢胜，因火性炎上，致气机升发太过，则阳不入阴或阳难入阴，出现不能入睡或入睡难等诸多症状，这就涉及一个肾水是否充足的问题，如果肾水充足，能够涵纳心火的下潜，则心火得滋，心神安宁，即可正常睡眠，如果肾水不足，则心火失涵，难以正常睡眠。

在二十多年前，某女患者因面部痤疮来诊，我为其开一方，有金银花、连翘、蒲公英、白芷、当归、生甘草等药，水煎服，每日1剂，服5剂后复诊，患者非常兴奋，自述痤疮虽未明显消退，但困扰她几个月的失眠却大大改善，当时我困惑不解，方中诸药皆为清热解毒，消肿散结之品，没有一味安神之药，为什么失眠得以改善？就特意做笔记，存疑待考。后来为一位中年女性治疗带下证时，处以龙胆泻肝汤，也使其失眠得以改善，此后每在治疗失眠时，特意据患者兼有的热象，加一些清热药，失眠也有明显改善，但我却一直不明白其中的道理，直到在明医堂参加师父的培训，学习了一气周流的原理，才醒悟到失眠患者体内俱藏有伏热，伏热蒸腾冲逆，致阳不入阴或阳难入阴而失眠或眠浅，上述两位患者，皆因服清热药祛除了体内伏热，改善了阳入阴的状态，而使睡眠改善。在第二章中，我们已经认识到诸多安神药皆有清心火的作用，其良好的安眠的功效均建立在清热基础之上。

【治则】清热滋水，潜阳入阴。

【方药】蒌地柴胡龙牡汤。熟地黄60～90克、瓜蒌15克、柴胡15克、黄芩15克、白人参10克、清半夏15克、龙骨30克、牡蛎30克、琥珀2克（冲服）、远志10克，茯神10克、炙甘草10克。

【方解】大剂量熟地黄，滋肾水，承降相火；柴胡、黄芩清降肝胆木火之冲逆；瓜蒌、半夏清热降火，拓宽火热潜降之通路；龙骨、牡蛎镇潜浮阳；丹参、远志、茯神清心安神；白人参、炙甘草补元气，益中气，转中轴，促火热右降下潜之力，全方清热滋水，潜阳入阴，改善睡眠。

【加减】肾水不足，相火亢胜者，本方与引火汤合方加减；精血不足，脑髓失养，记忆力减退较著者，选加女贞子、菟丝子、枸杞子、制何首乌、首乌藤；伴心悸心慌者，选加酸枣仁、柏子仁、朱砂、徐长卿；伴有畏寒肢冷，体倦疲乏者，加附子、肉桂、山茱萸，人参加量；便秘者，选加大黄、肉苁蓉、火麻仁、桃仁、郁李仁。

8. 郁证

【临床表现】中医之郁证与现代医学之抑郁症、焦虑症相似，常见临床表现有情绪低落，郁郁不乐，注意力不集中，反应迟钝；疲乏懒动，目光呆滞，不愿与人语言交流；嗜睡，醒后仍疲乏无力，或入睡难，眠易醒，醒后再难入睡；多梦，恐惧害怕，恶梦；常常伤心哭泣，悲观，甚或绝望，自残、自杀；汗多身热，口干口苦，易上火，牙痛或口疮；头昏头蒙，心悸心慌，心急，胸闷，气短，烦燥易怒；记忆力明显减退，或者失忆；怕热或怕冷；大便干燥，多日一解，解手时长，或大便溏稀，黏滞不爽；尿频，尿急，或小便不利等；舌红嫩或裂纹，少苔或花剥苔，脉沉细，或细数，或结代。

【逐症分析】情绪低落，郁郁不乐，注意力不集中，反应迟钝，疲乏懒动，目光呆滞，不愿与人语言交流，均为中气虚弱，土失载木，肝木疏泄不及之证；嗜睡，醒后仍疲乏无力，为中气虚弱较甚；入睡难，眠易醒，醒后再难入睡，为伏火蒸腾，阳难入阴之证；多梦，为肾水不足，脑髓失养，虚火扰神之证；恐惧害怕，恶梦，为中气下陷，相火扰神之证；常常伤心哭泣，悲观，为中气下陷，肾水不足，肝失土载水滋之证；绝望，自残、自杀，为中气下陷，致肝气也同时下陷，圆运动倒转之险恶证；汗多身热，口干口苦，易上火，牙痛或口疮，为阳明伏热，相火亢盛之证；头昏头蒙，心悸心慌，心急，胸闷，气短，烦燥易怒，为肝火上冲，气机闭塞之证；记忆力明显减退，或者失忆，为肾水不足，脑髓失养之证；大便干燥，多日一解，解手时长，或大便溏稀，粘滞不爽，均为阳明热盛，降机不利之证；尿频，或小便不利，均为膀胱和尿道郁热之证；舌红嫩或裂纹，少苔或花剥苔，脉细数，或结代，均为阴虚火旺之证。

【病因】喜、怒、忧、思、悲、恐、惊七情失调是主要致病因素。大病久病之后，伏热存留体内，损伤中气、元气、精血，也是常见因素。

【病机】中气下陷，肾水不足，相火燔灼，肝火亢胜。

【治则】补益中气，清降相火与阳明伏热，滋水涵木。

【方药】芪术柴胡龙牡汤。生黄芪60～120克，生白术30～90克，柴胡15克，黄芩10克，清半夏15克，白人参15克，山萸肉30克，生龙骨30克，生牡蛎30克，白芍15克，熟地黄30～90克，大黄10克，茯苓15克，炙甘草10克。

【方解】生黄芪、生白术补中益气，厚土载木；柴胡、黄芩、白芍清泻肝胆火热；大黄、半夏降泻阳明；熟地黄、山萸肉滋肾水，承降相火；生龙骨、生牡蛎潜阳入阴，制木火冲逆；人参、茯苓、甘草补元气，益中气，清热生津。

【加减】郁郁不乐，注意力不集中，疲乏懒动，目光呆滞，不愿与人语言交流，嗜睡，醒后仍疲乏无力，均为中气虚弱之症，加重生黄芪、生白术、炙甘草用量，以升补中气；入睡难，眠易醒，醒后再难入睡，为阳不入阴，重用白芍、山萸肉、大黄、熟地黄，滋水降火，涵纳心阳；心悸、心慌，选加酸枣仁、远志、柏子仁、琥珀、徐长卿，清心安神制悸；恐惧、害怕、多梦、恶梦，常常伤心哭泣，悲观，甚或绝望，自残、自杀，为中气、肝气同时下陷，兼有木火亢盛之证，黄芪、白术可用大量，并加重大黄用量，同时选加朱砂、生铁落，补中气，以土载木，镇潜肝火。

9.胃痛

胃痛是指有胃脘疼痛的一类疾病，包括现代医学之急慢性胃炎、胃及十二指肠溃疡、胃下垂、胃癌等疾病。

【病因病理】常因饮食不节、情志失调、感受六淫之邪、劳累等因素，激发胃中伏热，火热瘀滞胃脘，而出现胃痛胃胀，饮食异常等。饮食、情志、外邪均只是胃痛的诱发因素，胃中伏热决定了胃痛本质为火热，习惯上所说的气滞胃痛和血瘀胃痛，皆为火热瘀滞所致，实寒胃痛实际不存在，所谓脾阳虚弱之虚寒胃痛，既有胃中伏热致痛的一面，也有脾阳虚弱的一面，实为寒热错杂之证。所以胃痛或为单纯火热瘀滞证，或为寒热错杂证，其病理的核心均是火热瘀滞。

【治则】清热泻火，祛瘀消滞，兼益中气，养胃阴。

【方药】半夏泻心养胃汤。清半夏10克、黄连10克、黄芩10克、干姜3～10克、党参10克、百合15克、乌药10克、浙贝母10克、蒲公英15克、炙甘草10克。本方从半夏泻心汤和百合乌药汤衍化而来，多年来以本方治疗各种胃痛，均获良效，颇受患者称赞。

【方解】半夏、黄连、黄芩清胃泻火，降气止痛，为方中主药；百合、浙贝、蒲公英清胃热，养胃阴，制酸止痛；干姜、乌药散热泻火，降气止痛，并监制大队苦寒药伤阳败胃之弊；党参、炙甘草清热益气，养胃，全方清胃养胃，益气制酸止痛，用治所有胃痛，均可获良效。

【加减】疼痛较著者，选加五灵脂、蒲黄、延胡索、白芍，以清泻胃中瘀热止痛；脾虚食少者，可加白术、焦山楂、炒麦芽、神曲，清热健脾，改善胃纳；胃酸者，可加乌贼骨，或煅瓦楞，清热制酸；干姜虽可温阳，对伴有胃脘冰凉者尤宜，又有助火之弊，胃火亢盛，食辛辣刺激即胃痛者，少用干姜，或不用干姜，或以姜炭、高良姜等代替。

10. 泄泻

泄泻是大便次数增多，同时粪便稀薄的一种病证。

【病因病理】运用一气周流原理分析，凡增长、增多、增快的象，对应火热之气，所以大便次数增多是一种热象。粪便稀薄对应湿气，湿为火热所生，所以粪便稀薄也为湿热证。泄泻本就是湿热之证，泄泻之粪便，不论是清或白，是黄是绿，是黑是褐，皆为湿热之证。诸痛皆为热，腹胀为气滞，气滞本质也为热，所以泄泻常伴有的腹痛、腹胀均为火热之证。

我常常见到这样的情况，许多人同时吃了同一种食物，有的人会发生腹痛腹泻，其他人则无恙，这是因为发病者胃肠本有伏热，是腹泻发生的内在因素，食物作为一种刺激因素，诱发胃肠伏热而发病，其他人胃肠无有伏热，则不发病。泄泻常见诱因，有饮食不节（不洁、生冷、辛辣刺激、不易消化、暴饮暴食）和感受六淫之邪，以及情志失调几种情况，这些因素只是诱因，患者胃肠本有的伏热才是发病的根源，也决定了泄泻的本质是热证。

泄泻患者常因为饮食生冷，或感受风寒而发病，被认为是寒湿证，其实并不然，因为常用平胃散或藿香正气散加减治疗，所用苍术、厚朴、陈皮、藿香、白术、大腹皮、紫苏、白芷等药，皆为清热化湿之药（详见第二章证候与药性），传统中医认为这些药温中健脾，芳香化湿之功效的实质，即清热化湿，服用这些药获愈，说明所治泄泻本质为湿热之证，风寒和饮食只是诱因而已。

泄泻患者常因伴有腹凉、喜暖、畏寒、肢冷等症，而被认为是寒证，常以附子理中汤等加减治疗获愈，以上伴发症虽为阳气虚弱之证，但泄泻的本质是湿热，这是改变不了的，所以泄泻或多或少伴有以上症状，是湿热与阳虚同时存在的表现，方中附子、干姜，既温补脾阳与元阳，也散泻伏火，人参、白术、甘草三味清热健脾，化湿止泻（详见第二章），寒热并用，故有良效。

痛泻要方主治泻必腹痛，泻后痛缓的痛泻证，诸痛皆火热所致，泄泻也为火热所致，故痛泻要方主治之痛泻，实际就是湿热泄泻，方中白术清热化湿，防风泻火除湿，止泻痢；白芍酸寒，清热降火，解痉止痛；陈皮散热泻火，行气解郁止痛，皆为清热泻火化湿之品，故痛泻要方止痛止泻之效，皆建立在清热泻火的基础之上，此即痛泻要方止痛止泻之奥妙。（医理揭秘120）

【治则】清热化湿，健脾止泻，酌温益中气、元阳。

【方药】苍芩理中汤。苍术10克、黄芩10克、生白术15克、党参10克、干姜10克、白芍10克、炒山药15克、赤石脂15克，炙甘草10克。

【方解】苍术、生白术、黄芩、白芍清热化湿，健脾止泻，为方中主药；干姜在散热祛火的同时，温益脾阳，监制诸药寒凉伤阳；炒山药、赤石脂益气养阴，清热止泻；党参、炙甘草清热益气，健脾止泻，本方可治一切泄泻之证。

【加减】伴有腹凉、喜暖、畏寒、肢冷者，加附子；因伤食而伴有腹胀、恶心呕吐、厌食者，去苍术、干姜、赤石脂、山药，加姜半夏、焦山楂、炒麦芽、焦神曲、陈皮；下痢赤白脓血者，加黄连、白头翁、马齿苋；腹胀较著者，选加木香、枳实、厚朴；腹痛较著者，重用白芍，加五灵脂、延胡索。

11.痹证

痹证是指人体肌肉、筋骨、关节，疼痛、肿胀、重着、麻木，活动受限的一类疾患，临床较为多见，男女老少皆可发病，轻重差别很大，可轻至单个指节微有肿胀疼痛，不影响生活、工作，也可严重至全身关节肿胀、疼痛、变形，完全丧失劳动力，生活不能自理，痛苦不离斯须的程度。

【病因病理】肌肉、筋骨、关节本有伏热，因感受风、寒、湿、热等六淫之邪，激发肌肉、筋骨、关节伏热，因热而痛，因热而肿，因热而积水，因热而组织增生，因痛、肿、组织增生、关节积水而致肢体和关节活动受限，甚或功能丧失，卧床不起，久病难愈。六淫之邪只是诱因，风、寒、湿、热诸邪，并不能进入人体，只作为一种刺激因素，刺激人体，激发患者本有的伏热而发病，本体伏热决定了痹证的本质为火热瘀滞。

"诸痛痒疮，皆属心火"与"寒气胜者为痛痹"均为经典理论，但却是一对矛盾的概念，疼痛究竟是寒所致还是热所致？这个问题曾困惑我很多年，在实践是检验真理的唯一标准的哲理指导下，我通过几十年的临床实践认识到，诸痛以火热为本，热甚痛甚，热去痛止，外寒为诱因，内热是病本，常常因外寒激发内热而致疼痛发作，疼痛的本质为火热。

我常常见到痹证患者在关节肿胀、疼痛的同时，畏寒，肢冷，易感冒，易过敏，关节冰凉，或手足冰凉，因此被认为是寒痹，其实这是痹证这一疾病的两个方面：一方面是火热毒邪瘀滞导致的自体关节疼痛肿胀和对环境的过敏，因体内伏热而怕冷或怕热，因伏热更易招惹六淫之邪，而易感冒、易过敏；另一方面因阳气不足（或因久病伤阳，或因素体阳虚），温煦失职，而畏寒、肢冷、关节手足冰凉，火热瘀滞与阳气虚弱同时存在，这是大多数痹证患者共有的情况，所以《金匮要略》记载治疗尪痹用桂枝芍药知母汤。其中桂枝、麻黄、生姜、防风散热祛火，芍药、知母、白术清热泻火化湿，甘草清热解毒，补益中气，附子温助元阳，全方既祛邪热，又温阳益气，这是经典给我们的提示，多年来以桂枝芍药知母汤加减治疗痹证，恒收良效。

【治则】泻火除痹，通络祛痛，温益阳气。

【方药】姜虫桂芍知母汤。桂枝15克、芍药15～30克、知母15克、麻黄10克、防风15～30克、生白术15～30克、附子15～30克、熟地黄30～90克、生石膏30～60克、豨莶草15～30克、毛姜（骨碎补）15～30克、地鳖虫10～15克、炙甘草15克。

本方从仲景桂枝芍药知母汤衍化而来，桂枝、麻黄、防风散热解肌以祛表热；石膏、知母、防风、芍药清热泻火，疏解筋骨血脉中伏热；豨莶草、骨碎补、地鳖虫清泻筋骨关节中之火毒瘀滞，以祛顽痛；附子既温散肌腠、筋骨、关节之火热，除痹止痛，又温益元阳，以复元阳温煦之职，并防止大队寒凉药伤伐阳气；白术、炙甘草清热益气，化湿除痹。

【加减】局部火热瘀滞，关节肿胀较著者，加重生石膏、知母用量，选加忍冬藤、黄柏、防己、薏苡仁清热解毒消肿；关节疼痛游走不定，为全身肌腠、筋骨、关节均有伏热，以致全身疼痛此起彼伏，加熟地黄、当归、鸡血藤、威灵仙，滋阴清热通络，以去络中伏热；火热瘀滞深重，疼痛较剧者，可加重骨碎补、地鳖虫用量，并加制草乌、制川乌辛散温通，以祛筋肉骨节中之火热瘀滞，以止剧痛；痹证日久，关节漫肿不红不热，或关节肿胀冰凉，致关节强直、畸形、痉挛，屈伸不利，选加全蝎、蜈蚣，或生半夏、生南星、白芥子，或鹿角霜、露蜂房、蚂蚁，以搜剔筋骨、关节、经络中痼留之伏热，消肿解痉，宜平剂久服，因量大力猛易生它变。

我通过多年的实践，有以下两点认识：第一，怕风怕冷不一定就是寒象，却常常是体内伏热的表现，包括整体伏热和局部伏热，往往是伏热越重，怕冷怕风越明显，就好像感冒发热和恶寒同时存在一样，发热越厉害，往往恶寒越重，恶寒其实是发热的热象，不是寒象，同理怕冷怕风也往往是热象，不是寒象。第二，痹证患者经络、筋骨、关节局部伏热与整体阳气不足同时存在，往往是病越久越怕冷怕风，因为壮火食气，久病热痹，元气卫气俱被火热所伤，患者往往怕冷尤重，感觉全身进风，大夏天着厚衣棉帽，手足冰凉等，此为整体阳气虚弱，同时患者有关节肿大，筋骨疼痛，口干口渴，易上火，咽喉肿痛等表现，此为经络、筋骨、关节伏热被刺激而发飙的表现，所以痹证患者既有壅滞经络、筋骨关节之邪火，又有元阳卫阳虚弱之虚寒，为寒热错杂证，仲景治疗历节病之桂枝芍药知母汤（由桂枝、芍药、知母、麻黄、炮附子、防风、白术、生姜、甘草组成），寒热并用，特别适宜类风湿关节炎患者，恒以此方加减治疗类风关，每收良效。可参见病案15、病案25、病案42等。

12.肠系膜淋巴结炎腹痛

【临床表现】近些年来，肠系膜淋巴结炎腹痛越来越常见，男女老少皆有发病，而以儿童发病最多，表现为腹痛阵发，常很剧烈，时发时止，一般除了腹痛，少有其他症状，有些患者可有大便干燥，或每感冒后腹痛。让患者仰卧，在脐左右和脐上可有明显压痛，可触及较硬之压痛物，现代医学仪器检查，常发现脐腹部淋巴结有明显肿大的形态改变。

【病因病理】腹中素有伏热，每因饮食不当，感受风寒或风热，或情志不遂，激发腹中伏热，火热壅滞，致淋巴结肿大疼痛。

【治则】清热解毒，消肿止痛。

【方药】加减仙方活命饮。金银花15克、连翘15克、龙胆草15克、白芷10克、当归10克、浙贝母15克、天花粉10克、蒲公英15克、乳香5克、没药5克、炙甘草10克。水煎服，每日1剂，此为成人用量，小儿酌减。

【方解】方中金银花、连翘、龙胆草、蒲公英泻火解毒，消肿止痛，力大效宏，为主药；白芷、当归、浙贝、天花粉清热消肿，祛脓，为辅助药组；乳香、没药解毒疗疮，止痛，为佐；炙甘草益气解毒，调和诸药。

多年前，在读名老中医医话时，一位老中医回忆说，其曾以大剂金银花、连翘，配伍浙贝、天花粉、龙胆草等，水煎服，使一例西医内科疗效不佳，欲行外科手术治疗的化脓性腹膜炎患者，奇迹般痊愈，震惊地方。受此启示，以老中医原方加减，很快治愈一例11岁小女孩之肠系膜淋巴结炎腹痛，反复研摩此方，却原来是仙方活命饮的变方，此后二十多年，辄以仙方活命饮加减，治疗肠系膜淋巴结腹痛，无不获佳效，不用太多加减，几乎都是原方服用。

13. 胁痛

胁痛就是自觉胁肋部疼痛的一个症状，引起胁痛的疾病很多，如胸膜炎、带状疱疹后遗神经痛、胆囊炎、胆结石、胃肠病、肝病、肿瘤等。

【病因病理】诸痛皆为火热所致，表现为气滞血瘀，气滞即热郁，血瘀即火瘀，所以胁痛的实质为火热瘀滞。患者肝、胆、胃、肠、胁肋，素来藏有伏热，是发病之本，情志不遂、饮食不节、感受风寒或风热，激发伏热，以致火热瘀滞肝、胆、胃、肠、胁肋，致发胁痛，伏热决定了胁痛的本质为火热瘀滞。

【治则】清热散郁，化瘀止痛，酌顾中气、元气、肾水之不足。

【方药】加减柴胡疏肝散，柴胡15克、白芍15克、枳实10克、香附子10克、川芎15克、当归10克、五灵脂10克、川楝子10克、延胡索10克、郁金15克、炙甘草10克。

【方解】柴胡、白芍、枳实、炙甘草，此即四逆散，疏肝降胆，清热散郁；香附、川芎、川楝子，清泻郁热，行气止痛；当归、五灵脂、延胡索、郁金，清热泻火，祛瘀止痛。

【加减】大便干燥，排解不畅者，加大黄、瓜蒌；胁下有癥块，疼痛较著者，选加地鳖虫、三棱、莪术、蜈蚣、守宫等；跌打损伤者，可加乳香、没药、三七；肝胆湿热较著之胆囊、胆管痛，加茵陈、虎杖、大黄、龙胆草、蒲公英。

14. 头痛

头痛就是自觉头部疼痛的一个症状，常见于多种急慢性疾病中，如鼻窦炎、颈椎病、神经血管性头痛、高血压、神经衰弱、头外伤后等。

【病因病理】诸痛皆为火热所致，头痛也为火热瘀滞所致。头脑清窍本有伏热，因感受风寒风热，或情志失调，五志化火，或饮食失宜，痰火上冲，或久病精血亏虚，虚火燔灼，或头部外伤，均可致火热瘀滞头脑清窍，而发头痛，头部瘀热为头痛之病本。

【治则】清热降火，祛瘀除痛，酌滋肾水，补中气，益元气。

【方药】加味芎芷石膏汤。川芎15克、白芷10克、藁本10克、羌活10克、生石膏30～50克、菊花15克、白蒺藜15克、蔓荆子10克、全蝎2克（研粉冲服）、蜈蚣2条（研粉冲服）、炙甘草15克。

【方解】川芎、白芷、藁本、羌活辛香气清，散热降火，祛除颅内外火热瘀滞，可治各种头痛，并引诸药升达头颅；菊花、白蒺藜、蔓荆子质轻气寒，疏散少阳郁热，清利头目，降火止痛；阳明多气多血，火热最盛，头痛的发作必有阳明火热作祟，故以大寒之生石膏，清阳明泻火止痛；头痛日久，易因火热深伏络脉不去而成顽疾，故以咸寒有毒，善走窜入络之全蝎、蜈蚣，搜剔络中伏火，以祛顽痛；炙甘草泻火补中气，调和诸药。

【加减】前额痛，清涕多者，加辛夷、苍耳子；眉棱骨痛，黄涕多，为鼻渊头痛，加金银花、连翘、鱼腥草、白花蛇舌草、蒲公英、地丁等；头痛已久，每因情绪郁闷或恼怒而易发头痛者，选加天麻、钩藤、白蒺藜、石决明、白芍，以平肝胆火热冲逆，熄风止痛；如伴有健忘、心悸、失眠诸症，选加熟地黄、制何首乌、女贞子、菟丝子、枸杞子、首乌藤，以养精血，滋脑髓，制火止痛；如伴有畏寒肢冷，元阳虚弱者，选加附子、吴茱萸、肉桂，在温益元阳的同时，散热降火，引火归元；如头外伤后遗头痛长期不愈，常因劳累、感冒、郁怒等原因发作或加重者，选加三七、桃仁、红花、当归、五灵脂、延胡索、乳香、没药，以剔除络中瘀热，与此同时加大黄降火止痛，常有神奇疗效。

15. 眩晕

眩晕是自觉头晕目眩，天旋地转，如坐舟车，伴恶心，呕吐，甚则晕眩欲倒的一种疾病，类似于现代医学的内耳眩晕症、美尼尔综合征。《丹溪心法》："眩者，言其黑运转旋，其状目闭眼暗，身转耳聋，如立舟船之上，起则欲倒。"

【病因病理】根据一气周流原理，湿、痰、水、饮皆火热所生，又据《金匮要略》所提"心下有支饮，其人苦冒眩""心下有痰饮，胸胁支满目眩"可知，眩晕为火热携痰饮冲逆，冒犯清窍所致，其本质仍为火热之证。肝胆伏热为发病之根本，情志失调、感受六淫、劳累、饮食失宜，常为发病之诱因。

【治则】清热降火，消痰化饮，酌益中气，滋肾水。

【方药】柴胡泽泻桂苓汤。柴胡15克、黄芩10克、清半夏15克、泽泻30克、生白术15克、桂枝10克、茯苓30克、猪苓15克、豨莶草15～30克、马鞭草30，炙甘草15克。

我在多年临床中，每以泽泻汤、苓桂术甘汤合方加减，探索眩晕证的治疗，虽常获显效，但因加减欠妥或药量失宜，时有少效或微效的情况出现，自从以一气周流原理认识到，眩晕的发生，每有少阳木火冲逆为患，即以泽泻汤、苓桂术甘汤与小柴胡汤合方加减，清热利水消饮，降火平冲，疗效大幅提高，实践中摸索合入五苓散，加豨莶草、马鞭草，临床收效更加优良，逐渐衍化成本方。

【方解】柴胡、黄芩清泻肝胆火热；半夏，桂枝降火平冲；茯苓、猪苓、泽泻、豨莶草、马鞭草清热利水消饮，生白术、炙甘草清热益气，厚土载木。

【加减】肝阳化火上冒，眩晕急剧，泛恶呕吐，加重半夏用量，并加龙胆草（30克）、生龙骨、生牡蛎，以泻火平肝，潜阳降逆；若肾水不足，阴虚火旺，加熟地黄、天冬、麦冬，滋阴降火；若伴有心悸、心慌、失眠，加黄连、远志、徐长卿，清心安神。

16. 淋证

淋证是指有小便频数短涩，滴沥刺痛，小腹拘急胀痛的一类疾病，包括现代医学尿系感染、前列腺炎、前列腺肥大、乳糜尿等多种疾病。中医传统上有热淋、石淋、膏淋、血淋、气淋之分，其实无本质区别，皆为火热之疾。

【病因病理】《景岳全书》："淋之初病，无不由乎热剧"。《诸病源候论》："诸淋者，由肾虚而膀胱热也。"膀胱尿道素有伏热之人，因感受六淫之邪、食刺激性食物、情志化火等因素，激发膀胱尿道伏热，致湿热瘀滞尿路，而发淋证。膀胱尿道伏热，决定了淋证为湿热性疾病。

【治则】清热泻火，利尿通淋。

【方药】加味八正散。木通10克、车前子10克、萹蓄10克、瞿麦10克、栀子10克、小蓟15克、大黄10克、滑石10克、川楝子15克、五灵脂10克、生甘草10克。

【方解】木通、车前子、萹蓄、瞿麦清热利尿通淋；栀子、小蓟清热凉血，利尿通淋；大黄清阳明，降气通淋，有迅速消除尿频、尿急、尿痛等症的特殊疗效；滑石甘寒滑利，尤善通利尿道除淋；川楝子、五灵脂清热泻火，止淋证疼痛，颇有良效；生甘草解毒利尿，调和诸药。

在我行医之初，每以八正散加减治疗淋证，收效迅速而彻底，水煎服下，两三个小时后，尿频尿急尿痛的症状即迅速缓解，数剂即愈，而且愈后不易复发，许多患者盛赞其疗效远远超过了肌注青霉素，而且费用非常低，每剂药当时才1.5元药费，也免去青霉素肌注的疼痛和风险，经治者有口皆碑。

【加减】大黄、滑石为必用药，如有缺味，疗效即打折扣，不论大便是否干燥，大黄必用；如尿道烧灼疼痛，加生石膏；如尿中有血，加白茅根、蒲黄；如尿如脂膏，加萆薢、龙胆草、沙苑子；小腹坠胀疼痛，加乌药、木香；淋证反复发作不愈，酌加熟地黄、白芍、地龙，久服。

第六章　病案分析

　　本章将通过对一些具体病案的分析，帮助大家更好地理解四维辩证法，所举案例大多为我近些年来临床所遇到的疑难病例和症状比较特殊的病例，均为用传统中医辨证论治思维，难以认症辨证，难以取效，在火为万病之本这一理论指导下，用四维辨证法明确辨证用药，迅速获效，康复得比较彻底的病例，每一案例均突出体现了四维辨证法的思维，详细讲述两点：一个是逐症分析，一个是方解详析，但愿能对大家理解四维辨证法有所帮助。

病案1：慢肾病康复案

　　包某，男，61岁，2021年10月20日初诊。

　　患者慢肾病病史两年余，经住院、门诊长期治疗，病情时有反复，不能痊愈。现面浮身肿，觉白天发热，晚上后背发凉，睡中出汗，乏力较著，迈步沉重感，面潮红，怕冷，大便偏干，小便微有不利，尿味秽浊，尿蛋白（＋），每日服强的松5片，舌红裂纹，前半部红赤尤著，苔白，脉细濡。

　　【逐症分析】病情长期反复不愈，提示体内有伏热滞留不去，易被激发；面部潮红、白天发热、睡中出汗，皆为相火蒸腾之象；乏力较著，迈步沉重感，为火热久留，壮火食气，致中气虚弱之表现；后背发凉，怕冷，为元阳虚弱之象；大便干，提示阳明腑大肠有燥热；尿味秽浊，为膀胱湿热秽浊之气；脉细濡、舌红裂纹、尿蛋白（＋），提示肾水不足，木火之气疏泄过度，致精关不固。

　　【辨证】伏火亢胜，肾水不足，中气、元阳虚弱。

　　【方药】熟地黄60克，怀山药30克，茯苓15克，泽泻15克，生白术30克，猪苓10克，山萸肉30克，五味子10克，乌梅10克，大黄10克，生黄芪15克，黑附片10克，肉桂5克（后下），炙甘草15克。共10剂，水煎服，每日1剂。

【方解】本方即金匮肾气丸与五苓散合方加减，方中重用熟地黄滋肾水，承降相火，大黄清降阳明燥热，乌梅、山萸肉、五味子敛降肝木之火，以固肾关，茯苓、泽泻、猪苓清热利尿，以祛膀胱与肾中浊热，以上4组为方中主药；生黄芪、生白术、炙甘草补中气，转中轴，清热降火；黑附片、肉桂温益元阳，引火归元，因患者体内伏热尤重，故一开始均轻量以免助火为患，相火得降，后续则可根据需要适当加量。

患者于2021年10月29日复诊，面肿减轻，依旧潮红，小便通利，已无秽浊之气味，大便变稀，日1~2次。原方加生石膏、土茯苓各30克，以进一步清热解毒，祛湿化秽，服20剂。于2021年11月26日复诊，疲乏显著减轻，精神转佳，疗效较上次更加显著，强的松已减为每日4片，因尿已无秽浊之味，故去猪苓、泽泻。伏热之体，久用黄芪、黑附片会助火热，故暂时去之，加菟丝子15克、补骨脂15克，芡实15克，滋阴清热，补肾固精。

再进10剂，乏力好转，口干减轻，不再发冷，强的松减至每日3片半，此后主方不变，根据病情略有加减，共服70余剂，尿检尿蛋白阴性，患者停药。两年后随访，尿蛋白持续阴性，面肿面红、汗多、发热等症完全消失，身体健康。

按：本病例始终以清热祛火为主，最终使尿蛋白完全转阴，说明尿蛋白阳性为木火之气所致这一认识是符合临床实际的。

病案2：类风湿身痛，易感发热多年不愈案

党某，女，46岁，全身肉痛，易感冒发热，已六年余，在兰州、西安多家医院就诊，诊断为类风湿性关节炎、多发性肌炎等，多方治疗只能缓解病情，而后随即复发，六年来一直在求医治病的路上。发热多日不退，体温38~39℃，全身肉痛，头痛，非常疲乏，身倦欲寐，寐则难醒，醒后尤觉疲乏，面色憔悴晦暗，肌肉瘦削，两手诸指节肿胀疼痛，已停经4年，不欲食，食少，食后疲乏尤甚，大便干，易汗，睡中汗多如水，衣被尽湿，畏寒身冷，易生气，舌淡红裂纹，苔白，脉浮数。

【逐症分析】发热多日不退，体温38～39℃，为阳明热盛，相火鸱涨之象；易感冒，发热，提示太阳伏热，易招惹外邪为患；全身肉痛、头痛，多年反复不愈，为三阳伏热，火热瘀滞肌腠、经络，痼留不去之证；非常疲乏，身倦欲寐，寐则难醒，醒后尤觉疲乏，面色憔悴晦暗，肌肉瘦削，为多年患病，壮火食气，致中气元气虚弱，精血亏虚之象；两手指节肿胀疼痛，为火热毒邪瘀滞骨节经络，致肿致痛之证；停经4年，为包宫火热瘀滞，血脉不通之象；不欲食，食少，为热郁阳明，胃气失降，受纳受阻之象；食后疲乏尤甚，为中气虚弱，失于承载之证；进餐出汗，睡中汗多如水，衣被尽湿，为阳明伏热和少阳相火蒸腾之象；大便干，为阳明腑大肠燥热之象；易生气，为肝郁火旺，厥阴疏泄太过之表现；畏寒，有两个方面：一方面为久病致元阳虚弱，失于温煦之表现；另一方面为三阳伏热，致身体对环境过于敏感而怕冷；舌淡红裂纹，脉浮数，为体内伏热，肾水不足之象。

【辨证】三阳热盛，相火弥漫，中气、元气虚弱，肾水不足，六经俱病。

【方药】柴胡桂枝龙牡汤加味。柴胡15克，黄芩15克，党参30克，清半夏15克，桂枝15克，白芍30克，生龙骨、生牡蛎各30克，生石膏30克，熟地黄90克，山萸肉30克，乌梅30克，桑叶15克，生黄芪90克，黑附片15克，生姜15克，大枣12枚，炙甘草30克。共5剂，每日1剂，水煎服。

【方解】桂枝、白芍、桑叶散解太阳表热，清敛肌腠伏热，去热止汗；柴胡、黄芩疏散清解肝胆火热及弥漫三焦的少阳相火，生石膏清泻阳明大热，此3组药对治三阳伏热，为方中主药；重剂熟地黄，滋肾水，以水制火，以祛伏火之根源；生龙骨、生牡蛎镇潜浮阳，降热敛汗；乌梅、山萸肉、白芍敛肝降胆，清泻少阳、厥阴木火，止汗；清半夏、生姜清降阳明，以开胃纳，兼可散解表热；大剂生黄芪、党参、大枣、炙甘草大补中气，斡旋中轴，清降火热；黑附片温益元阳，并防大队寒凉之品克伐阳气，全方以清泻火热为主，兼补中气、滋肾水、温益元阳。

服完5剂复诊，发热显著退减，只在每晚有轻度发热，汗仍多，气短、全身痛减，怕冷减轻（用大队清热药后，热退，怕冷却显著减轻，说明怕冷也为火热亢盛之症），清涕如水（火热生湿），大便变稀，日2次，食欲食量增加（阳明热清，胃气得降），舌淡红苔白裂纹，舌下脉络瘀紫（示瘀热尤重），脉仍浮数。原方去生石膏，桑叶，加生晒参15克（补元气），黄芪增加为120克（补中气，转中轴），山萸肉增加为60克（伍人参敛聚元气），加丹参30克（清泻瘀热）。

服5剂，复诊，发热已无，咽痛消失，汗减少，气短显著减轻，清涕偶有，全身肉痛减轻，各处骨节疼痛较著，原方黄芪、山萸肉减半，加全蝎2克（研末冲服），蜈蚣2条（研末冲服），搜剔络中深伏之瘀热，豨莶草15克，老鹳草15克，清泻筋骨关节之热毒，消肿止痛。

服10剂复诊，已半月未再发热，也未感冒，诸症基本消失，生活已可自理，单个关节微有肿痛，面部显红润之色。患者不愿意再服汤药，以原方做水丸久服，数月后，喜告病愈，送锦旗一面示谢。3年后追访，病未再发，已完全恢复健康。

按：本患者身痛发热长期不愈的根源，就是体内伏热不去，病已涉及太阳、少阳、阳明、太阴、少阴、厥阴六经各个界面，治疗以祛除三阳伏热为主，补益太阴中气为辅，兼滋少阴肾水，以水制火，同时温补少阴、厥阴阳气，补益元气，终使多年顽疾彻底获愈。

病案3：精神分裂症、双向情感障碍案

魏某，女，22岁，于2019年9月28日初诊，找不见宿舍、教室，不时偷笑，自言自语，谈话交流所说与实际不符，自己不能照顾自己的生活，病已半年多。在北京、兰州几家医院住院3次，被诊断为精神分裂症、双向情感障碍，饮食少，无规律，边进餐边打盹，吃吃停停，喜凉饮，怕热，大便干燥，极臭，数日一解，烦躁易怒，舌淡红苔白，脉细滑。

【逐症分析】大便干燥，极臭，数日一解，喜凉饮，怕热，为阳明腑大

肠燥热壅盛，相火燔灼，灼伤津液，阳明降机不利之象；烦躁易怒、不时偷笑、自言自语，提示厥阴木火疏泄太过，携阳明壮热，上扰心神；难入睡、浅眠，睡时短，为火热蒸腾，致阳难入阴，阳入阴浅之证；饮食少，无规律，进餐时边吃边打盹，吃吃停停，自己不能照顾好自己的生活，为中气虚弱，承载无力，厥阴肝木疏泄无力之象；找不见宿舍、教室，谈话交流所说与实际不符，提示中气下陷，致脑不任物，同时精血不足，脑髓失养，致神识昏糊；脉细滑，为中气虚弱，伏热存留之象。

【辨证】中气下陷，阳明伏热携相火扰心，肾水不足，心神昏糊。

【治则】升中气，泻阳明，降相火，滋水养心。

【方药】芪术柴胡龙牡汤加减。生黄芪45克，生白术45克，大黄10克，熟地黄90克，山萸肉30克，柴胡15克，黄芩15克，党参15克，清半夏15克，生龙骨30克，生牡蛎30克，磁石30克，枸杞子15克，菟丝子15克，女贞子15克，制何首乌15克，首乌藤15克，生石膏30克，全蝎2克（研末冲服）。共7剂，每日1剂，水煎1小时以上，煎出3纸杯，分2～3次服。

【方解】以较大剂量之生黄芪、党参、生白术补中气，转轴运轮，助左升，以土载木，促肝之疏泄稳健调达，同时促右降，降阳明，降相火；大黄、清半夏、生石膏泻阳明实热，清阳明壮火，降阳明气机；柴胡、黄芩清肝胆火热，泻弥漫三焦相火；重剂熟地黄、山萸肉、枸杞子、菟丝子、女贞子、制何首乌、首乌藤滋肾水，补精血，敛降相火，以水制火；生龙骨、生牡蛎、磁石镇潜浮阳；全蝎咸寒，清热凉肝熄风，以制木火之亢奋；全方补土、滋水、降火、清心、宁神，以恢复神识。

患者于2019年10月5日复诊，睡眠显著改善，情绪明显缓和，但仍时有烦躁，大便变软，两日一解，较通畅，谈话交流中打盹减少，短暂交流几句即去玩手机，如此显著之良效，说明药证相合，谈话交流中仍有打盹，故生黄芪增至120克，大补中气，以提升土载万物之力，加琥珀2克，研粉冲服，以进一步清心安神，火降风自平，故不再赘用价格昂贵之全蝎。续服7剂，同时嘱患者减服控制精神分裂症之西药。

于2019年10月15日复诊，患者情绪不再呆板，有了笑容，睡眠好，情绪好，大便干，仍不畅，为防止大剂黄芪助火生热，生黄芪减至60克，阳明燥热为躁狂发病的一个根本因素，故大黄加至30克，以增强清泻阳明之力，续服7剂。

患者于2019年10月28日复诊，其思维、情绪、语言已基本正常，诸多症状基本消失，自己回学校，恢复正常上课学习，以原方做成水丸，久服巩固疗效！

我于2022年9月19日追访，其母亲喜告，自从服丸药开始，孩子病情未再反复，精神状态越来越好，共服丸药三料，现在已大学毕业并参加工作，生活、工作一切正常。

按：临床常见躁狂患者，均有大便干燥，多日一解等阳明腑大肠燥热的情况，经清热泻下燥屎，躁狂等症得以减缓或消失，所以阳明燥热，是造成烦躁易怒，打人毁物等狂躁症状的一个重要因素，所以在治疗精神异常类疾病时，清泻阳明燥热是一个重要手段，本例患者大黄用至30克，也是持续获得良好疗效，不使病情反复的一个重要原因。

病案4：崩漏（月经淋漓不尽一年余）案

韩某，女，48岁，于2020年5月21日初诊，月经每来则迁延一两月不止，血量或多或少，经住院治疗，或口服黄体酮等药，时发时止，淋漓不尽，已一年多，在多家医院经中医治疗，服中药不少，服药则血止，药停则出血又始，医院建议切除子宫，患者不同意，求中医治疗。本次出血已近两个月，仍淋漓不止，昨日出血尤多，眠差两年多，入睡难，眠时短，汗多，进餐、睡中、活动均出汗，非常疲乏，气短，心急、心慌，睡中易突发心悸，背寒怕冷，足冷膝凉，带多色黄，舌红，脉濡缓。

【逐症分析】汗多，进餐、睡中、活动均出汗，为患者近七七之年，肾水不足，相火蒸腾之象；眠差两年多，入睡难，眠时短，为体内伏热，相火燔灼，阳难入阴之象；心急、心慌，睡中易突发心悸，为肾水不足，相火扰心之证；非常疲乏，气短，为体内长期伏热，火热食气，中气元气不足之象；一年多月经淋漓不止，一方面为相火妄动，迫血妄行，另一方面为中气虚弱，血失统摄；背寒怕冷，足冷膝凉，为患者病久，致元阳不足，温煦失职之象；带多色黄，为火热生湿，湿热壅滞下焦之证；舌红，脉濡缓，为体内伏热，元气中气虚弱之证。

【辨证】体内伏热，相火亢盛，中气、元气虚弱，肾水不足。

【方药】平冲摄血汤加减。生白术15克、生黄芪30克、生龙骨、生牡蛎各30克、白芍15克、山萸肉30克、茜草10克、五倍子10克、乌贼骨15克、棕炭10克、地榆炭15克、熟地黄45克、黑附片15克、炙甘草30克、草河车30克、鸡冠花30克。共5剂，水煎服，每日1剂。

【方解】生黄芪、生白术、炙甘草，清热降火，益气摄血；熟地黄、白芍、茜草、草河车、鸡冠花，滋肾水，降相火，凉血止血；生龙骨、生牡蛎，镇潜浮阳，平冲降逆，以安血海，收敛止血；山萸肉、五倍子、乌贼骨、棕炭、地榆炭，清热收敛止血；鸡冠花、乌贼骨、五倍子、地榆炭，兼以清热止带；黑附片，引火归元，温益元阳。全方以清热、益气、止血，标本兼治。

服完5剂，出血渐止，出汗减少，睡眠好转，续服5剂，出血停止，诸症继续好转，为巩固疗效，原方减轻剂量，续服5剂，半年后追访，疗效巩固。

病案5：失眠伴便溏、汗多、足冷案

马某，男，54岁，眠差易醒，醒后再难入睡，已数年，疲乏气短，素来便溏，易汗，进食、睡中均出汗，两足冷，记忆力较差，注意力不集中，食可，血糖高病史多年，因血糖高而控制食量，舌淡红，苔黄厚，脉沉弦。

【逐症分析】眠差易醒，醒后再难入睡，为体内伏火炎上，阳难入阴之症；睡中出汗，进食易汗，系伏热蒸腾之症；疲乏气短，注意力不集中，为壮火食气，致中气不足，土失载物之症；大便溏，为阳明大肠湿热之症；两

足冷，系元阳不足，失于温煦之症；记忆力较差，提示肾水不足，精血亏虚，脑髓失养；血糖高病史多年，提示伏火亢盛已久，伴有中气不足；舌淡红，苔黄厚，脉沉弦，为中气不足，阳明伏热之表象。

【辨证】伏火亢盛，阳难入阴，精血、中气、元气虚弱。

【方药】柴胡龙牡汤加减。柴胡15克，黄芩15克，党参30克，清半夏15克，生龙骨、生牡蛎各30克，磁石30克，熟地黄60克，枸杞子15克，菟丝子15克，女贞子15克，制何首乌15克，首乌藤15克，生黄芪30克，生白术15克，黑附片15克，葛根30克，黄连10克，炙甘草15克。共5剂，每日1剂，水煎1小时，煎出2~3纸杯，分两次服。

【方解】柴胡、黄芩清泻肝胆火热及弥漫三焦之相火，清半夏、黄连降气降火，生龙骨、生牡蛎、磁石镇潜浮阳，熟地黄滋肾水，承降相火，以上四组药，清热降火，潜阳入阴，为方中促眠主药；枸杞子、菟丝子、女贞子、制何首乌、首乌藤补精血，滋养脑髓，清热安神助眠；党参、黄芪、白术、炙甘草补中气，转中轴，促火右降；葛根、黄芩、黄连、生白术、炙甘草清热泻火，也化湿以去便溏；黑附片温益元阳，引火归元，监制诸药寒凉伤阳之弊。

服5剂，患者已可正常入睡，大便成形，每日早餐前一解，排解通畅，解后舒服，共进10剂，诸症基本消失。

按：该患者有便溏一症，系多年痼疾，本方为寒凉之剂，且有大剂量滋阴增液之熟地黄，虽也针对便溏用了葛根、黄连、生白术，以寒凉清热为主旨，服后大便反转而成形，证明便溏确因湿热而致，在临床中，类似的病例比比皆是，说明便溏、腹泻确为湿热纠结之证，白术、黄芩、黄连诸药皆有良好的清热功效，热去则湿除，便溏、腹泻自止。传统上认为的脾不健运生湿，实际大多都是火热生湿的情况，在健脾化湿的原则指导下，常以苍术、白术、薏苡仁等健脾化湿来治疗，其实这些药均有良好的清热化湿的功效，其除湿止泻的疗效，建立在清热功效之上，所以我们需要重新来认识这些药的药性，详见第二章证候与药性。

病案6：肺心病哮喘心衰案

某女士，57岁，于2018年12月25日初诊。哮喘病史二十多年，刻下胸闷气喘一周余，动则气喘、胸闷，上楼则气喘难续，心悸，伴咳嗽，喉中痰鸣，两肺满布哮鸣音，心率110次/分，大便干，排泄不畅，汗多，易感冒，体极胖，怕热，舌暗红裂纹苔白厚，舌下脉络瘀紫，脉浮滑数。

【逐症分析】哮喘病史20多年，表明患者肺中火热深伏；动则气喘、胸闷，上楼则气喘难续，伴咳嗽，喉中痰鸣，为肺热生痰，痰火致肺气上逆之症；两肺满布哮鸣音，为痰热阻塞气道，肺气不畅之象；动则心悸，心率110次/分，为久病致少阴元气衰弱（心衰），及木火亢盛，致肝疏泄太过之象；大便干，排泄不畅，为阳明大肠燥热壅滞，降机不利之症；汗多，易感冒，怕热，为阳明伏热，相火亢胜之象；舌暗红裂纹苔白厚，舌下脉络瘀紫，脉浮滑数，为痰热壅肺，元气衰弱，心脉火热瘀滞之象。

【辨证】痰热壅肺，肺失宣肃，心元衰弱。

【方药】小青龙汤加石膏汤加减。麻黄10克，桂枝15克，白芍30克，辽细辛15克，清半夏15克，五味子15克，生石膏50克，熟地黄60克，黄芩10克，浙贝母15克，紫菀10克，款冬花10克，酒大黄10克，黑附片30克，炙甘草60克。6剂，水煎2小时，煎出两纸杯，分2次服。

【方解】以小青龙汤去干姜，宣泄肺热，化痰降气肃肺，止咳平喘；生石膏、黄芩、熟地黄，清降阳明，滋肾水制木火，降相火，尤善清肺热，以去哮喘之宿根；浙贝母、紫菀、款冬花，专清肺热降肺气；大黄清降阳明腑燥热，以降肺气；黑附片温益元阳，强心救衰，炙甘草两倍于黑附片，厚土伏火，监制黑附片之毒性，调和诸药。

服3剂，咳嗽基本停止，气喘、心悸均显著减轻，服完6剂，诸多症状大大减轻，上楼微有气短、心悸，心率92次/分，舌下脉络瘀紫减退，疲乏尤著，夜寐汗多，原方加生晒参15克，山萸肉30克。续服12剂，咳嗽、气喘、心悸消失，出汗明显减少，心率83次/分，患者恢复正常工作。我于2022年8月追访，其哮喘3年未再发作，每在感冒后微有气短，感冒愈则气短消失。

按：本病例现代医学诊断为肺心病，轻度心衰，以肺热气逆之哮喘为主要表现，以小青龙加生石膏汤加减，很快病愈，且多年痼疾得以有效控制，3年未发作，主要是抓住了肺热气逆这个关键，着重清泻肺中伏热，祛除整体伏热，哮喘巢穴肺中之伏热得去，哮喘自愈，也不易复发。

病案7：抑郁症、焦虑症案

康某，女，31岁，某营销部经理，于2017年02月28日初诊。患者做胃镜检查，发现患有食管炎，患者误认为患食道癌，精神遭受巨大打击，渐渐出现精神郁闷，表情淡漠，少言寡语，注意力不集中，一人独处时心急欲死，全身疲乏无力，四肢痠软懒动，失眠不寐，每晚只能睡眠1小时左右，健忘，面黄少华，便溏，畏寒肢冷，烧心，时觉恶心，口疮，手足凉。胃镜检查显示食管炎，萎缩性胃炎。舌淡红苔厚微黄，脉沉细。

【逐症分析】精神遭受巨大打击后，出现精神郁闷，表情淡漠，少言寡语，注意力不集中，全身疲乏无力，四肢痠软懒动，为遭受精神打击，致中气下陷，土失载木，木气也下陷，肝木疏泄不及之象；一人独处时心急欲死，为木郁化火，木火扰心之象；失眠、不寐，为木火上冲，阳不入阴之象；面黄少华，健忘，为中气下陷，不能推动气血上滋脑髓之象；畏寒肢冷，手足凉，脉沉细，为中气下陷，元阳虚弱，温煦推动失职之象；烧心，时觉恶心，口疮，舌淡红，苔厚微黄，为阳明胃热之象。

【辨证】中气肝气下陷，木火冲心，阳明热盛。

【方药】芪术柴胡龙牡汤加减。生黄芪60克，生白术30克，山萸肉15克，柴胡15克，黄芩10克，党参30克，生清半夏15克，生龙骨、生牡蛎各30克，磁石30克，黄连10克，百合15克，浙贝母10克，砂仁10克，黑附片15克，炙甘草15克。5剂，水煎1小时，煎出400~600毫升分2~3次服。

【方解】大剂生黄芪、生白术、党参、炙甘草，升补中气，以土载木；柴胡、黄芩、龙牡、磁石，清肝胆，降相火，潜降亢阳，疏泄肝木；黄连、百合、浙贝、砂仁清胃火，养胃阴，降阳明，厚土抑木；黑附片，温益元阳。

患者于2017年3月3日复诊，其情绪转愉悦，有说有笑，自述药后诸症显著减轻，心急欲死的情况未再发生，每晚可睡5小时以上，唯觉手足热烫尤著，为中气来复，肝木升发有力之后，相火显象，原方去附片，加乌梅15克，续进5剂，病情进一步减轻，已能做家务，但不耐疲劳，时有心急，原方续进20剂，病情基本控制，生活工作如常人，患者因惧怕病情复发，又间断服药10余剂，所有症状全部消失，病愈，至今5年，身体健康，生活、工作正常。

病案8：心急、心烦欲死案

陈某，女，63岁，因发作性心急、心烦欲死，在本地县医院住院无效，转兰州某医院住院治疗，服抗焦虑药，病情反加重，彻夜不寐，烦躁不安，无奈之下，老两口在市内走街串巷，遍访药店诊所，求医寻药治病。来诊时患者心烦躁动不安，一边在屋子里来回走动，两手不自主在身上上下拍打，一边叙述病情。自述心急病史多年，20多天来，心悸阵发，心烦欲死，极难入寐，寐即醒，乱梦纷纭，健忘，头昏头晕头痛，时而颤抖，时而身热汗出脱衣掀被，怕热，怕冷，哈欠频频，口苦，不欲食，不欲饮，舌暗红，苔黄厚，脉沉伏微。

【逐症分析】健忘，头昏头晕头痛，为肾水不足，精血亏虚，心脑失养之症；心悸阵发，心烦欲死，躁动不安，时而颤抖，在屋子里来回走动，两手不自主在身上拍打，口苦，为肝火亢盛，疏泄太过，甲胆逆上，木火扰心之象；极难入寐，寐即醒，乱梦纷纭，为肾水不足，木火冲逆，阳难入阴之症，也即"水浅龙火飞"之象；时而身热汗出脱衣掀被，怕热，为相火亢盛，燔灼太过之象；哈欠频频，为壮火食气，致中气不足，土失载木，肝木疏泄不及之象；怕冷，为厥阴肝疏泄不及，阳气不达之象，并非元阳不足；不欲食，不欲饮，为土之气阴不足，脾胃失于受纳运化之象；舌暗红，苔黄厚，脉沉伏微，为木火亢盛，肾水不足，中气虚弱之象。

【辨证】肾水不足，中气虚弱，木火扰心。

【治则】抑肝火，安心神，滋肾水，补中气。

【方药】柴胡桂枝龙牡汤加减。柴胡10克，黄芩10克，党参15克，沙参10克，清半夏15克，桂枝10克，白芍15克，生龙骨、生牡蛎各20克，熟地黄15克，菟丝子10克，女贞子10克，制何首乌15克，首乌藤15克，枸杞子15克，白蒺藜15克，炙甘草10克。

水煎服，每日1剂。患者唯恐不效，只取两剂试服，当日服1剂，第二天老伴喜来告知，心急心烦诸症显著缓解，昨日只发作1次，唯觉心悸，害怕较著，原方加朱砂1克冲服，续服4剂，心急心烦诸症基本消失，因过春节停药。4个月后，患者着盛装来见，神采照人，自述药后睡眠改善，心急诸症消失，病未再发作，也未再吃药。

按：抑郁症、焦虑症的病理关键在肝火亢盛疏泄太过，虽来势急迫，如药症相符则病去亦速，彰显"将军之官"，风木之脏，其病如风，有来去迅速，无影无踪之特点。

病案9：抑郁焦虑症，小腹鼓胀如球案

刘某，女，22岁，于2020年7月5日初诊。情绪低落5月余，恐惧、害怕，疲乏甚，有时特别累，入睡困难，心急心烦，健忘，时有头痛，思绪纷繁，胃脘胀、小肚子胀已久，有时小腹鼓胀如球，有时一天只吃一顿饭或不吃，心烦时食欲很强，不由自主强迫性暴饮暴食，喜食冷餐，口干，口渴，喜热饮，怕冷，大便3~5日一解，舌红苔白，脉细弦。

【逐症分析】情绪低落，疲乏甚，有时特别累，恐惧、害怕，均为中气不足，土失载木，致肝疏泄不及之象；心急心烦，思绪纷繁，入睡困难，头痛，为肾水不足，肝火冲心，疏泄太过，阳难入阴之症；心烦时食欲很强，自我强迫性暴饮暴食，为肝木火旺，疏泄太过，致情绪易走极端之象；胃脘胀，小肚子胀，小腹鼓胀如球，大便3~5日一解，为肝火瘀滞，致胃肠气机失降，阳明降机不利之象；口干，口渴，喜食冷餐，提示阳明热甚，津液受伤；怕冷，为肝疏泄不及，阳气不达之象。

【辨证】肝火亢盛，中气虚弱，肾水不足。

【治则】泻肝火，安心神，益中气，滋肾水。

【方药】柴胡桂枝龙牡汤加减。柴胡15克，黄芩15克，党参15克，清半夏15克，桂枝10克，白芍15克，生龙骨、生牡蛎各30克，熟地黄60克，枸杞子15克，菟丝子15克，女贞子10克，首乌藤15克，制何首乌15克，白蒺藜15克，酸枣仁10克，远志10克，紫苏10克，生黄芪30克，炙甘草15克。共5剂，每日1剂，水煎服。

【方解】柴胡、黄芩、白蒺藜疏泄肝胆火热，清泻相火弥漫；白芍、生龙骨、生牡蛎敛肝降胆，潜降浮阳；熟地黄、枸杞子、菟丝子、女贞子、首乌藤、制何首乌、酸枣仁、远志滋肾水，承降相火，养肝血，安心神；清半夏降心肝之火，促眠；生黄芪、党参、炙甘草厚土补中，以土载木；桂枝、紫苏降胃肠逆冲之气，以除腹胀。

患者于2020年7月11日复诊，强迫性暴饮暴食减轻，胃胀消失，入睡仍较难，眠差，原方熟地黄增加至90克，以加强滋肾水、承降相火之力，续服5剂。

患者于2020年7月16日复诊，强迫性症状继续减轻，心烦心急明显减少，较易入睡，眠也较实，口干、口苦减轻，已不太怕冷，提示肾水得滋，木火冲逆之势减缓，肝之疏泄逐渐复常；易忘事，大便3-5日一解，头重，值月经来潮，血量少，小腹鼓胀如球，原方调整为柴胡15克，黄芩15克，党参15克，清半夏15克，桂枝10克，白芍15克，生龙骨、生牡蛎各30克，熟地黄90克，枸杞子15克，菟丝子15克，女贞子10克，首乌藤15克，制何首乌15克，全蝎2克（冲服），生黄芪30克，木香10克，炙甘草15克。共15剂，每日1剂，水煎服。

于2020年9月7日电话回访，头痛消失，睡眠改善，情绪快乐，再无胡思乱想，小腹鼓胀偶有轻微发生，半年后随访，自述药后病渐渐向愈，正常生活、工作、学习。

病案10：抑郁焦虑症，伴漏尿案

郑某，女，45岁，河北石家庄人，于2020年8月14日通过微信网诊，抑郁、焦虑病史半年余，高兴不起来，疲乏无力，心悸，心律快，烦躁，入睡难，睡眠时短，控制不住情绪，胡思乱想，容易激动，常不自主漏尿，健忘，不敢饮凉，饮凉则腹胀，易出汗，怕冷，舌淡红，苔白。目前服用3种抗焦虑西药维持。

【逐症分析】高兴不起来，疲乏无力，为中气虚弱，土失载木，肝疏泄不及之象；控制不住情绪，胡思乱想，容易激动，为肝火亢盛，疏泄太过之象；常不自主漏尿，既有中气虚弱，控摄无力之因素，也有膀胱、尿道本有伏热，为疏泄太过之木火之气所激发，以致漏尿的因素；心悸，心律快，烦躁，为肝木疏泄太过，木火扰心之症；健忘，为肾水不足，脑髓失养之症；入睡难，睡眠时短，为肾水不足，木火亢盛，致阳难入阴，或阳入阴浅之象；不敢饮凉，饮凉则腹胀，怕冷，为久病元阳不足，温煦失职之象，也为木火深伏，致身体对环境过于敏感之象；易出汗，为体内伏热，相火蒸腾之象。

【辨证】中气虚弱，肝火亢盛，肾水不足，元阳虚弱。

【方药】芪术柴胡龙牡汤加减。生黄芪120克，生白术30克，柴胡30克，黄芩15克，党参15克，清半夏15克，生龙骨、生牡蛎各30克，磁石30克，熟地黄60克，菟丝15克，女贞子15克，远志10克，炒枣仁10克，徐长卿15克，黑附片15克，茯苓15克，炙甘草15克。共10剂，每日1剂，水煎服。关于本方的方解，参见病例7、病例8、病例9来理解即可。

患者于2020年9月4日复诊，精神转佳，抑郁、焦虑诸症基本消失，睡眠改善，未再出现漏尿，开始减服抗焦虑药，原方黄芪量减半，续服10剂。

患者于2020年9月17日复诊，疲乏、烦躁、心悸、失眠、漏尿诸症均已消失，已完全停服3种抗焦虑西药，原方减量至生黄芪30克，生白术30克，柴胡15克，黄芩10克，党参15克，清半夏15克，生龙骨、生牡蛎各20克，磁石15克，熟地黄30克，菟丝子10克，女贞子10克，徐长卿15克，茯苓15

克，炙甘草15克。10剂。此后患者间断服药，逐渐康复，至今已两年，未再反复。

病案11：头昏头蒙、心悸、气短案

黄某，女，45岁，于2017年4月12日初诊，头昏头蒙十多年，加重一年，脚下有踩棉花感，阵发性剧烈心跳时发，每发持续一两个小时，手脚有时候像过电一样麻木。有时突然感觉舌头增大，气憋，脸色发黑，急诊输氧后缓解，之后心脏抽痛好多天，如此先后在某市多家医院急诊多次，吸氧、输液即暂时缓解，不久又发。甲状腺功能、血脂、心脏彩超、心电图、心脏24小时监测等检查，没有发现特殊问题。近几年曾去北京、西安多家大医院，就诊多次，中西医治疗，连续服药近1年，时好时坏，治疗几乎未间断过，每分钟都在头蒙、心悸、吸气累、心烦的痛苦中。

患者来就诊时头顶枕后昏蒙沉重，重则眼睛睁不开，行走不利，胸闷，心脏蒙，心慌气短，心率快100次/分，动则心跳，甚至睡觉翻身也心跳加剧，易紧张恐惧，手脚发抖，手常不自主握紧，心情烦躁，悲观，疲乏无力，眠差，易感冒，感冒则发咽痛。畏寒，手足凉，腹凉，胃脘不舒已久，舌红苔少，脉细微。

【逐症分析】病已多年，提示病情绝非单纯，已涉六经多个界面；每分钟都在痛苦中，多方求医，多次检查未发现问题，治疗未有明显效果，提示当有现代医学不能揭示的和中医常规辨证思维之外的问题存在。

胸闷，心脏蒙，心慌气短，心率快，动则心跳，甚至睡觉翻身也心跳加剧，心情烦躁，提示肝之木火亢盛，致疏泄太过，木火冲心，病在厥阴；头顶枕后昏蒙沉重，重则眼睛睁不开，提示厥阴木火上冲，火热瘀滞清窍，神明被蒙。

疲乏无力，悲观，易紧张恐惧，手常不自主握紧，提示中气下陷，土不载木，致厥阴下陷，失于升发，此即师父所说厥阴中气同时下陷。手脚发抖，行走不利，为中气下陷，厥阴风木疏泄不利之表现；眠差，提示木火冲

逆，阳难入阴。

易感冒，感冒则咽痛，提示太阳界面、咽喉素有伏热，因伏热致敏而易感招六淫邪气，涉及太阳、厥阴、太阴、少阴多个界面；畏寒，手足凉，腹凉，提示一方面元阳虚弱，失于温煦，另一方面体内伏热致身体对环境敏感；舌红苔少，提示肾水不足，阴虚火旺；胃脘时时不舒，为木火犯胃，胃阴不足之象；脉细微，为病久元气虚弱之象。

【辩证】肾水不足，木火冲逆，中气下陷。

【方药】以柴胡龙骨牡蛎汤加减。柴胡15克，黄芩15克，清半夏15克，党参15克，生龙骨、生牡蛎各30克，磁石30克，山萸肉30克，生白术60克，熟地黄60克，菟丝子15克，女贞子15克，徐长卿15克，百合15克，全蝎2克（研末冲服）黑附片15克，炙甘草30克。共10剂，每日1剂，水煎服。

方中柴胡、黄芩，清泻木火，疏泄肝胆，与清半夏、生龙骨、生牡蛎、磁石、山萸肉相伍，清泻少阳、阳明火热，镇潜敛降少阳厥阴木火之冲逆；熟地黄、菟丝子、女贞子，滋水涵木，以制木火亢盛，同时滋养心脑，安心神；参、术、草，升提中气，以土载木；熟地黄、菟丝子、女贞子、徐长卿，滋水涵木，以水制火，安神制悸；全蝎，清热熄风，以制木火过度之疏泄；百合泻火养阴以治胃痛；黑附片、炙甘草，温益元阳，以土伏火。

服完10剂复诊，胸闷、心慌气短、疲乏、眠差诸症虽有明显改善，但心率仍快，心脏蒙、头昏头蒙仍较著（木火冲逆仍甚），无形的火热冲心冲脑，致心脑昏蒙，就是现代医学不能发现的问题，也是中医常规思维容易忽视的问题，已有明显效果，提示原方思路尚符合病情，因病久热重，非短期可获理想疗效，原方熟地黄增加为90克，黄连10克，朱砂1克（研细冲服）。续服10剂。

药后头蒙、心蒙显著减轻，心率降至87次/分，身体频发窘急状态的情况未再发作，原方续服，共服40剂后，头脑昏蒙，心悸心蒙，及其他伴随症状渐渐消失，心率已恢复正常82次/分，此后患者断续服药，数月后告愈。

嘱患者饮食清凉，安心静养，3年后回访，病未再发作，偶有心悸、失眠，自我调养后随即消失。

病案12：附子干姜进体即上火，黄连香附下咽气短欲断案

王某，女，60岁，于2022年2月26日初诊。素来全身怕冷，小腹凉，小腿冰，不敢食凉饮冷，又因亲人过世遭受打击，致疲乏无力，腿软，注意力不集中，对任何事没兴趣，尿无力，断断续续难成连续之尿柱，食少、完谷不化，易悲伤哭泣，食油则恶心欲吐，眠时短，醒后再难入睡，记忆力减退，心慌、心急，大便稀溏，日1～3次。久服中药无显效，服附子、干姜即上火，服黄连、香附、麦冬等药，觉气短欲断。舌粉红，苔黄厚，脉细濡。

【逐症分析】素来全身怕冷，小腹凉，小腿冰，不敢食凉饮冷，为元阳虚弱，温煦失职之象；亲人过世遭受打击，致疲乏无力，腿软，注意力不集中，对任何事没兴趣，为中气虚弱，土气下陷，承载无力之象；易悲伤哭泣，为中气下陷致肝气下陷疏泄不及之象；尿无力，断断续续难成连续尿柱，为中气虚弱，肝疏泄不及之象；食少、完谷不化，为中气虚弱，脾胃失于受纳、运化之象；食油则恶心欲吐，为肝胆脾胃湿热阻中之象；眠时短，醒后再难入睡，忆力减退，为肾水不足，木火冲逆，阳难入阴之象；心慌、心急，为木火扰心之症；大便稀溏，日1～3次，为既有阳明大肠湿热，又有太阴中气虚弱，承载无力之症；服附子、干姜即觉尿道烧灼，腹中热，胁痛，为附、姜助长体内伏火（肝、胆、心、胃、肠伏火）之象；服麦冬、黄连、香附等药，觉气欲断，为脾阳虚弱，中气下陷之体，遇寒凉降气之品，致气陷欲断之象；舌粉红，苔黄厚，为体内伏热之症。

【辨证】中气下陷，元阳虚弱，肾水不足，肝火亢盛。

【方药】桂枝龙牡汤加减。桂枝10克，白芍10克，生龙骨、生牡蛎各20克，生晒参（另炖）10克，磁石20克，山萸肉15克，生黄芪15克，黑附片10克，吴茱萸5克，徐长卿15克，女贞子10克，菟丝子10克，枸杞子10克，制

何首乌15克，首乌藤15克，炙甘草15克。共3剂，每日1剂，水煎服。

【方解】因患者体内伏火，病久体弱，致身体高度敏感，对药物的耐受性很差，所以方中诸药均轻剂量，以免生变。桂枝辛温气降，降心火，通心脉，伍白芍柔肝降胆，制木火之冲逆；生龙骨、生牡蛎、磁石镇潜浮阳，潜降木火，助安心神；生黄芪、炙甘草补气升陷，厚土泻火；生晒参、山萸肉补元聚气，泻火柔肝；女贞子、菟丝子、枸杞子、制何首乌、首乌藤、徐长卿滋肾水，制心火，安心神；黑附片、桂枝、吴茱萸温益厥阴，助元阳，降木火，均轻剂量，少火生气，以防助火。

患者于2022年3月2日复诊，患者兴奋陈述睡眠明显改善，烦躁减轻，觉腹中气饱满一些，气可聚起来了，背部和小腿肚子不再发紧，完谷不化消失，小腿及足跟发凉明显减缓，说明中气、元阳逐渐增强，心火、肝火得降；舌黄厚苔退去，变为舌红嫩，少苔，时时欲哭仍著，说明肝胆脾胃湿热渐退，肾水仍不足，肝火亢盛，原方续服。

患者于2022年4月5日复诊，共服药18剂，诸症持续减轻，说话、干活有底气，腿脚冰凉转温，腹中气通，不再易哭泣掉眼泪，白带减少，气色明显好转。仍怕冷，腹部凉，原方附片加至15克，并加干姜6克，续服30余剂，诸症基本消失，多年痼疾，渐渐康复。

按：该患者一方面是久病敏感之体，不耐寒凉；另一方面，元阳不足、中气虚弱，与体内伏火同时存在。处方用药时寒热并用是必须的，应采取两个措施，一是每一味药剂量都较轻，二是不用大寒大热的药，如干姜、黄连、熟地黄等，一开始都没有用，后来伏火渐去，肾水得滋，才加用了少量干姜，结果患者觉得很舒服，证明这个思路是对的。

病案13：顽固咳嗽气喘案

雷某，女，56岁，于2018年9月3日初诊，咳嗽，气喘病史多年，易感冒，每因感冒而发咳喘，本次咳嗽、气喘一月余，痰多或黄或白，经输液5天，咳嗽气喘缓解，停药数日，咳嗽又发，潮热，汗多如水，入睡难，易醒，健忘，大便偏干，排泄不畅，畏寒怕风，怕热，口干，欲饮凉，手脚发热，急躁易怒，脉沉细。

【逐症分析】潮热，汗多如水，怕热，手脚发热，口干，欲饮凉，为肾水不足，相火亢盛，阳明伏热之象；咳嗽，气喘病史多年，易感冒，每因感冒而发咳喘，为肺中伏热，已筑成巢穴，易被外邪激发为患之象；痰为火热所生，不论色黄或白，均为肺热之症；易感冒，咳喘病史，高血压病史，心脏病、心率快病史，萎缩性胃炎病史，大便干，排解不畅，急躁易怒，提示体内伏热范围广泛，已涉及太阳体表、太阴肺、厥阴肝、少阴心、阳明胃和大肠、少阳胆多个层面；入睡难，易醒，为体内伏热蒸腾，阳难入阴之象；健忘，为伏热耗伤肾水，肾水不足，脑髓失养之象；畏寒，怕风，脉沉细，为元阳虚弱，温煦推动无力之象。

【辨证】肺热气逆，六经伏热，肾水不足，元阳虚弱。

【方药】小青龙汤合引火汤加减。麻黄10克、桂枝15克、白芍30克、辽细辛15克、生半夏15克、五味子15克、黄芩15克、生石膏50克、熟地黄45克、天冬15克、麦冬15克、浙贝母10克、白前10克、炙百部10克、黑附片15克、炙甘草30克。共5剂，每日1剂，水煎1小时以上，煎出400～600毫升，分两次服。

【方解】麻黄、桂枝、白芍、辽细辛、生半夏、五味子、炙甘草，即小青龙汤去干姜，清热祛痰，宣降肺气；生石膏、黄芩清肺热，降阳明；熟地黄、天冬、麦冬、百合滋肾水，降相火，养肺阴，以肃肺气；浙贝母、白前、炙百部清肺热，降肺气，止咳化痰；黑附片温补元阳，散热降火，引火归元。

服1剂，咳嗽气喘减半，惊呼中药神奇，服完5剂，咳止喘停，潮热、失眠诸症也显著改善，原方续服5剂，巩固疗效。此后1年内，咳喘轻微反复两次，每次服上方5剂，咳喘即消失。我于2022年8月13日电话追访，患者述哮喘已3年未再有大的发作，身热、出汗、睡眠也大大改善，感冒上火也很少发作。

按：此案关键抓住了肺热气逆，体内伏热这一主要矛盾，以小青龙汤清热宣肃肺气为主，合引火汤，加黄芩、生石膏等，全面清解体内伏热，火热即去，肺复清肃，故收佳效。

病案14：顽固过敏性皮炎案

侯某某，女，63岁，退休，于2019年2月19日初诊。面部泛发红色斑丘疹瘙痒，反复发作一年余，经中西医多方治疗未有明显效果，在某省级三甲医院诊为过敏性皮炎，现求中医治疗。刻下表现为前额、双侧眼周、面颊部皮肤散在红色斑、丘疹，灼热、瘙痒，同时伴有入睡难，睡中易醒，醒后再难入睡，每天下午疲乏甚，怕热，畏寒，健忘，易郁闷烦躁，舌质红苔白，脉浮濡。

【逐症分析】面部散发红色斑丘疹，灼热，瘙痒，提示在太阳界面，皮里膜外伏热，风火淤滞；入睡难，睡中易醒，醒后再难入睡，提示体内伏热冲逆，阳难入阴；怕热，每天下午疲乏甚，提示阳明热盛，壮火食气；健忘，易郁闷烦躁，提示肾水不足，肝木郁火；畏寒，为体内伏热，致身体对环境过于敏感，同时表明元阳不足；舌红，脉浮濡为体内伏热之象。

【辨证】皮肤热毒郁伏，肾水不足，木火作祟。

【方药】荆防蝉翘饮加减。荆芥10克，防风15克，金银花15克，连翘15克，蝉蜕10克，僵蚕10克，牛蒡子10克，薄荷10克（后下），黄芩15克，生地黄30克，赤芍15克，牡丹皮15克，生石膏50克，白鲜皮15克，生甘草15克。共5剂，每日1剂，水煎服。

【方解】荆芥、防风、牛蒡子、薄荷疏散太阳皮表风热，透疹解毒；金银花、连翘清热解毒，透散郁热；僵蚕、蝉蜕、白鲜皮清热熄风止痒；生石膏、黄芩、生地黄、赤芍、牡丹皮清热泻火，祛除气分血分一切伏热；生甘草益气清热解毒，调和诸药。

患者服1剂，面部皮肤红肿烧痒更甚，此为风热毒邪郁伏，致皮肤高度敏感，对药敏感之象，嘱患者坚持服完5剂，肿消痒减，皮疹显著消退，证明辨证用药是对的，原方续服5剂，进第一、第二剂皮损又加重，5剂服完皮损又更进一步减轻，根源还是皮里膜外的伏热毒邪在作怪，这个伏热不去，症状反复循环不止。精简原方，加大剂量土茯苓，增大祛除伏热毒邪之力度，荆芥10克，防风15克，金银花15克，连翘15克，僵蚕10克，牡丹皮15克，生地黄30克，赤芍15克，土茯苓120克，生石膏30克，黄芩15克，生甘草15克。

此后，病情未再反复，服五剂，疹退，肿消，痒止，续服五剂，皮损退净，停药，至今3年，反复不愈的过敏性皮炎不但未再复发，还可以使用一些化妆品。

按：该患者皮肤之所以反复过敏，根源在于皮里膜外存有伏热，治疗过程中方药每有加减变化，就会发生过敏，患者很有抵触情绪，但笔者坚信伏热退去，病必痊愈，所以耐心叮嘱患者坚持吃药，终获痊愈，实践证明笔者的思路和认识是对的。

病案15.类风湿性关节炎，以激素维持案

杨某，女，46岁，于2020年12月7日初诊。全身筋骨关节疼痛十年余，两手诸指节疼痛肿胀明显，发红色结节多个，疼痛严重时，翻不了身，每日必发晨僵，现每日服3片强的松维持，否则无法行动，每年五六月份全身疼痛尤著，被多家医院诊断为类风湿性关节炎，月经或前或后，血量少，经来腹痛，不怕冷，口干，梦多，多年来久服中药无效，舌红嫩，苔白，脉沉缓。

【逐症分析】全身筋骨关节疼痛十年余，两手诸指节疼痛肿胀明显，发红色结节多个，提示患者全身筋、骨、关节有伏热毒邪滞留不去，因诸痛皆为火象，关节肿胀、增大、红赤，也均为火热之象；疼痛严重时，翻不了身，晨僵，现每日服3片强的松维持，否则无法行动，提示筋骨关节间火热瘀滞较甚，气血失于流畅；每年五六月份全身疼痛尤著，提示全身疼痛为火热所致，因为一气周流圆运动彰示，五六月份为二之气少阴君火和三之气少阳相火当令之时，火气当令，疼痛加重，故疼痛为火热所致；月经或前或后，血量少，经来腹痛，为包宫火热瘀滞之象；不怕冷，口干，为体内伏火

燔灼之象；梦多，为相火扰神之象；舌红嫩，苔白，脉沉缓，为体内伏热，同时肾水不足，元阳虚弱之象。

【辨证】火热瘀滞筋骨关节，元阳虚弱，肾水不足。

【方药】桂枝芍药知母汤加减。桂枝15克，白芍30克，知母10克，赤芍15克，麻黄10克，防风15克，生白术30克，豨莶草30克，土鳖虫10克，络石藤15克，忍冬藤30克，熟地黄90克，秦艽15克，桑枝15克，蜈蚣（研末冲服）2条，五灵脂10克，细辛10克，黑附片15克，炙甘草15克。共10剂，每日1剂，水煎1小时以上，分两次服。

【方解】桂枝、麻黄、防风、细辛味辛性温，透散筋骨、关节郁伏之火热，通达阳气；豨莶草、忍冬藤、络石藤、秦艽、桑枝清热散瘀解毒，以祛筋骨、关节之火热瘀滞，消肿止痛；蜈蚣、土鳖虫、五灵脂性皆寒凉，泻火解毒，剔除络中瘀热，尤善止痛消肿；生白术、炙甘草清热补气，解诸药之毒，调和诸药；黑附片温益元阳，伍炙甘草、生白术扶正以祛邪。

于2020年12月23日复诊，药后关节疼痛显著减轻，原来每日吃3片强的松，现减为每日1片，指节红肿也明显消退，仍有晨僵，大便由稀溏转稠，咽喉涩痛。舌红，瘦小，苔少，脉玄缓。

原方加生半夏30克，散热解毒，消肿止痛，生石膏50克，清泻肌腠、筋骨、关节中之火热，制川乌15克，辛热散火解毒止痛，炙甘草45克，清热解毒，调和诸药。

患者于2021年1月30日复诊，共服30剂，关节疼痛大大减轻，停服强的松，每2日服1次布洛芬（2片），晨僵或有或无，已很轻，天气变化关节疼痛较著。原方调整至桂枝15克、白芍15克、知母10克、赤芍15克、麻黄10克、防风15克、生白术30克、豨莶草15克、土鳖虫10克、络石藤15克、黑附片15克、熟地黄60克、秦艽15克、桑枝15克、蜈蚣（冲服）2条、五灵脂10克、细辛10克、忍冬藤30克、生半夏15克、生石膏50克、威灵仙15克、炙甘草15克。

患者于2021年7月25日复诊，断续服药半年，关节疼痛基本消失，晨起手指关节有些肿胀。汗多，咽喉痒，喜饮凉水，以饮凉为快，仍以清热解毒，疏散筋骨经络关节中之热毒瘀滞为主，兼扶助元阳，原方调至熟地黄90克、豨莶草30克、秦艽15克、桑枝15克、生石膏50克、细辛10克、白芍30克、防风15克、黑蚂蚁5克、生半夏15克、草河车15克、山萸肉30克、黑附片15克、制川乌15克、黑豆30克、炙甘草15克。

患者断续服约十余剂，诸症基本消失，原方做水丸久服，1年后追访，自述类风湿性关节炎顽疾，基本痊愈，偶因天气变化或劳累，致身痛，关节痛胀，经休息后，随即消失。

按：此例患者患病十多年，自述久服中药无效，原因在于以风痹、寒痹、湿痹论治，没有认清疾病的本质为热毒瘀滞筋骨关节，接诊后抓住火热瘀滞筋骨关节这个主要矛盾，主以重剂清热祛火，佐以少量附子温益元阳，引火归元，故获佳效。

病案16：心衰、房颤案

谢某某，女，70岁，于2015年12月20日初诊。心悸心慌两年余，近一月加重，每在活动时心慌气短加重，常在夜间丑、寅时憋醒，两年来4次住院，被诊断为慢性心衰、伴房颤。久经中西医治疗，还曾去北京高级医院就诊，也无持久巩固的疗效，刚出院半月，病又如初，心悸气短，心率120次／分，频发早搏，常在夜间丑、寅时憋醒，疲乏无力行走缓慢，畏寒，身冷，手足凉，面色灰白无华，爪甲不荣，两小腿每在夜间抽筋困痛，晨起手胀，下午两小腿肿胀，心情忧郁，舌胖嫩苔白滑，脉短数结代。

【逐症分析】心悸气短，脉短，心率120次／分，为少阴元气虚衰之象；频发早搏，脉数、结代，为木火之气亢胜，肝疏泄太过之象；常在夜间丑、寅时憋醒，为肾水不足，木火冲逆，心脉右降不利之象；疲乏无力，行走缓慢，畏寒，身冷，手足凉，面色灰白少华，爪甲不荣为中气不足，元阳虚弱之象；两小腿每在夜间抽筋困痛，为肾水不足，木失水涵，肝血失于养筋，木火致挛之象；晨起手胀，下午两小腿肿胀，为元阳不足，水气泛溢之象；心情忧郁，为中气不足，土失载木、肝木疏泄不利之象；舌胖嫩苔白滑，为肾水不足，元阳虚弱之象。

【辨证】元阳虚衰，中气虚弱，木火亢盛，肾水亏乏。

【方药】破格救心汤加减。黑附片30克，干姜30克，炙甘草60克，生晒参45克，山萸肉60克，生黄芪60克，生龙骨、生牡蛎各30克，磁石30克，五味子15克，茯苓30克。共两剂，每日1剂，水煎2小时，煎出400～600毫升服，分2次服。

【方解】黑附片、干姜、炙甘草，即四逆汤的组成，救元阳（强心），温中阳，补土气，制木火；生晒参、山萸肉大补元气，滋水抑木，搏聚真元，此两组药为方中主药；生龙骨、生牡蛎、磁石、五味子镇潜浮阳，敛阴降火，防制木火之贼偷泄元阳；生黄芪升补中气，以复土载万物之力；茯苓益阴利水，救助元阳（利水强心）。

第一次药服后，患者自述有热气如"水渗馒头"样向全身散开，当夜小腿觉如"闸"样哗地一下通了，小腿从此再无困痛，两剂服完，心悸心慌减轻，精神愉悦，滔滔讲述自己服药后，病情好转的感觉。原方续进两剂，夜眠不再憋醒，心率降为106次／分，行走较前有力，全身已不觉冷，晨起两手也不再胀。因患者时觉郁郁不舒，加大黄芪量为90克，以增强厚土载木之力，条达肝气。

共进十二剂，患者于2016年1月25日复诊，安静时心率65次／分，心悸心慌已无，全身已不冷，腿肿、手胀消失，面色爪甲红润，患者已可逛商场，买菜，自由活动，自觉病情好转了80%。但每次服药后身热，感觉从骨头里热燥，手指尖麻胀，约2小时后消失，舌淡红嫩，为患者本就肾水不足，木火偏亢，大剂辛热的附子、干姜在补益元阳的同时，激发相火，致阴不配阳之象，故原方去附、姜，加熟地黄30克，麦冬15克，患者每2～3日服1剂，续服8剂，诸症消失，活动时心率90次/分，安静时65次/分。我两年后追访，患者在远行和劳累之后，有一些心悸、气短之外，别无不适，未再住院。

病案17：产后汗多如水，身冷如冰案

马某，女，22岁，回族，于2018年10月16日初诊。产后十多天，汗多如水，进餐、睡眠、活动均出汗，疲乏无力，头身冷痛，全身皮肤冰凉，后背及两腿尤觉冰凉，畏寒，大便干，3～4日一解，舌淡嫩胖裂纹，苔白润，脉缓。

【逐症分析】产后二十天，疲乏无力，为因生产损伤中气、元气，致承载推动无力之表现；大便干，3～4天一解，为阳明腑大肠燥热壅盛之象；汗多如水，进餐、活动、睡眠均出汗，为体内伏热与太阳表热，蒸腾津液之象；头身冷痛，诸痛皆火热所致，头身痛而冷，为太阳肌腠、筋骨中郁热，同时为元阳不足，温煦失职之表现；全身皮肤冰凉，后背及两腿尤觉冰凉，畏寒，为元阳不足，卫阳虚弱，失于温煦之象；舌淡嫩胖裂纹，苔白润，脉缓，为元阳不足，气不化水，肾水亏虚之表现。

【辨证】伏热亢盛，太阳郁热，元阳、中气、肾水皆亏虚。

【方药】桂枝龙牡汤加减。桂枝15克，生白芍30克，生姜15克，黑附片15克，生黄芪60克，五味子15克，山萸肉30克，生龙骨30克，牡蛎30克，豨莶草15克，生石膏30克，熟地黄15克，大枣15克，炙甘草30克。共5剂，每日1剂，水煎1小时，煎出400毫升，分早晚2次服。

【方解】桂枝汤既散解太阳伏热，又益气温助表阳。生黄芪清解肌腠之热助桂枝汤止汗，又大补中气；黑附片辛热，既温元阳，助卫阳，温通全身气血，又散解体内伏热，祛热止汗；五味子、山萸肉、生龙骨、生牡蛎敛热降火，镇潜浮阳，益阴固表；豨莶草伍生石膏，清泻郁滞全身肌腠、筋骨、关节之火热，以去头身疼痛；熟地黄伍生石膏，滋肾水，降相火，以祛体内伏热，祛除易汗多汗之根由。

服完5剂，汗减少一半，身冷疼痛也显著减轻，为太阳伏热及体内伏热得去之象；大便仍干，口臭，为阳明胃肠热盛之象，考虑正在哺乳期，诸多寒凉泻火之药，或伤及乳儿，故去熟地黄，加生白术120克，益气清热止

汗，降泻阳明。服5剂，汗出、便秘、身痛诸症几近消失，共服15剂，患者不愿继续服药，半年后随访，微有疲乏，身痛、出汗、身冷诸症基本消失，偶有轻微不适。

病案18：哮喘伴心脏病心衰案

李某，女，62岁，于2016年7月25日，初诊。气喘每年必发，已十多年，就诊时近1年4次住院，住院治疗则病情缓解，出院不久哮喘又发，不愿再住院治疗。今夏持续发作数月，在兰州某三甲医院住院一个月，诊断如下：①慢性支气管炎，肺气肿。②冠状动脉硬化性心脏病。③慢性心功能不全。刚出院不久，气喘胸闷，喉中痰鸣，漉漉有声，心慌，夜卧不能仰卧，只能侧卧而睡，时常要俯卧才觉气顺，面青紫，面浮眼肿，急性重病容，两足及小腿肿胀，小便不利，小腹胀，口干口苦，不欲饮，汗多如水，舌淡暗紫苔白，舌下脉络瘀紫，脉细滑。

【逐症分析】气喘多年，反复住院，慢性支气管炎，肺气肿病史，提示肺热深伏，痰热已筑成巢穴，痼留不去；喉中痰鸣，气喘胸闷，夜卧不能仰卧，只能侧卧而睡，时常要俯卧才觉气顺，为肝木疏泄过度，肝胆木火亢盛冲逆犯肺，肺热痰壅，失于宣肃，心脉不畅；冠状动脉硬化性心脏病史，慢性心功能不全病史，心慌，提示火瘀心胸，心脉瘀阻；面浮肿，两足及小腿肿胀，小便不利，小腹胀，少阴元气虚衰，肾失主水，水道不利；口干口苦，不欲饮，汗多如水，心、肺、肾伏火，相火蒸腾；面青紫，重病容，舌淡暗紫苔白，舌下脉络瘀紫，脉滑，为火热瘀滞心脉，少阴元气衰弱之证。

【辨证】肺热气逆，热瘀心脉，元气衰弱。

【方药】小青龙汤加减。麻黄10克，桂枝10克，白芍15克，细辛10克，清半夏15克，五味子15克，生石膏45克，黄芩15克，鱼腥草30克，黑附片15克，白人参15克，山萸肉30克，茯苓15克，炙甘草30克。共5剂，水煎服，每日1剂。

【方解】以小青龙汤去干姜，清降肺热，宣肃肺气，化痰平喘，为方中主要药组；生石膏、黄芩、鱼腥草、茯苓清心肺、心胸瘀热，肃肺降气，利水消肿；黑附片、炙甘草、白人参、山萸肉温益元阳，扶助真元，强心肃肺，重启心肺功能。

患者于2016年8月31日复诊，药后气喘、胸闷、心慌、水肿均显著减轻，尤以胸闷减轻最著，尿量增多，仍汗多，眠差，舌淡已不暗，原方，续服5剂，病情进一步好转，静则不喘，动则气喘较著，汗少，肿减，已不再俯卧而眠（元气渐复，相火归位，水得其主），睡眠显著改善，患者续服5剂，病情得到有效控制，患者停药。

此后，患者哮喘每有发作，即以上方加减续服，病情缓解，则停药，3年内，共计服药百余剂，病情得到彻底控制，近日追访，近3年病情未再发作。

病案19：入睡难，却又睡不醒案

贾某，女，53岁，于2022年2月12日初诊。入睡困难，常需两三个小时才能入睡，入睡后又睡不醒两月，心慌，气短，疲乏，烦躁易怒，易哭泣，记忆力差，怕热，汗多，睡中、进餐、活动均易汗，大便干而解不畅，舌红苔白，脉缓。

【逐症分析】怕热，汗多，睡中、进餐、活动均易汗，为患者已过七七之年，天癸竭，肾水不足，相火蒸腾之象；大便干而解不畅，为肠腑燥热，阳明大降机不利之象；气短，疲乏，为壮火食气，致中气虚弱之象；心慌，为水不涵木，木火扰心之象；烦躁易怒，易哭泣，为中气虚弱，土失载木，木气下陷，木火亢盛之象；入睡困难，常需两三个小时才能入睡，为肾水不足，相火亢盛，阳明燥热，木火冲逆，致阳难入阴之象；入睡后又睡不醒，为壮火食气，致中气不足，承载无力之象；记忆力差，为肾水不足，精血亏虚，脑髓失养之象。

【辨证】伏火冲逆，阳难入阴，中气虚弱，肾水不足。

【方药】柴胡龙牡汤。柴胡15克、黄芩15克、党参15克、清半夏15克、生龙骨、生牡蛎各30克、磁石30克、生黄芪30克、熟地黄90克、菟丝子15克、女贞子15克、山萸肉15克、大黄10克、徐长卿15克、炙甘草15克。共5剂，每日1剂，水煎服。

【方解】柴胡龙牡汤清弥漫三焦（指上中下三焦之部位，非三焦之腑）之少阳相火，潜阳入阴。大黄清降阳明大肠燥热；熟地黄、菟丝子、女贞子、山萸肉、徐长卿滋肾水，敛降肝木之火，促阳入阴；磁石镇潜浮火，潜阳入阴；生黄芪、党参、炙甘草补中气，以土载木，清热降火。

患者于2022年2月18日复诊，入睡较易，睡不醒的情况也显著好转，大便调通畅，患者信心大增，一次性取药10剂，以求更好效果。2个月后追访，患者自述入睡早已正常，很少有睡不醒的情况，未再哭泣，其他诸症逐渐消失，精神状态良好。

病案20：严重失眠案

白某，女，35岁，于2020年12月6日初诊，网诊病例。入睡困难，容易醒，已多年，近日最痛苦的就是失眠，每晚上床后两三个小时才可入眠，甚则彻夜不眠，翻来覆去颇为痛苦，健忘，心悸，心烦心急，疲乏，情绪低落，怕出错，常叹气，晨起痰多恶心，易感冒，口干，口苦，口渴，便溏，排便不畅，大便日1~2次，夜尿频，咽喉有痰，咳不出咽不下，常年手足心出汗，特别怕冷，腰部以下冷，脚冷如冰，舌红，苔白，微厚。

【逐症分析】口干，口苦，口渴，为体内少阳、阳明伏热，耗伤津液之象；便溏，排便不畅，大便日1~2次，为阳明火热生湿，湿热滞留之象；咽喉有痰，咳不出咽不下，常年手足心出汗，为相火燔灼生痰，痰热纠结痼留咽喉之象；健忘，心悸，心烦心急，为肾水不足，脑髓失养，木火扰心之象；入睡困难，容易醒，眠时短，甚则彻夜不眠，为阳明、少阳伏热，肾水不足，心火肝火逆上，致阳不入阴之象；易感冒，为太阳伏热致敏，易被风寒激惹之象；疲乏，情绪低落，怕出错，常叹气，为壮火食气，致中气虚弱，土失载木，肝木疏泄无力之象；特别怕冷，腰部以下冷，脚冷如冰，为少阴元阳虚弱，温煦失职之象。

【辨证】体内伏火亢盛，肾水不足，阳难入阴，中气、元阳虚弱。

【方药】柴胡15克、黄芩15克、党参15克、清半夏15克、生龙骨、生牡蛎各30克、桂枝15克、白芍15克、生石膏45克、熟地黄60克、菟丝子15克、女贞子15克、枸杞子15克、首乌藤15克、徐长卿15克、生黄芪60克、琥珀（冲服）3克、黑附片15克、炙甘草15克。共10剂，每日1剂，水煎1小时以上，煎出600毫升，分2次服。

【方解】以小柴胡汤、桂枝汤合方加生石膏，以祛除太阳、少阳、阳明伏热，促阳入阴；以熟地黄、菟丝子、女贞子、枸杞子、首乌藤，滋肾水，承降相火，滋养心脑；生龙骨、生牡蛎、琥珀、徐长卿清浮热降相火，潜阳入阴；生黄芪、党参、炙甘草补中气，以土载木，清热降火；制附片温益元阳，引火归元。

患者于2021年1月7日复诊，入睡不再困难，每晚可睡5小时以上，害怕，疲劳，心急心慌、情绪等均显著好转。本次月经来潮血量少，头痛显著，原方加丹参15克、白蒺藜15克，续服10剂。

患者于2021年4月16日追访，睡眠已恢复正常，抑郁焦虑诸症基本消失，生活质量大大改善，虽有一些轻微症状，不以为苦。

按：本例患者多年顽固性失眠，以失眠为最痛苦之事，同时伴有一系列抑郁焦虑症状，许多患者常常是失眠导致了焦虑，所以对于失眠及早治疗有重要意义，肾水不足，相火亢胜，致阳不入阴是其病理要点。我多年来以清热降火，潜阳入阴的方法，使大量失眠患者得以康复，实践证明，以上认识是符合实际的。

病案21：头昏头晕，行走欲摔倒（脑萎缩）案

王某，女，74岁，于2021年3月4日初诊。头昏头晕十多年，逐渐加重，当下觉前额部发晕发愣，行走欲摔倒，以手轻按额头，头晕头楞略觉减轻，

记忆力严重下降，可记得以前的事，当下的事随说随忘，现代医学核磁检查提示脑萎缩，疲乏，易劳累，干活时长尤觉头晕明显，口苦甚，舌淡红苔白，脉细缓。

【逐症分析】患者74岁，十多年来随着年龄的增加，记忆力严重下降，头昏头晕逐渐加重，提示肾水不足，精血亏虚，脑髓失养，肝火亢盛；头昏头晕，以手按之觉减轻，易劳累疲乏，干活时长尤觉明显，是中气与精血虚弱的共同表现；口苦甚，为阴虚火旺之症，舌淡红苔白，脉细缓，气血虚弱之象。

【辨证】精血不足，肝火亢盛，中气虚弱。

【方药】熟地黄45克、枸杞子15克、女贞子15克、菟丝子15克、首乌藤15克、白蒺藜15克、川芎15克、白芷10克、生黄芪15克、全蝎（冲服）2克、蜈蚣（冲服）2条、炙甘草15克。共5剂，水煎服，每日1剂，

【方解】熟地黄、枸杞子、女贞子、菟丝子、首乌藤滋水制火，益精血养脑髓，为方中主药；生黄芪、炙甘草补益中气，泻火清脑；白蒺藜、川芎、白芷散火降火，清利头目；全蝎、蜈蚣散火熄风，剔除经络中之火热瘀滞，以利清窍。

服完5剂后复诊，头晕头昏明显减轻，原方续服，服完10剂，前额部昏晕及行走欲摔倒之症显著减轻，干活做家务体力明显增强。续服5剂，1个月后，其女儿来告，患者头昏头晕消失，记忆力显著恢复，精力大大增强，整天做家务也不头晕，病情得到了显著改善。

临床上老年人头昏头晕的情况很常见，大多都有一定程度的脑萎缩，用中医益气补血，滋养脑髓的方法，常常收到良好效果，用本方治愈脑痿缩患者多人，供参考。

病案22：皮疹剧痒，伴顽固失眠、易感冒案

宋某，女，63岁，于2019年10月30日初诊，全身泛发红色丘疹，左右对称，剧烈刺痒，反复不愈已16年；大便溏，每日1～2次；失眠十多年，入睡

难，容易醒，眠时短，现以安眠药维持睡眠，疲乏甚，怕热，畏寒，常发潮热，时冷时热；每年感冒无数次，感则头痛、疲乏、发冷；反流性胃炎、十二指肠球炎、慢性重度胃炎病史多年；舌红裂纹苔少，脉细濡。

【逐症分析】舌红裂纹苔少，脉细濡，提示肾水不足，为阴虚火旺之体；反流性胃炎，十二指肠球炎，慢性重度胃炎病史多年，为阳明伏热深藏不去之象；怕热，常发潮热，为肾水不足，相火燔灼之象；失眠十多年，以安眠药维持睡眠，提示体内伏火痼藏，蒸腾燔灼，致阳不入阴；全身泛发红色丘疹，剧烈刺痒，16年来反复发作，为热毒郁滞皮肤肌表，筑成巢穴，痼留不去之象；大便溏，每日1~2次，为阳明火热生湿，湿热纠结之象；每年感冒无数次，感则头痛，提示体内伏热，招惹外邪为患；疲乏，畏寒，发冷，为中气虚弱，元阳不足之象；

【辨证】体内伏热，多端为患，中气、元阳虚弱。

【方药】荆芥10克，防风15克，龙胆草15克，栀子10克，黄芩10克，生地黄30克，牡丹皮15克，赤芍15克，熟地黄60克，当归15克，生白术30克，生薏仁30克，党参30克，生龙骨、生牡蛎各30克，磁石30克，全蝎2克（研细冲服），黑附片15克，炙甘草30。共7剂，每日1剂，水煎分2次服。

【方解】荆芥、防风疏散皮肤肌表滞留之火热；龙胆草、栀子、黄芩、牡丹皮、赤芍清降浮游三焦之相火，解皮肤肌腠之热毒；熟地黄、生地黄、天冬、当归滋肾水、降相火，以水制火，降泻阳明；生白术、生薏仁清热解毒化湿，尤善治皮肤郁热，并与党参、黄芪、炙甘草相伍，补气托毒；生龙骨、生牡蛎、磁石降泻木火，潜阳入阴；全蝎咸寒，剔除皮肤肌腠经络之伏火，熄风止痒，尤宜于顽症痼疾；黑附片温益元阳，引火归元。

患者于2019年11月13日复诊，皮疹减少，搔痒明显减轻，睡眠显著改善，时冷时热、疲乏诸症显著减轻，为体内伏火得降，阳入阴顺畅之象，却又出现头时痛，痛则如箍，气憋，听高声说话或汽车喇叭声则会被惊吓，而感心悸、郁闷，不欲食，皮肤发热，为中气虚弱，土失载木，木火冲逆之象，原方去黄芪，以防止甘温助火，续服7剂。

药后患者皮肤发热尤著，不断有新疹出现，搔痒甚剧，因黑附片有辛热助火之嫌，故去之，同时去赤芍、牡丹皮、当归，加土茯苓60克，白鲜皮15克，苦参15克，僵蚕10克，蝉蜕10克，续进5剂。

患者于2019年12月17日复诊，皮疹边出边收，已减少大半，睡眠进一步改善，不吃安眠药也可睡几个小时，未再感冒，患者自主每3日服上方1剂，服7剂，1个月后反馈，皮疹消失，未再新出，也未再感冒，未再服安眠药，每晚可安睡5小时以上，2年后追访，皮肤病已愈，偶有感冒，睡眠大大改善，很少出现眠差。

按：本例患者皮疹搔痒、失眠、易感冒，皆体内伏热所致，所用之药皆清热祛火之品，服药后随着体内伏热的湮熄，诸症皆迅速向愈，证明这个认识是对的。第一次复诊因皮肤发热去黄芪，此后皮肤发热尤著，又去黑附片，在之后的临床实践中逐渐发现，其实不仅仅是黄芪、黑附片，方中诸多药品均可作为一个刺激因素，激发体内伏热，而致症状暂时加重，持续服药，伏热得清则，则激惹症状随之消失，疾病渐愈。

病案23：小腿溃疡6年不愈案

肖某某，女，54岁，于2018年10月16日初诊，患者系医生，几年前，因下肢静脉曲张，行大隐静脉摘除术，之后出现右侧小腿内侧皮肤暗紫红肿，多处湿烂不愈合，至今已6年。刻诊见整个小腿内侧皮肤红肿紫暗，有两处糜烂面，暗紫皮区按之僵硬，患者因患处疼痛而行走跛行，经多家医院多种方法反复治疗，均不能使伤口愈合，患处肿痛较著时，全身皮肤烧灼，并有痛痒红赤，偶有皮疹块出现，尤以唇红唇干烧痛为著，同时畏寒；患者体型偏胖，舌胖质红，苔白润，脉沉细。

【逐症分析】伤口红紫肿痛湿烂，为热毒瘀壅皮肤肌腠，火热生湿，湿热纠结之象；患处肿痛较著时，全身皮肤烧灼，并有痛痒红赤，偶有皮疹块出现，唇干唇红烧痛，为阳明伏热，同时全身皮肤肌腠伏有木火之气；患者6年伤口不愈合，一方面皮表火热毒邪瘀滞不去，另一方面，土气不足（中气不足），不能托毒外出；舌胖质红，为体内伏热之象，脉沉细，为中气元气虚弱之象。

【辨证】皮肤肌腠热毒瘀滞，阳明伏热，中气元气虚弱。

【方药】生黄芪30克，生白术15克，金银花15克，荆芥10克，防风15克，白芷10克，当归15克，赤芍15克，浙贝母15克，天花粉10克，乳香10克，没药10克，龙胆草15克，白鲜皮15克，薏苡仁45克，黑附片15克，炙甘草30克。5剂，水煎服，每日1剂，煎1小时，煎出400～600毫升，分2次服。

【方解】金银花、荆芥、防风、白芷开太阳，透解皮肤肌腠郁热，泻火解毒；浙贝母、赤芍、天花粉、当归、乳香、没药清热解毒排脓，疗疮生肌；龙胆草、白鲜皮、薏苡仁清解皮肤肌腠湿热毒邪，去木火之气；黄芪、白术、炙甘草厚土补中，托毒外出，生肌愈疮；黑附片温益元阳，防止大队寒凉药损伤阳气。

服完5剂，患者小腿疼痛显著减轻，走路已不再跛行，口周烧痛也明显减轻，全身仍痒，继服5剂，皮损及全身烧、痒、痛消失，伤口基本愈合，患者电话致谢并停止服药，当即要求患者复诊继续治疗，但患者认为不用再吃药，静候自愈，停药20天后，以照片示我，伤口完全愈合，至今4年，未再复发。

病案24：全身过敏性皮炎案

张某，男，42岁，于2020年5月15日初诊。因洗澡用香皂过敏，致发浑身泛发密集红色斑疹块和丘疹，斑疹块高出皮肤，搔痒较剧，在成都经中西医治疗20多天，未有明显效果。自小对小米和天花粉过敏，有青霉素、头孢类抗菌素过敏史，大便溏，1～2日1次，不畅，易汗，平素怕热，体极胖，舌红赤，胖大苔白厚，脉沉细。

【逐症分析】体胖，平素易汗，怕热，提示素来体内就有伏热存留，相火亢盛；自小对小米和天花粉过敏，有青霉素、头孢类抗菌素过敏史，提示皮肤肌表素有伏热郁滞，易受刺激而发飙；因洗澡用香皂过敏，引发浑身密集红色斑、丘疹，斑疹也高出皮肤，搔痒较剧，已20多天，为外来刺激，激发伏热，致皮肤肌腠火热瘀滞之象；大便溏，每1～2日1次，不畅，提示阳明伏热，火热生湿；舌红赤，胖大，苔白厚，体内湿热郁滞之象。

【辨证】火热毒邪瘀滞皮肤肌腠，体内伏热。

【方药】荆芥10克，防风15克，连翘15克，牛蒡子10克，僵蚕10克，蝉蜕10克，牡丹皮10克，生地黄60克，黄芩10克，生石膏60克，土茯苓30克，白鲜皮30克，龙胆草15克，苦参15克，地肤子10克，炙甘草10克。5剂，每日1剂，水煎1小时，煎出2～3纸杯，分2次服。

【方解】荆芥、防风、连翘、牛蒡子、僵蚕、蝉蜕，透散皮肤肌腠热毒，解毒止痒；牡丹皮、生地黄、生石膏、黄芩，清泻阳明、少阳伏热，泻火凉血；土茯苓、白鲜皮、龙胆草、苦参、地肤子，专清皮肤肌腠火热毒邪，泻火止痒，甘草清热解毒，调和诸药。

患者于2020年5月25日复诊，服完5剂，皮疹已退净，痒止，续进5剂，巩固疗效。患者于2020年6月14日复诊，皮疹已了无痕迹，原方做水丸久服（3个月），以进一步消除体内伏热，彻底改变过敏体质。

按：本案用药有3个特点：第一，针对主证以大队解表清热之药，开太阳，透散风热。第二，以多味既可透散风热，又可清热解毒之药配伍，从不同方面祛除体内伏热，标本兼治。第三，又以大队清热祛湿，与熄风止痒药配伍，着重治标。以上三点是本案取效快捷的由来。

病案25：严重面部湿疹案

李某，女，56岁，于2020年3月18日初诊。整个面部和双侧颈前皮肤，大面积肿胀，红赤，渗出黄水，结痂，干燥，满布干皮屑，剧痒，断续发病6年多，本次发病两月，大便2～3日一解，易汗，怕热，易上火，情绪急躁，每在中午面部热烫，舌淡红，胖嫩。

【逐症分析】整个面部和双侧颈前皮肤，大面积肿胀，红赤，渗出黄水，结痂，干燥，满布干皮屑，剧痒，断续发病6年余，提示湿热毒邪瘀滞太阳皮肤肌腠，阳明、厥阴伏火，病涉六经多个层面；易上火，大便2~3日一解，提示阳明胃肠伏热，阳明降机不利；剧痒，情绪急躁，提示厥阴郁火，木火之气疏泄太过；易汗，怕热，每在中午面部热烫，提示体内阳明、少阳伏热深重；舌淡红，胖嫩，均为体内伏热，肾水不足之象。

【辨证】湿热毒邪郁滞肌肤，阳明、少阳、厥阴伏热。

【方药】生石膏30克，土茯苓30克，白鲜皮15克，龙胆草30克，黄芩15克，苍术15克，黄柏15克，苦参15克，马齿苋30克，滑石15克，车前草30克，薏米仁30克，蛇床子10克，地肤子10克，僵蚕10克，生甘草15克。共10剂，每日1剂，水煎服。

【方解】生石膏清泻阳明肌腠火热，土茯苓、白鲜皮、龙胆草、黄芩、苍术、黄柏、苦参、马齿苋清热泻火，祛湿解毒；滑石、车前草、薏米仁、马齿苋清热利湿，导湿热毒邪从小便而去；蛇床子、地肤子、僵蚕、土茯苓、白鲜皮、苦参清热泻火，熄风止痒；生甘草泻火解毒，调和诸药。

患者于2020年4月6日复诊，皮损消退过半，剧痒大幅减轻，原方续进10剂，皮疹退净，不再搔痒，患者停药，3个月后追访，病情未再反复，患处遗留色斑越来越淡，接近正常皮肤，2年后随访，患部皮肤完全恢复正常，未再复发。

病案26：面部过敏性皮炎，春秋易发案

陈某，女，27岁，于2020年10月19日初诊，有面部过敏性皮炎病史8年，春秋季节易发病，发则面部皮肤红赤肿胀烧灼，时出红色丘疹或痘疹，搔痒，有时眼鼻痒，屡治不愈，大便时长，排解困难，1~3日一解，进餐、活动易出汗，易上火发口疮，口干口渴，间断性失眠，心慌，怕热，冬秋季手足冰凉，舌暗红，脉细濡。

【逐症分析】患者有面部过敏性皮炎病史8年，春秋季节易发病，提示面部皮肤肌腠伏热滞留，因热而敏，易感受春天木火之气和秋金凉燥之气而发病；面部皮肤红赤肿胀烧灼，时出红色丘疹或痘疹，搔痒，有时眼鼻痒，屡治不愈，提示皮里膜外风热毒邪郁滞不去，为患不止；大便时长，1～3日一解，排解困难，为阳明燥热腑实之象；口干口渴，易上火发口疮，提示阳明胃火亢盛；进餐、活动易出汗，怕热，提示伏热蒸腾，相火燔灼；间断性失眠，为伏热时重时轻，致阳难入阴之象；伏热扰心则心慌；冬秋季手足冰凉，为元阳虚弱之象；舌暗红，脉细濡，为火热瘀滞之象。

【辨证】太阳肌肤热毒郁伏，阳明、少阳伏火亢盛，元阳虚弱。

【方药】金银花15克，连翘15克，僵蚕10克，蝉蜕10克，苦参15克，滑石10克，龙胆草15克，白藓皮15克，土茯苓30克，生地黄30克，生石膏30克，大黄10克，火麻仁15克，郁李仁15克，柴胡15克，黄芩15克，生龙骨、生牡蛎各30克，熟地黄30克，生甘草15克。7剂，水煎服，每日1剂。

【方解】金银花、连翘、僵蚕、蝉蜕散热解毒，祛除太阳伏热以去敏；龙胆草、白藓皮、土茯苓、苦参、滑石泻火解毒，祛风止痒；生石膏、大黄、火麻仁、郁李仁清降阳明实热伏火；柴胡、黄芩、生龙骨、生牡蛎清解弥漫少阳之相火，潜阳入阴；生地黄、熟地黄滋肾水，降相火，凉血；生甘草泻火解毒，调和诸药。

患者于2020年10月29日复诊，面部红疹、发烫、出痘之情况明显减缓，便秘改善，原方生石膏加至60克，生地黄也加至60克，7剂。

患者于2020年12月5日复诊。已服药20剂，面部皮肤过敏显著好转，红赤肿胀及皮疹退净，已不痒，患者停药。

患者3个月后复诊，药后皮疹未再出，近日面部发一疹，破流黄水，面部发热发烫。缩减原方至连翘15克，僵蚕10克，蝉蜕10克，苦参15克，滑石10克，龙胆草15克，白藓皮15克，土茯苓30克，生地黄30克，生石膏30克，大黄10克，生甘草15克。共10剂，每日1剂，水煎服。

患者于2022年6月25日回访，药后皮疹退净，面部发红发烫的情况消失，至今皮疹未再发，病已愈。

按：过敏性皮炎发病的根本原因，就是患者皮肤肌腠火热郁伏，易被环境诸多因素刺激，激发伏热而发病，本例患者每在春秋气候显著变化时发病，就是寒热之气刺激激发皮肤肌腠的伏热导致发病，治疗着重清热祛火，既疏散清泻太阳伏热，又清降阳明、少阳，泻肝火，滋肾水，标本兼治，终获良效，然需要一个较长的治疗过程，患者自身的配合也很重要，本病例患者反反复复多次就诊，时间长达数月，才得以完全康复。

病案27：小儿易感多病，发热咽肿，张口恶心案

李某，男，6岁，于2017年11月13日初诊，患儿发热数天，体温38.4℃，咽红肿而干，咽后壁扁豆大小的红色小结密集成团，食少消瘦，大便干，每2日一解，俯卧而眠，易踢被，常磨牙，睡中汗多，极易恶心，每大张口即咳嗽或恶心欲吐，平素极易感冒发热，一月数发，烦躁易怒，面白少华，颧红，脚心热，舌红苔白干，脉细弦数。

【逐症分析】发热，平素易感冒发热，为太阳伏热稽留，易招惹风寒，激发伏热而发病；大便干，每2日一解，为阳明腑大肠燥热伏留之象；咽红肿而干，咽后壁扁豆大小的红色小结密集成团，极易恶心，每大张口即恶心欲吐，为热毒壅滞咽喉，咽喉黏膜因郁火而超敏，略受激惹则致肺胃气逆，或咳，或恶心欲吐；颧红，消瘦，脚心热，睡中汗多，为肾水不足，相火蒸腾之象；常磨牙，俯卧而眠，易踢被，烦躁易怒，为肾水不足，木火乘土动风之象；面白少华，为脾胃中气不足，气血虚弱之象；舌红苔白，脉细弦数，为火热亢盛之象。

【病机线路】阳明燥热久伏→灼伤肾水→木火外浮→太阳伏热，招惹风寒→激发伏火→壮火食气→中气不足，灼伤肾水→阳明燥热。

【辨证】太阳、阳明、少阳伏热，肾水不足，中气虚弱。

【治法】疏散清解三阳伏火，滋肾水，益中气，固护元阳。

【方药】柴胡10克，黄芩10克，党参15克，清半夏15克，酒大黄3克，熟地黄15克，乌梅15克，僵蚕5克，蝉蜕3克，生龙骨、生牡蛎各15克，焦山楂10克，炒麦芽10克，黑附片10克，炙甘草10克，生黄芪15克，生白术10

克。共4剂，每日1剂，水煎1小时，煎出200毫升分服。

【方解】柴胡、黄芩疏散太阳伏热，清泻少阳相火；清半夏、大黄清降阳明伏热；熟地黄、乌梅滋肾水，敛降肝火；清半夏、僵蚕、蝉蜕、甘草泻火解毒，祛除咽喉热毒壅滞，肃降肺胃之气；生龙骨、生牡蛎潜降相火，散结消肿；焦山楂、炒麦芽清降胃火，健胃消食；党参、黄芪、白术、炙甘草补中气，清胃热，健脾开胃，以黑附片固护元阳，引火归元。

患者于2017年11月17日复诊，服1剂热退，服两剂未再发热，4剂服完，磨牙显著改善，饮食转佳，但咳嗽较著，鼻塞，清涕多，大便日一解，仍干，原方去柴胡、黄芩，加麻黄4克，桂枝6克，辛夷4克，浙贝母6克，木蝴蝶6克，服5剂，咳止，感冒诸症消失。

患者于2018年1月12日再诊，因回老家，睡在火炕上，发热，出鼻血，干咳，余症同前，又一次发病，但较前减轻许多，查见咽后壁结节大部消散、干红、有血丝，仍以泻阳明，滋肾水，益中气为主要治法。柴胡10克，黄芩10克，党参10克，清半夏15克，生石膏30克，酒大黄8克，生地黄15克，麦冬8克，乌梅15克，牡丹皮10克，焦栀子6克，木蝴蝶6克，生牡蛎15克，陈皮10克，炙甘草10克。共5剂，每日1剂，水煎服。

患者于2018年3月19日复诊，述上次药后热退，咳止，诸症皆有好转，此后很少感冒，饮食、睡眠、脾气也显著好转，近日因嗜食零食，致积食发热，以柴胡龙牡汤与保和丸合方加减调理而愈。前前后后调治多次，至2019年后，不易感冒，既使感冒，略服家中备用感冒药即愈，健康状况大大改善，发育成白白胖胖的小帅哥，对于孩子的健康状况，其母津津乐道。

按：本病例患儿体弱多病，源于体内伏火积蓄，同时伴有中气虚弱，肾水不足，辨证清楚之后，以清解三阳之伏热为主，同时兼顾中气虚弱，肾水不足，固护元阳，反反复复，坚持治疗，终获康复。所以认为虚弱之体的康复，以祛除伏火为主，伏火得去，中气、肾水自复，则病获愈，切忌温补，补虚的本质就是祛除伏热余留，以恢复中气、肾水和元阳。

病案28：脑膜瘤案

王某，女，54岁，于2017年3月15日初诊，头昏头痛2月，以前额部为甚，鼻涕多色黄浓，睡眠差，易醒难寐，口干口苦，疲乏喜卧，大便不干，日一解，核磁显示右侧额叶高密度影，考虑脑膜瘤（颅前额叶部）。舌淡浅裂纹苔白润，脉沉缓。

【逐症分析】核磁结果示右侧额叶高密度影，考虑脑膜瘤（颅前额叶部），为火热壅滞颅脑，孳生肿瘤之象；头昏头痛，以前额部为甚，为火热瘀滞清窍，滞塞气机之象；鼻涕多，色黄浓，为阳明湿热之征象；睡眠差，易醒难寐，为火热亢盛，阳难入阴之象；口干口苦，疲乏喜卧，为壮火食气，中气不足之象；舌淡浅裂纹，苔白润，脉沉缓，为火热灼伤肾水，肾水不足，中气虚弱之象。

【辨证】热毒壅滞颅脑，肾水不足，中气虚弱。

【方药】金银花15克，连翘30克，蒲公英30克，白花蛇舌草15克，白芷10克，赤芍30克，熟地黄30克，生半夏15克，五味子15克，生南星15克，黑附片10克，炙甘草15克，大黄3克，怀牛膝15克，蜈蚣2条（冲服），生黄芪30克。水煎1.5小时，煎出500毫升分2次服，每日1剂。

【方解】以金银花、连翘、蒲公英、白花蛇舌草、白芷、赤芍清热解毒，消肿止痛；以生半夏、生南星2味辛开力极强的猛峻之药，泻火解毒，化痰消瘤，这也是李老治癌瘤常用手段；蜈蚣咸寒走窜，泻火解毒，消瘤止痛；大黄清降阳明；熟地黄滋水清热；五味子敛降木火之气；怀牛膝，清热降火，引热下行；黄芪、炙甘草泻火补中，托毒外出；黑附片散热降火，引火归元。

服3剂后，头痛停止，头昏仍甚，睡眠改善，原方续进20剂，头未再痛，黄涕消失，疲乏减轻，头时有昏蒙，继以益气托毒，泻火解毒，消瘤。

【方药】生黄芪120克，党参30克，黑附片30克，炙甘草60克，生半夏30克，生南星30克，炮山甲3克（研末冲服），升麻10克，黄连10克，生姜15克，大枣12枚，蜂蜜150毫升。

进10剂后，所有症状全部消失，患者惧怕去医院检查，共服50剂，核磁检查，病灶已变为一高密度钙化点，病早已痊愈。

按：本病例以核磁检查结果为主要依据，辨证施治，获良佳效果，说明现代医学仪器的检查结果，是中医精准辨证、精准用药的可靠依据，对提高临床疗效大有裨益，必须充分加以运用。我以同样的辨证思维，治疗脑膜瘤多例，均获愈。

病案29：顽痹丧失行走及劳动力案

张某，女，42岁，于2021年5月24日初诊，全身酸困疼痛，动哪儿哪儿痛，极度疲乏无力，翻身困难，抬脚几乎不能，寸步挪行，行走步履非常艰难，由其丈夫抱进诊室就诊，两大腿内侧及两胁酸困疼痛尤著，病已多年，白日疲乏，昏昏欲寐，夜间浅眠易醒，口苦，气短，偶有心悸，心慌，怕冷，手足冰凉，情绪郁闷，不欲见人，不欲说话，现代医学诊断不明，有重症肌无力、风湿痛等种种诊断。患者常服中药，几无疗效，服现代医学止痛药维持，生活已完全不能自理，舌红苔黄，脉细微。

【逐症分析】全身酸困疼痛，两大腿内侧及两胁酸困疼痛尤著，翻身困难，为火热瘀滞肌肉、筋骨之象；极度疲乏无力，抬脚几乎不能，寸步挪行，行走步履非常艰难，白日疲乏，昏昏欲寐，气短，为中气严重虚弱之象；情绪郁闷，不欲见人，不欲说话，为中气虚弱，土失载木，肝气疏泄失于调达之象；口苦、心悸、心慌，为火热伏留，上扰心神之象；怕冷，手足冰凉，昏昏欲寐，为元阳虚弱之象；舌红苔黄，脉细微，为体内伏热，中气元气虚弱之象。

【辨证]火热瘀滞肌肉、筋骨，中气、元阳虚弱。

【方药】生黄芪120克，生晒参15克，党参15克，生白术30克，当归10克，川芎15克，生白芍15克，熟地黄30克，山萸肉30克，生龙骨、生牡蛎各30克，磁石30克，柴胡15克，黄芩10克，清半夏15克，黑附片15克，炙甘草30克。水煎服，每日1剂

第六章 病案分析

【方解】生黄芪、党参、生白术、炙甘草清热泻火解毒，大补中气，厚土载木；当归、川芎、白芍、熟地黄滋肾水，降木火，疏泄肌肉、筋骨中之火热瘀滞，活血祛瘀；山萸肉、白芍、龙牡、磁石敛肝降胆，清泻木火，潜阳入阴；柴胡、黄芩、清半夏清泻少阳，疏泄肝胆，祛除体内伏热，黑附片、白人参、山萸肉、炙甘草温益元阳，补益元气。

患者于2021年6月14日复诊，服药10剂，全身疼痛显著缓解，疲乏无力，郁闷，不愿见人，不爱说话等情况也明显好转。为加强祛痛效果，着重清热祛火，祛除肌肉筋骨中之火热瘀滞，调整方药至生黄芪60克，防风15克，豨莶草15克，络石藤15克，鸡血藤30克，威灵仙15克，骨碎补15克，川芎15克，羌活10克，当归10克，全蝎（冲）2克，蜈蚣（冲）2条，炙甘草15克。水煎服，每日1剂。

【方解】生黄芪、炙甘草清泻肌肉筋骨之火热，补益中气；豨莶草、络石藤、鸡血藤、威灵仙、骨碎补、川芎、羌活、当归皆有良好的疏散、清泻肌肉筋骨中火热瘀滞的作用，除痹痛之效尤佳；进一步以全蝎、蜈蚣，搜剔肌肉、筋骨、经络中深伏痼留热毒，通经止痛。

患者于2021年7月22日复诊，服上方15剂，疼痛和疲乏无力等全身情况好转明显，已可行走，喜与人交流，语言流畅，精神愉快。共服40余剂，正常行走，恢复洗衣、做饭等正常家务活动，此后未再持续服药，偶有身体局部疼痛，即服上方数剂，1年后追访，疼痛完全消失，身体健康情况持续改善。

按：本病例经兰州、西安多家医院诊疗，诊断不明，病情发展至下不了床的程度，因服中药大都无效，患者对中医治疗失去了信心，辨证以诸痛皆为火为依据，抓住火热瘀滞肌肉、筋骨这个病理关键，兼顾中气与元气之虚弱，处方用药一诊见效，坚持治疗两个月，终使顽疾康复，又一次证明了诸痛皆火热所致是符合临床实际的。

病案30：因吃减肥药致停经案

徐某，女，48岁，于2018年1月31日初诊，因吃减肥药停经两个月，体胖，面部易生痘，常焦虑，烦躁易怒，每感冒后咽痛，舌淡红苔白微厚，脉缓濡。

【逐症分析】患者常焦虑，烦躁易怒，为肾水不足，水失涵木，肝火亢盛之象；面部易生痘，为阳明热盛，火热壅滞之象；每感冒后咽痛，为伏火之体，咽喉火热瘀滞，感受外邪而激发瘀火之象；体胖，提示饮食过量，致体内伏热，且脂肪垃圾滞塞经络，阻碍气血流通；因吃减肥药停经两个月，正值七七之年，为天癸将竭，肾水不足，即将绝经，又因食药激发伏热，火热瘀滞，经脉不畅，而致经停；舌淡红苔白微厚，脉缓濡，为湿热滞塞经脉之象。

【辨证】肾水不足，火热瘀滞，气血不畅。

【方药】熟地黄45克，当归15克，川芎15克，生白芍30克，桃仁10克，红花10克，菟丝子15克，制何首乌15克，枸杞子15克，茯苓15克，泽泻15克，怀牛膝15克，黑附片15克，炙甘草30克，水煎服，每日1剂。

【方解】熟地黄、当归、制何首乌、菟丝子、枸杞子降相火，滋肾水，以充血海；桃仁、红花、当归、川芎、白芍泻火祛瘀，通利经脉；茯苓、泽泻、怀牛膝，滋阴清热，降火，祛湿，降利血脉；黑附片、炙甘草温阳降火，引火归元。

服10剂，月经来潮，患者停药，8个月后，患者携好友来诊，述药后半年多，月经皆如期来潮，未有不适。

病案31：高血压病心衰案

杨某，男，67岁，于2019年8月11日初诊，有高血压心衰病史6年。血压150/100mmHg，心慌气短，胸闷，疲乏，不可多步行，近因生气后胸痛，时有足肿，时而不得平卧，汗多，夏天怕热甚，冬天畏寒甚，大便干，易上火，口干口苦，易感冒，易咳，舌粉红裂纹苔黄，脉沉弱。

【逐症分析】患者有高血压心衰病史6年，提示患者素体伏热，火热滞塞经脉，阳明降机不利；心慌，气短，胸闷，疲乏，不可多步行，时有足肿，为现代医学之心衰病表现，提示元气、中气虚衰，推动无力，同时火热瘀滞，大阳明气机失降；近因生气后胸痛，为肝火滞塞，气郁失降之表现；时而不得平卧，为元气虚衰，心胸火郁，心气心脉失于通降之象；大便干，易上火，为阳明实热之象；汗多，夏天怕热甚，为体内伏热，相火蒸腾之象；口干口苦，易感冒，为体内伏火，招惹外邪为患之象；易咳，为肺中伏热之象；冬天畏寒甚，为元阳虚弱，温煦无力之象；舌粉红裂纹苔黄，为肾水不足，相火亢盛之象；脉沉弱，为元气衰弱之象。

【辨证】元阳虚衰，肝火冲逆滞塞，肾水不足。

【方药】破格救心汤加减。黑附片30克，干姜10克，炙甘草60克，生晒参15克，生黄芪60克，山萸肉30克，生龙骨、生牡蛎各30克，瓜蒌15克，薤白10克，枳壳10克，桂枝10克，丹参15克，砂仁10克，大黄10克，泽泻15克，茯苓15克。共5剂，每日1剂，水煎1.5小时，煎出400毫升，分2次服。

【方解】黑附片、干姜、炙甘草、生晒参、山萸肉、生龙骨、生牡蛎，此即李老破格救心汤，温元阳，救元气，恢复元气之推动力，同时潜降相火，敛制肝木之火；瓜蒌、薤白、桂枝、枳壳泻火降气，开胸畅心；丹参、砂仁泻心火，降心气，通心脉；大黄与前两组药为伍，泻火降气，恢复由肺所主的一脏五腑之阳明大降机；泽泻、茯苓滋阴清热，利水消肿，以复心阳。

服5剂，心痛消失，心慌气短、疲乏诸症显著减轻，原方加熟地黄45克，服15剂后，可较远步行，步行活动已无心慌气短之感觉，近日血压正常，畏寒怕冷也显著减轻，续进10剂，诸症基本消失，患者停药，回老家修养，1年后追访，疗效保持，血压已恢复正常，偶有心慌气短，随即消失。

按：本例患者辨证以阴阳虚衰为主，同时心胸火热瘀滞，阳明伏热，兼有肾水不足，首次治疗，以温益元阳，救元气为主，以降火祛瘀为辅，暂时不予滋肾水，待主症缓解后，再加用熟地黄滋肾水，主要是为了精简方药，不使方剂过于繁杂而显得过大，其实温阳和降火两法本身就可间接达到滋肾水之效，自始至终可不必直接滋肾水。

病案32：高血压伴高血糖案

向某，男，50岁，于2019年7月1日初诊，高血压伴血糖高病史两年多，刻下头昏头晕，血压160/110mmHg，每日须吃现代医学之降压药，口干口苦，大便干，2~3日一解，不畅，两手心易汗，易疲乏，性功能减退，舌胖红嫩苔薄白，脉沉细濡。

【逐症分析】大便干，2~3日一解，不畅，提示大肠伏藏燥热，阳明降机不利；口干口苦，两手心易汗，则提示肾水不足，阴不敛阳，相火燔灼太过，可知患者肾水不足，与阳明燥热，相火亢盛互为其根；高血压伴血糖高病史两年多，刻下头昏头晕，血压高，须吃降压药，提示心肝火亢，疏泄升发太过，心脉失畅；易疲乏，提示中气不足；性功能减退，是由于阳明伏热与离位相火之燎扰，厥阴肝木疏泄失常所致；舌胖红嫩苔薄白，脉沉细濡，是肾水不足，火热亢盛，中气虚弱之象。

【辨证】心肝火亢，阳明伏热，肾水不足，中气虚弱。

【方药】以引火汤加减，熟地黄90克，天冬15克，麦冬15克，生龙骨30克，生牡蛎30克，山萸肉30克，五味子15克，生黄芪45克，炙甘草15克，生大黄10克，生白芍30克，茯苓15克，泽泻15克，怀牛膝15克。每日1剂，水煎1小时以上，煎出400毫升，分2次服。

【方解】熟地黄滋肾水，承降相火；天冬、麦冬滋阴清热，助熟地黄以水制火；大黄、生白芍清降阳明实热，敛降甲胆相火，恢复阳明大降机；山萸肉、五味子滋阴柔肝，敛降肝火之升发疏泄太过；生龙骨、生牡蛎镇潜浮阳，降制相火；生黄芪、炙甘草清热泻火，补益中气，斡旋中轴，伍白芍、山萸肉、五味子、生龙骨、生牡蛎促肝胆和缓有序升降；茯苓、泽泻、怀牛膝滋阴降火，通调水道，通畅血脉，引热下行，全方降心肝之火，降阳明，降胆火，通降血脉，兼滋肾水，补益中气。

服12剂，大便正常，血压降至正常，停用现代医学之降压药，今测血压134/86mmHg，血糖也开始下降，头昏头晕较著。原方加白蒺藜15克，天麻15克，续服10剂，半年后追访，药后血压未再升高，至今血压一直保持正常，血糖也降至正常水平，自觉身体健康状况改善很多。

按：据一气周流原理，血压、血糖的升高，均为火热之象，临床常见这类患者有阳明伏热、少阳相火、厥阴肝火亢盛的征象，同时由肺所主的胆、胃、大肠、小肠、膀胱，这一脏五腑之气机失于通降之象，因此认为，高血压是以上两个因素造成一气周流圆运动之东方风木升发太过，西方燥金失于通降，致南方心火失降，心脉通降不畅所致，常常兼有中气虚弱，肾水不足，或元阳虚弱的情况，据此清降阳明伏火，敛降厥阴、少阳之肝胆木火，通降心、肺、胆、胃、大肠、小肠、膀胱诸脏腑气机，均收良好疗效（医理揭秘121），本病例即是其中之一。

病案33：小腿结节性红斑案

王某，女，46岁，于2020年4月29日初诊，两小腿红斑结节性病变1周，七八年前曾有发病史，现两小腿有数处红色斑块，硬肿，不高出皮肤，压痛较著，自感微痛，右侧甲状腺肿大，有硬结，大便不畅，易上火，生口疮，最近有汗，身热，月经半年多未至，舌红赤，裂纹，脉细濡。

【逐症分析】两小腿红斑结节性病变，七八年前曾有发病史，提示体内伏热已久，小腿肌腠皮肤伏热；两小腿有数处红色斑块，硬肿，不高出皮肤，压痛较著，自感微痛，右侧甲状腺肿大，有硬结，为热毒壅滞皮肤肌腠之象；大便不畅，易上火，生口疮，提示阳明热盛；有汗，身热，月经半年多未至，提示阳明伏热，相火蒸腾，肾水不足，血海亏虚；舌红赤，裂纹，脉细濡，皆为伏热亢盛，肾水不足之象。

【辨证】热毒壅滞皮肤肌腠，阳明伏热，肾水不足。

【方药】生黄芪30克，熟地黄90克，天冬15克，麦冬15克，紫草10克，赤芍15克，牡丹皮15克，牛角丝10克，金银花15克，连翘15克，浙贝15克，海藻30克，夏枯草30克，牡蛎30克，玄参15克，炙甘草30克。共5剂，每日1剂，水煎服。

【方解】生黄芪、炙甘草清热泻火，益气托毒；金银花、连翘清热解毒，以祛热毒壅滞；海藻、夏枯草、浙贝、牡蛎、玄参清热泻火，软坚散结；紫草、赤芍、牡丹皮、牛角丝清热凉血消斑；熟地黄、天冬、麦冬、玄参滋肾水，降相火，以水制火；炙甘草调和诸药。

服5剂后复诊，小腿各肿块不同程度的消退，已不痛，仍有压痛。原方续进5剂，我于2020年7月15日遇见患者丈夫，述患者服完10剂药，红斑结节即完全消散，疼痛消失，所以未再复诊。

病案34：糖尿病并发四肢冰凉、麻木、眼糊案

李某，女，53岁，于2020年7月21日初诊，有血糖高病史10多年，近3年服降糖药控制血糖，两膝以下冰凉七八年，两手不温，两小腿及足麻木，十趾木甚，知觉降低，两脚底板硬，两腰森凉，晨起眼糊，小便不利，遗尿，夜尿频，每晚4~5次，眠差，大便或干燥，或便溏，食凉则胃胀，常呃逆，疲乏甚，情绪郁闷，怕冷，厚衣被，舌暗淡嫩，苔薄白，脉沉伏。

【逐症分析】患者有血糖高病史10多年，服降糖药控制血糖，为肾水不足，体内伏火亢盛之象；大便或干燥，或便溏，为阳明大肠伏热之象；眠差，为体内伏火，致阳难入阴之象；疲乏甚，情绪郁闷，为中气虚弱，土失载木，肝木疏泄无力之象；两膝以下冰凉七八年，两手不温，两小腿及足麻木，十趾木甚，知觉降低，两脚底板硬，两腰森凉，怕冷，厚衣被，晨起眼糊，为体内伏火日久，壮火食气，致元气元阳虚弱，失于温煦推动，同时火热瘀滞经络，阻塞阳气通达之象；舌暗淡嫩，苔薄白，脉沉伏，均为元气虚弱之象。

【辨证】伏火瘀滞，肾水不足，中气、元阳虚弱。

【方药】熟地黄60克，麦冬15克，柴胡15克，黄芩15克，生半夏15克，党参15克，生黄芪60克，生白术30克，怀山药30克，茯苓15克，黑附片15

克，姜炭10克，炙甘草30克，麻黄10克，细辛15克，桂枝15克。共5剂，每日1剂，水煎服。

【方解】熟地黄、麦冬滋肾水，降相火，祛除体内伏火即经络中火热瘀滞；生黄芪、生白术、党参补中气，泻脾胃之伏火；怀山药、茯苓滋阴生津降火；麻黄、细辛、柴胡、黄芩、桂枝散解太阳界面郁热，疏泄少阳郁火，祛除全身经络中之火热瘀滞；黑附片、姜炭温益元阳，散热降火，疏通经络；生半夏降一切脏腑之火，泄一切经络中之瘀。全方滋肾水，泻伏火，祛瘀热，补中气，益元阳。

患者于2020年8月7日复诊，服上方15剂，两膝以下冰凉、麻木，两脚底板硬、大便溏、晨起眼糊、疲乏诸症好转，尿频减少，小便不利、遗尿显著好转，心情转好，药后牙痛较著，原方调整，加清热泻火解毒之品，兼顾牙痛。生黄芪60克，麻黄10克，黑附片15克，细辛15克，桂枝15克，白芍15克，熟地黄45克，天冬15克，麦冬15克，天麻15克，白蒺藜15克，柴胡10克，黄芩15克，升麻10克，黄连10克，生地黄45克，牡丹皮10克，生石膏30克，白芷10克，生半夏15克，炙甘草30克。共5剂，每日1剂，水煎服。

患者于2020年8月20日复诊，服上方10剂，牙痛显著减轻，诸症虽有好转，但手凉、怕冷仍较著，在原方基础上，去升麻、白芷、牡丹皮、生石膏，黑附片加至60克，炙甘草加至60克，加防风15克，黑豆30克，全蝎2克（研粉冲服），10剂。

患者于2020年9月8日复诊，共服药35剂，两膝足冰凉显著减轻，前半夜腿足已不冰凉，十趾木、腰部渗凉、疲乏、晨起眼糊、诸症均明显改善，便溏消失，情绪好转。原方做水丸久服，服丸药两个月后，两膝足冰凉、晨起眼糊、十趾木、腰部森凉、便溏等诸症全部消失，已停服现代医学降糖药，血糖保持正常。

病案35：儿童躁动不宁，上课说话不止案

张某，男，10岁，于2020年9月31日初诊，口舌生疮，始为口唇肿胀，继则口舌糜烂，满口脓血，疼痛不能吃饭，已4天，每日只能喝面汤1~2次。刻下见患者口唇红肿、干燥，上下唇被脓血性分泌物粘在一起，张口艰难，口中舌面及两颊黏膜为白色脓膜覆盖，舌边糜烂，出血，有脓性分泌物，疼痛不敢说话，体胖，大便干燥，数日一解，不畅，特别好动，夜卧躁扰不宁，睡中出汗，尿黄味臭，手足心热。

【逐症分析】大便干燥，数日一解，不畅，为阳明腑大肠燥热壅滞，降机不利之象；夜卧躁扰不宁，睡中出汗，尿黄味臭，手足心热，为体内伏热，火热蒸腾，心神不宁之象；口唇红肿、干燥，上下唇被脓血性分泌物粘在一起，张口艰难，口中舌面及两颊黏膜为白色脓膜覆盖，舌边见糜烂，出血，有脓性分泌物，疼痛不敢说话，为阳明火热上攻，湿热毒邪壅滞口舌肌腠黏膜，肉腐成脓之象。

【辨证】阳明火热上攻，热毒壅滞。

【方药】以仙方活命饮加减。金银花15克，连翘15克，防风10克，白芷10克，当归10克，赤芍10克，浙贝母10克，天花粉10克，乳香5克，没药5克，黄柏10克，生黄芪10克，芒硝15克（烊化），生甘草10克，大黄5克，五倍子6克。5剂，水煎服，每日1剂。

【方解】金银花、连翘、防风、白芷、浙贝母、当归、赤芍、天花粉、乳香、没药，这一组药，即仙方活命饮，清热解毒、泻火消肿，祛脓生肌，为方中主药；黄连、黄柏、大黄、芒硝清胃肠之火，降阳明热毒，生肌；生黄芪益气托毒，清热祛脓生肌；五倍子泻火敛疮生肌。

患者于2020年10月7日复诊，口中脓疮糜烂已消失，张口说话自如，已能正常吃饭，口疮已愈，睡卧躁扰不宁有所缓解，其父述患儿上课特爱说话，老师和家长制止不住，平素好动不宁，总有与所做之事不相关的其他动作不断出现，易感冒，换季尤著，感冒后易头疼，舌红，浅裂纹，苔白，脉细缓。大便已变软，日一解，通畅。

【逐症分析】易感冒，上课特爱说话和好动不宁，做一件事总有其他动作不断出现，为患儿平素太阳、少阳、阳明伏热，耗伤肾水，水失涵木，致肝火亢盛，疏泄太过，火扰心神之象；感冒后易头痛，为体内伏火，被外邪激发，冲逆清窍之象；舌红，浅裂纹，提示伏火亢盛，肾水不足。

【辨证】三阳及厥阴伏热，火扰心神，肾水不足。

【方药】柴胡10克、黄芩10克、生龙骨、生牡蛎各20克、清半夏10克、黄连10克、黄柏10克、大黄5克、芒硝10克（烊化）、栀子8克、淡豆豉15克、生石膏20克、焦山楂15克、炙甘草10克、竹叶6克、芦根10克。5剂，每日1剂，水煎服。

【方解】方中柴胡、黄芩、生龙骨、生牡蛎，从少阳清解体内伏热，潜降少阳、厥阴木火；清半夏、黄连、黄柏、大黄、芒硝、生石膏、芦根、焦山楂清热泻火，降泻阳明，以祛伏热；栀子、淡豆豉清热除烦，黄连、栀子、竹叶清心安神。

笔者于2个月后电话追访，患儿父亲喜告，药后躁动不宁诸症显著缓解，孩子听话多了，老师未再因孩子上课说话叫家长，做事不再有其他多余动作出现，近一段时间未再感冒。

按：根据一气周流原理，患儿体内伏热（阳明伏热、厥阴伏火、少阳相火），是导致口腔化脓、容易感冒、上课说话不能自控、生活中躁动不宁的根本原因，所以不论是一诊时，针对口腔脓疡的治疗，还是再诊时主要针对多动不安的治疗，均抓住体内伏热这个根本，或以清解阳明热毒为主，或以清解少阳相火为主，有是证用是药，有是气用是药，重剂（相似相同的药味多）出手，所以收效显著。对于小儿多动症、小儿秽语抽动综合症，均可参考本案治疗。

病案36：肺炎后气管插管难以拔除，并大小便失禁案

徐某，男，82岁，因肺炎高热住某省级三甲医院，因呼吸困难，行气管切开插管抢救，危象得以控制，但从此大小便失禁，时时泻稀便，时时遗小便，通过鼻饲管喂食，出重症监护室后，气管插管不能拔除，已住院54天，见患者精神疲惫，安静仰卧，气管插管留置，定时从插管中吸出痰液，以鼻

饲管喂服营养餐，并静脉输液维持，已无发热，无法说话，可以用笔写字，但写的字点横竖撇无法分辨，谁也不认识，舌红苔少，几乎无苔，脉沉软无力。

【逐症分析】肺炎高热，提示患者本就伏热之体；患者高龄，本就元气虚弱，又行气管切开术，大伤中气、元气，以致大小便失禁；元气、中气伤损不复，肺气无力宣肃，所以插管不能拔除；写字笔画不清楚，也为元气、中气衰弱之象；舌红赤少苔，几乎无苔，为体内伏热，同时肾水亏虚之象；脉沉软无力，为中气、元气虚衰之象。

【辨证】元气虚衰，中气下陷，肺失宣肃，伏热余留。

【方药】急升中气，敛聚元气。生黄芪300克，黑附片15克，姜炭10克，炙甘草30克，西洋参30克，山萸肉60克，茯苓15克。1剂，煎1小时，煎出100毫升服。

两天服完1剂，大小便失禁得以控制，患者睡眠转佳，精力大增，不再疲乏，为元气中气来复之象，很快大便又转干燥，每4日一解，须用开塞露，为阳明燥热又甚之象；气管插管不能拔除，咳嗽，痰多，咳后感觉累，为肺热气逆、中气不足之象；舌质红，为余热深伏之象，处以小青龙汤合破格救心汤加减。麻黄10克，桂枝12克，白芍15克，细辛10克，清半夏15克，五味子15克，紫菀10克，桔梗10克，杏仁10克，白前10克，百部10克，浙贝母10克，生晒参15克，山萸肉30克，熟地黄15克，茯苓15克，黑附片15克，炙甘草30克。

【方解】麻黄、桂枝、半夏、细辛、白芍、五味子，此即小青龙汤主要组成，宣泄肺热，降火肃肺，拓宽肺气右降之道路，止咳平喘；紫菀、桔梗、杏仁、白前、百部、浙贝母清热肃肺，化痰止咳；生晒参、山萸肉、五味子、炙甘草补元气，益中气，清热肃肺；白芍、茯苓清热降火利水，打开肺部的水热气结；黑附片、生晒参、山萸肉、炙甘草即破格救心汤之主药，清热降火，温益元气。

每日1剂，水煎1小时以上，煎出200～400毫升，分2次服。服完3剂，患者胸际气息舒畅，主动要求拔管，终于成功将留置2个多月的气管插管拔除。但患者大便干燥难解，此为阳明燥热深伏之象，也为患者之所以发肺炎高热之根源，继以清降肺热，降泻阳明之法调理善后而愈。

病案37：发热不退，以激素维持案

何某，女，52岁，于2020年7月21日初诊，网诊病例，咽喉红肿疼痛，发热，以口服强的松维持1个半月，在某医院诊断为亚急性甲状腺炎，体胖汗多，入睡困难，易醒，食欲好，食量多，喜食带汤、带水的食物，大便不畅，手足心非常热，睡中、活动、进餐均出汗，烦躁，心慌，疲乏，慢性咽炎和萎缩性胃炎病史多年，曾停用激素，结果发烧、咽颈肿痛难以控制，只好又使用激素，现在每天服强的松4片，舌红嫩，裂纹，苔白。

【逐症分析】咽颈肿痛难以控制，曾停用激素，结果发烧不退，只好又使用激素，以口服强的松维持1个半月，提示热毒壅滞咽喉，相火亢盛，奔腾无制；入睡困难，易醒，提示伏火炎上，致阳难入阴；食欲好，食量多，喜食带汤、带水的食物，大便不畅，为阳明热盛，灼伤津液，阳明降机不利之象；烦躁，心慌，为火扰心神之表现；体胖汗多，睡中、活动、进餐均出汗，手足心非常热，提示肾水不足，少阳相火亢盛，厥阴因伏火而疏泄太过；疲乏，提示壮火食气，致中气虚弱；舌红嫩，裂纹，提示伏火亢盛，耗伤肾水，肾水不足。

【辨证】阳明热盛，相火奔腾，肾水不足。

【方药】以柴胡龙骨牡蛎汤合引火汤加减。金银花15克、连翘15克、生石膏30克、柴胡30克、黄芩15克、党参15克、清半夏30克、生龙骨、生牡蛎各30克、蜂房10克、磁石30克、熟地黄90克、天冬15克、麦冬15克、山萸肉15克、乌梅15克、夏枯草15克、白花蛇舌草15克、徐长卿15克、生白术15克、炙甘草15克。共5剂，每日1剂，水煎服。

【方解】柴胡、黄芩疏散清解少阳相火及全身伏热；熟地黄、天冬、麦冬滋肾水，承降相火，以水制火；生龙骨、生牡蛎、磁石、山萸肉、乌梅敛降厥阴、少阳木火，潜阳入阴，敛聚元气；生石膏、清半夏直清阳明鸥涨之

热，降阳明气机；金银花、连翘、白花蛇舌草、夏枯草、露蜂房清热解毒，消肿散结，以治热毒壅滞之标；徐长卿清热安神，以去心慌心悸，促眠；党参、白术、炙甘草清热泻火，补益中气，以土载物。

患者于2020年8月31日复诊，身热显著退减，咽喉已不痛，出汗明显减少，睡眠改善，心慌已无，胃胀减轻，已不烦躁，已开始减用激素。效不更方，续服10剂。

患者于2020年9月12日复诊，未再发热，激素已完全停用。睡眠改善，但醒后再难入睡，胃胀，手热，头痛时有，原方调整为柴胡30克、黄芩15克、党参15克、清半夏30克、生龙骨、生牡蛎各30克、磁石30克、熟地黄90克、天冬15克、麦冬15克、山萸肉15克、乌梅15克、黄连10克、百合15克、高良姜8克、夏枯草15克、白蒺藜15克、生石膏30克、徐长卿15克、川芎15克、炙甘草15克。10剂。

我3个月后追访，未再咽痛发热，原有诸多症状基本消失，身体健康状况大大改善，心情愉悦。

按：该患者发热不退，持续一月半，已经住院、输液、中药多种治疗，只能以激素控制发热，足见患者病情之重，接诊后，全面收集病情资料，辨证知悉患者少阳、阳明、厥阴伏热深重，肾水不足，水不制火，致发热不退，所以用药从少阳、阳明、厥阴、少阴等多层面广泛用药，而且用药多，用量较重，恐病重药轻，不能控制病情，终收良好效果，首剂见效，使患者信心十足，配合到底。对于这一类患者，我的体会就是用药要全面，不怕方子大；用量要足够，否则难以有效控制病情。

病案38：高血压案

阮某，女，50岁，于2020年5月18日初诊，血压高病史3年多，刻下血压150~170/90~110mmHg，身体肥胖，大便溏，每日1~3次，汗多身热，心慌，眠可，食可，易感冒，舌淡红，苔白厚，脉缓。

【逐症分析】汗多身热，心慌，提示体内伏火亢盛，火热扰心；易感冒，提示太阳界面必有伏热存在，感招外邪为患；血压高3年多，血压150～170/90～110mmHg，提示厥阴木火亢盛，致肝木升发太过，肺金所主之胆、胃、大肠、小肠、膀胱诸脏腑气机失于通降，致心火失降，心脉不畅；大便溏每日1~3次，舌淡红苔白厚，脉缓，为阳明热大肠火热生湿之象。

【辨证】体内伏火，肝火冲逆，脏腑经络气机右降不利。

【方药】柴胡龙骨牡蛎汤加减。柴胡15克，黄芩10克，党参30克，生半夏15克，生龙骨、生牡蛎各30克，磁石30克，生黄芪60克，生白术30克，怀山药30克，茯苓15克，怀牛膝15克，苍术15克，地骨皮20克，桂枝15克，黑附片15克，炙甘草30克。10剂，水煎服，每日1剂。

【方解】柴胡、黄芩疏解少阳伏火；生龙骨、生牡蛎、磁石潜降浮阳，降泻木火；生半夏、桂枝，泻火降气，降伏火之冲逆；地骨皮、茯苓、泽泻、怀牛膝滋阴清热，降火利水，以祛火热之冲逆；生黄芪、生白术、怀山药、苍术清热泻火，补中气，转中轴，使左升右降和缓有序；黑附片、炙甘草温助元阳，清热降火，引火归元。

患者于2020年6月2日复诊，药后感觉头身轻舒，血压已降至正常水平，刻下血压100/69mmHg，汗仍多，大便仍溏，党参、苍术、生黄芪量减半，加姜炭10克，山萸肉30克，续服10剂，每日测量，血压基本保持正常，此后原方微有加减，服15剂，血压持续保持正常，体重下降12斤，患者停药，至今两年半，血压一直保持正常。

病案39：痛风案

王某，男，51岁，于2021年9月2日初诊，痛风病史3年多，近两个月来右侧膝、踝关节肿痛，烧灼，行走困难，素来怕热，汗多，便溏，排解不畅。喜食辣椒，由于职业关系，嗜好饮酒，本次发病前，每日饮酒，连续1周多。舌暗红，苔白灰暗。

【逐症分析】素来怕热，汗多，为体内伏火燔灼之象；喜食辣椒，嗜好饮酒，辣椒和酒类都属于致热食品，容易激发伏热，而使人体内火热亢盛；便溏，排解不畅，为阳明大肠伏热孳生湿热之象；痛风病史3年多，右侧膝、踝关节肿痛，烧灼，行走困难，为火热瘀滞筋骨关节之象，病史已久，火热深伏。

【辨证】火热瘀滞筋骨关节，伏火亢盛，孳生湿热。

【方药】苍术10克，黄柏15克，生薏苡仁30克，怀牛膝15克，土茯苓45克，龙胆草15克，生地黄30克，熟地黄30克，当归10克，川芎15克，豨莶草15克，泽泻15克，生白术15克，生石膏30克，生甘草15克。共5剂，水煎服，每日1剂。

【方解】苍术、黄柏、薏苡仁、怀牛膝、泽泻清热利湿，祛瘀消肿止痛；生地黄、土茯苓、龙胆草、生石膏、豨莶草清热泻火解毒，祛除经络、筋骨、关节中火热瘀滞，进一步消肿止痛；熟地黄、当归、川芎滋阴清热，散瘀止痛；生白术、生甘草清热泻火解毒，补益中气。

服5剂，关节红肿烧灼已无，疼痛已去大半，行走基本不痛，续服5剂，患者未再复诊，1个月后追访，关节肿痛未再发作，患者忌酒、忌辣椒，严格遵守医嘱。

病案40：乳腺癌手术、化疗后康复案

韩某，女，50岁，于2021年1月12日初诊，乳腺癌瘤手术切除后1年，化疗3次，近日血压升高，刻下148/100mmHg，入睡难，易醒，醒后更难入睡，畏寒，足凉，怕热，日发潮热2～3次，伴出汗，面色秽暗，散布褐色斑块，总高兴不起来，烦躁易怒，子宫肌瘤（6.4cm×5.6cm×5.3cm），月经未再至。舌淡红，苔白厚、微黄，脉沉缓。

【逐症分析】乳腺癌瘤术后，子宫肌瘤病史，提示患者为伏热之体，易火热壅滞，孳生癌瘤，瘤体虽除，木火之气仍存，同时必有中气之损伤；化疗3次，提示伏热虽折，中气、元气必伤；入睡难，易醒，醒后再难入睡，为体内伏火炎上，阳难入阴之象；烦躁易怒，怕热，日发潮热2～3次，伴出汗，为肾水不足，水失涵木，肝火亢盛，疏泄过度之象；血压升高，提示肝木升发太过，诸脏腑气机失于通降；足凉，怕冷，为癌瘤壮火食气，损伤元

阳，元阳温煦失职之象；面色晦暗，有色斑，总高兴不起来，为元气中气虚弱，失于载木，肝之疏泄无力之象；舌淡红，苔白厚、微黄，脉沉缓，为伏热滞留，元气中气虚弱之象。

【辨证】热伏体内，阴虚火旺，元气中气虚弱。

【方药】以柴胡龙骨牡蛎汤加减。柴胡15克、黄芩15克、生晒参15克（另炖）、生半夏15克、生龙骨30克、生牡蛎30克、磁石30克、熟地黄30克、怀山药30克、茯苓15克、泽泻15、怀牛膝15克、黑附片15克、炙甘草30克、生白术45克、山萸肉15克、乌梅15克。共5剂，每日1剂，水煎1小时以上，煎出400～600毫升，分2次服。

【方解】柴胡、黄芩清泻肝胆火热及弥漫全身之相火；生半夏辛开力强，泻火降火，直入癌瘤巢穴，消瘤散结，祛除余毒；熟地黄、山萸肉、淮山药滋肾水，降相火，以阴配阳，以制相火；山萸肉、乌梅益肝阴，柔肝气，敛降肝胆木火；生龙骨、生牡蛎、磁石潜降伏火，牡蛎尤可软坚散结消瘤；茯苓、泽泻、怀牛膝滋阴降火利湿，白人参、白术、炙甘草清热补气，恢复中气、元气；黑附片温益元阳，引火归元。

服药5剂，失眠改善，血压也有下降，刻下血压130/90mmHg，疲乏，腿软无力，时时郁闷，原方生白术加至90克，加生黄芪15克，以提升中气；再服5剂，血压降至正常，足不再凉，疲乏腿软消失，近日也未再潮热，精神转佳，睡眠显著改善，原方续服8剂，已不疲乏，但每天发潮热3～4次，原方去黑附片、生黄芪，服至40余剂，B超示显示子宫肌瘤缩小至5.3cm×5.0cm×4.8cm，患者面色红润光泽，情绪愉悦，精力不断增加，继服30余剂，患者恢复如常人，身体无所不适，患者停药观察，1年半后追访，患者早已正常工作，完全能料理家务，情绪快乐。

按：癌瘤手术、化疗、放疗后，主要问题是体内火热毒邪之伏留，常伴中气、元阳、肾水之不足，以祛除余热毒邪为主，火热去，则元气、中气、肾水自复，用药适当伍用补益元气、中气，滋肾水之品，常获良好疗效。

（医理揭秘122）

病案41：眩晕恶心、身痛身肿案

杨某，女，70岁，于2022年2月23日初诊，半月前突发头晕屋转，恶心，视物双影，经治疗（不详），眩晕略有减轻，现恶心尤甚，饮水进餐即恶心，时时欲吐，浑身疼痛甚剧，两腿困痛，全身及两足肿多年，乏困欲寐，口苦、口干，怕热，汗多，远衣被，舌红裂纹，脉细。

【逐症分析】头晕屋转，视物双影，为火热孳生水饮，水热上干清窍之象；恶心尤甚，饮水进餐即恶心，时时欲吐，为木火犯胃，胃热气逆之象；浑身疼痛甚剧，两腿困痛，为火热瘀滞肌腠、筋骨之象；全身及两足肿多年，为水热瘀滞肌肤之象；口苦、口干，怕热，汗多，远衣被，舌红裂纹，均为体内伏火之象；乏困欲寐，脉细，为壮火食气，中气虚弱之象。

【辨证】火热孳水，水热冲逆，瘀滞筋骨肌肤。

【方药】泽泻30克，生白术15克，柴胡15，黄芩10克，清半夏15克，太子参15克，桂枝10克，白芍15克，豨莶草15克，威灵仙15克，川芎15克，陈皮10克，茯苓15克，滑石15克，生石膏50克，马鞭草30克，生甘草15克。共5剂，每日1剂，水煎服。

【方解】泽泻、生白术清热利水，通利清窍，祛除眩晕；柴胡、黄芩、桂枝、白芍疏泄太阳、少阳郁热，清泻肝胆火热，以祛身痛、头痛；清半夏、陈皮清热泻火，降肝胃之气，以除恶心欲呕之症；马鞭草、白芍、茯苓、滑石清热利尿，祛除水热，利水消肿；生石膏、豨莶草、威灵仙、川芎清热泻火，祛除肌腠、筋骨之火热瘀滞，祛除身痛身肿，川芎尤善降火治头痛。

服5剂，恶心、眩晕、浑身疼痛等症状均显著减轻，晨起头痛较著，原方加蜈蚣1条（冲），续服10剂，眩晕、恶心消失，头痛基本停止，身痛、足肿减轻，患者述服药后，所有不适都有减轻，很舒服，每服完5剂，就让女儿再取5剂，共服40余剂，眩晕、恶心、身肿身痛诸症全部消失，连续多年不愈的颈椎病也消失了。

病案42：强直性脊柱炎案

张某，男，14岁，于2017年7月9日初诊，强直性脊椎炎病史2年多，颈项强直，两膝关节肿大，滑囊积液，畏寒，食少，多年来无汗，常恶心呕吐，大便稀溏，每日2~4次，身体消瘦，面白少华，脚底汗多，舌大淡红，苔白微黄，脉细弦。

【逐症分析】两膝关节肿大，滑囊积液，为火热瘀滞筋骨关节，火热孳生水饮之象；强直性脊椎炎病史两年多，颈项强直，为颈项腰部不肌肉筋膜等软组织火热瘀滞之象；畏寒，多年来无汗，为元阳虚弱，失于温煦之象；食少，常恶心呕吐，为胃中伏热，胃气上逆之象；大便稀溏，每日2~4次，为阳明大肠湿热之象；身体消瘦，面白少华，为中气虚弱，土失载物之象；脚底汗多，为体内伏火之象；舌大淡红，苔白微黄，脉细弦，为体内伏火，中气、元阳虚弱之象。

【辨证】肌肉、筋骨、关节火热瘀滞，元阳、中气虚弱。

【方药】以李老大乌头汤加减。黄芪120克，制附片15克，制川乌15克，干姜10克，炙甘草30克，生山萸15克，党参30克，麻黄10克，细辛（后下）15克，桂枝15克，赤芍30克，防风15克，生姜15克，蜂蜜50毫升，大枣12枚。每日1剂，水煎2小时，煎出400毫升，分2次服。

【方解】黄芪重剂使用，清热泻火，大补中气，以祛全身诸经之火热瘀滞；黑附片、制川乌、干姜辛散温通，散火降火，祛除肌肉、筋骨、关节火热瘀滞，通经止痛，温益元阳；麻黄、细辛、桂枝散热祛火，温通经络；生姜、桂枝降火降气，和胃止呕；山萸肉滋阴敛火，搏聚元气，赤芍、防风清热散热，凉血泻火，祛除火热瘀滞；党参、炙甘草、大枣清热泻火，补益中气。防风、生姜、炙甘草、蜂蜜厚土伏火，兼祛乌附燥烈之性。

服10剂，膝关节积液减少，已有汗出，大便转稠，食欲食量增加；颈项仍强直，加葛根50克。再进10剂，觉浑身暖和轻舒，颈项转动灵活，大便继续转稠，每日1~2次，身体增胖，体能增加，可打篮球，原方加减续服10余剂，病情持续好转，常常参加篮球运动，患者停药，追访多年，患者身体健康情况越来越好，学习生活正常。

病案43：读书、听话不知其意案

岳某，男，45岁，因患贫血半年，经中西医治疗，血色素已恢复正常，读书看报能认识文字，但不知道什么意思，能听到别人说话，但不知在说什么，伴耳鸣2个月，健忘，耳鸣如肥皂泡破裂声，疲乏无力，面黄不华，素来体弱，手脚微热，常欲伸被外，大小便、饮食、睡眠尚可，舌淡嫩少许裂纹，脉缓。

【逐症分析】读书看报能认识文字，但不知道什么意思，能听到别人说话，但不知在说什么，发生在贫血后，并且健忘，提示精血不足，脑髓失养，脑不任物，同时中气虚弱；耳鸣如肥皂泡破裂声，提示土气虚弱，中气不足，同时水失涵木，木火上冲；疲乏无力，面黄不华，提示元气、中气、精血虚弱；素来体弱，为元气不足之象；手脚微热，常欲伸被外，为伏火亢盛之象；舌淡嫩少许裂纹，脉缓，为肾水不足，中气虚弱之象。

【辨证】精血不足，中气虚弱，元气不足，脑髓失养。

【治法】益中气，滋肾水，补元气，滋养脑髓。

【方药】黄芪60克，白人参10克，山萸肉20克，生龙骨、生牡蛎各20克，白芍20克，生白术30克，熟地黄30克，当归15克，枸杞子15克，制何首乌15克，阿胶10克（烊化），黑附片15克，干姜6克，炙甘草30克。共5剂，每日1剂，水煎1小时，煎出400～600毫升，分2次服。

【方解】黄芪、白人参、生白术、炙甘草大补中气，益元气，兼清伏火；山萸肉、生龙骨、生牡蛎滋阴降火，敛聚元气；熟地黄、当归、枸杞子、制何首乌、阿胶滋肾水，降伏火，补精血，滋养脑髓；黑附片、干姜、炙甘草小剂量少火生气，以益元气、中气，滋气血生化之源，引火归元。

患者服两剂，即可看懂一些文字；服完5剂，可正常看书读报，也能正常谈话交流，耳鸣消失；原方续进5剂，读书、谈话完全恢复正常。

按：本例患者不能读懂文字，也听不懂话意，我第一次见到这种情况，以土载万物，土气不足，则万物不荣之原理，判断这种情况为中气、元气虚弱，不能推动脑之正常功能，再加上精血亏虚，脑髓失养，则有此证之发生，服药两剂，即见显效，据"有形精血不能速生，无形之气当须急复"之理，此证辨证为中气、元气的虚弱是对的，符合临床实际；滋养精血则是第二位的，但必不可少。

病案44：高血压心脏增大案

金某，男，64岁，心慌气短两个月，走路稍急或干活用力则气喘，不能跑步半月；有高血压病史两年，血压152/100mmHg，急躁易怒，健忘，汗多、自汗、盗汗、口干口渴，喜凉饮，X光片提示心脏增大，舌红干，苔白厚，脉洪滑。

【逐症分析】心慌、气短两个月，走路稍急或干活用力则气喘，不能跑步半月；提示少阴元气虚弱，心火亢盛；高血压病史两年，急躁易怒，为少阴肾水不足，肝木火亢，疏泄太过之象；X光片提示心脏增大，据一气周流原理，凡增大长大之象均为火热之理，此为心火壅滞之象；健忘，为肾水不足，精血亏虚，脑髓失养之象；汗多、自汗、盗汗，为体内伏火蒸腾之象；口干口渴，喜凉饮，为阳明热盛之象；舌红干，苔白厚，脉洪滑，为体内伏热亢盛，尤以阳明热盛之象。

【辨证】元气虚弱，肾水不足，阳明伏热，相火亢盛。

【方药】破格救心汤合引火汤加味。黑附片30克，干姜10克，炙甘草60克，生晒参15克，山萸肉15克，黄芪30克，生龙骨、生牡蛎各20克，磁石20克，生石膏30克，熟地黄45克，天冬15克，麦冬15克，五味子15克，怀牛膝15克，茯苓15克。共5剂，每日1剂，水煎2小时服。

【方解】黑附片、干姜、炙甘草、生晒参、山萸肉、生龙骨、生牡蛎、磁石，此即破格救心汤之方底，补益敛聚元气，温益元阳，镇潜浮火，疏泄心火之壅滞；熟地黄、天冬、麦冬、五味子、茯苓，此为引火汤主要组成，滋阴降火养心，黄芪泻火补气，补中气，益元气；生石膏清泻阳明伏热，生津。

服5剂，心慌气短显著减轻，血压正常，续进5剂，可跑100米，汗少，口已不渴，共服15剂，诸症消失，患者停药。

病案45：少年遗精头昏迟钝案

邱某，男，17岁，遗精数月，每周遗精2～3次，遗后觉脑思维迟钝，头昏，疲乏，睡时长则遗精，睡后不清醒，大便干，排解不畅，汗多，进餐出汗，睡中也出汗，易流鼻血，遗精后手足凉，畏寒，舌淡苔白，脉弦细。

【逐症分析】遗精数月，每周遗精2～3次，为火扰精室之象，肾气不固之象；遗精后手足凉，畏寒，为元阳虚弱之象；遗精后觉脑思维迟钝，头昏，疲乏，睡后不清醒，元气不足，中气虚弱，精血亏虚，脑髓失养之象；汗多，进食出汗，睡中也出汗，为相火燔灼，蒸腾津液之象；睡时长则遗精，易流鼻血，为相火亢盛，扰动精室，迫血妄行之象；大便干，排解不畅，为阳明燥热，降机不利之象，舌淡苔白，脉弦细，为元气、中气、精血俱虚之象。

【辨证】伏火亢盛，扰动精室，精气不固，元气、中气虚弱，肾水亏虚。

【方药】黑附子15克，炙甘草15克，生黄芪60克，党参15克，生白术15克，山萸肉30克，五味子15克，生龙骨20克，生牡蛎20克，熟地黄45克，菟丝子15克，补骨脂15克，枸杞子15克，仙灵脾15克，大黄4克，怀牛膝15克。

服5剂，未再流鼻血，诸症皆有减轻，药已对证，效不更方，再进10剂，遗精、疲乏诸症显著减轻，久卧仍有遗精，以原方加芡实15克，莲子15克，此后共服30余剂，每月遗精1～2次，遗精后也无疲乏、迟钝、手足冷等症出现，每日有晨勃，精力极大改善。

病案46：恶梦频频案

张某，男，39岁，于2020年3月23日初诊，恶梦频频1个多月，汗多，身热，足心热烫，口臭，口唇青紫，偶有心悸气短，舌红苔黄，脉细濡。

【逐症分析】多恶梦1个月多，提示中气虚弱，土失载木，肾水不足，相火亢盛；汗多，身热，足心热烫，此系相火亢盛，燔灼太过所致；口臭，为阳明湿热秽浊之气；心悸、气短，为相火扰心所致；口唇青紫，为体内伏火瘀滞之象；舌红苔黄，脉细濡，为体内伏热，阴分不足之象。

【辨证】肾水亏虚，木火冲逆，中气不足。

【方药】柴胡龙牡汤合引火汤加减。柴胡15克，黄芩15克，党参15克，清半夏15克，生龙骨、生牡蛎各30克，磁石30克，熟地黄90克，天冬15克，麦冬15克，丹参15克，山萸肉15克，生石膏30克，茯苓18克，泽泻15克，怀牛膝15克，炙甘草15克。水煎服，每日1剂。

【方解】以柴胡龙牡汤清降少阳相火，疏泄肝胆火热；熟地黄、天冬、麦冬滋肾水，降相火，以水制火；丹参、茯苓滋心阴，泻心火，安心神；山萸肉滋阴敛降木火，生石膏清泻阳明伏热，茯苓、泽泻、怀牛膝清热利水，通降水道以降火，党参、炙甘草清热益气补中。

患者于2020年4月6日复诊，药后未再做恶梦，汗多，身热，足心烫等症也显著减轻，原方续服10剂，1个月后来告知，睡眠良好，恶梦消失，诸症均显著好转，盛赞疗效。

病案47：月子后臂膝冰凉、盆腔积液案

侯某，女，37岁，于2020年8月5日初诊，网诊患者，两膝以下及左肩臂冰凉，难以忍受，时时欲逃避痛苦，系因坐月子着凉所致，已10多年，颈项痠困，伴头晕恶心；食大油或辣椒则腹泻，吃鸡蛋，两胁背疼痛；胸闷，心慌气短，心率快；左乳房有结节，有时疼；喜欢吃带汤水的食物，口干，口苦，喜凉饮；入睡难，汗多，活动易出汗；有时身肿，怕冷，手足凉，情绪郁闷，或急躁，疲乏，小腹疼，带多色黄有异味，前阴痒，感觉有扩张、下坠，特别难受，B超显示盆腔积液。舌暗红，苔白厚。

【逐症分析】两膝以下及左肩臂冰凉甚，因坐月子着凉所致，已10多

年，提示患者元阳、卫阳俱不足，温煦、卫外的功能失常；喜欢吃带汤水的食物，口干，口苦，喜凉饮，提示患者阳明伏热灼伤津液；食大油或辣椒则腹泻，吃鸡蛋，两胁背疼痛，为肝、胆、胃、肠郁热之象；胸闷，心慌气短，心率快，为厥阴伏热，肝疏泄太过所致；入睡难，汗多，活动易出汗，为伏火蒸腾，阳不入阴之象；颈项疲困，伴头晕恶心，提示颈项部软组织因劳损伏热瘀滞；左乳房有结节，有时疼，也为热毒壅滞郁结胸乳的表现；身肿、怕冷、手足凉，火热瘀滞，阳气失于通达，气不化水所致；情绪郁闷，或急躁，疲乏，为中气虚弱，土失载木，木火郁滞之象；小腹疼，带多色黄，有异味，前阴痒，感觉有扩张、下坠感，特别难受，B超显示盆腔积液，为湿热毒邪壅滞下焦，缠绵不去之象；舌暗红，苔白厚，为元阳不足，体内湿热毒邪壅滞的表现。

【辨证】元阳、卫阳虚弱，伏热毒邪瘀滞脏腑、经络。

【治则】清热祛瘀解毒，疏通经络，温阳益气。

【方药】以柴胡桂枝龙骨牡蛎汤加减。柴胡15克，黄芩15克，党参15克，清半夏15克，桂枝15克，白芍15克，生龙骨、生牡蛎各30克，五味子15克，山萸肉15克，黑附片15克，姜炭10克，炒白术15克，熟地黄90克，红藤30克，金银花15克，连翘15克，公英15克，马鞭草15克，龙胆草15克，茯苓15克，泽泻15克，蜈蚣2条（冲服），炙甘草15克。共10剂，每日1剂，水煎1小时，分2次服。

【方解】患者体内伏热，所以首先以柴胡、黄芩从少阳疏解体内伏热，清解肝胆火热、肺热，以及弥漫于三焦的相火；以白芍、半夏清热泻火，降泻肝胆及各脏腑火热与气机；生龙骨、生牡蛎、磁石、五味子、山萸肉敛肝降胆，镇潜木火；以熟地黄滋肾水，以加强肾水之封藏之力，潜降伏火，以阴配阳；以马鞭草、龙胆草、金银花、连翘、蒲公英、红藤清利湿热，泻火解毒，祛除乳胁及中下焦所有脏腑之火热瘀毒；因为患者久治不愈，所以加蜈蚣清热解毒，祛除络中火热瘀滞，以祛顽疾；以桂枝辛温通阳，散热降火，恢复卫阳卫外之功能；以黑附片、姜炭温中阳，以益元阳；党参、白术、茯苓、炙甘草补益中气。

患者服药10剂，臂膝冰凉显著减轻，汗出减少，眠转佳，头晕减轻，身体轻松许多；再服10剂，全身多处冰凉消失，睡眠改善，汗出减少，胸乳胀痛基本消失，颈酸头晕显著减轻，大便转稠，白带显著减少，阴部诸多不适也显著减轻，情绪转佳；原方略加调整，续服10剂，诸症基本消失，应患者要求，后将上方做成丸药服3个月，患者病愈。

按：这是亲戚介绍的一个疑难顽症患者，远在宁夏西吉县，患者久经疾病折磨，累经治疗，没有好的效果，很痛苦，以至因病出现了抑郁焦虑症，患者在我门诊非常配合，因病情复杂，症状很多，所以方子也大，用药多，个别药药量特别大，这是在充分辨证的基础上，根据病情，遵循"有是证用是药"的原则，该用什么药就用什么药，用药该多就多，药量该大就大，不被传统习惯所拘束，结果顽疾迅速好转，终获良效。

病案48：脑外伤后遗全身僵硬、记忆力下降案

张某，男，63岁，于2021年4月18日初诊，脑外伤后遗全身僵硬，手脚麻木多年，记忆力严重下降，所说之事，常常扭头就忘，睡眠较差，睡中汗多如水，急躁易怒，口干口苦，夜间常要饮水，汗多，背热，怕热，冬天单衣，口臭，手脚热，背痒、身痒较剧，舌红苔白滑。

【逐症分析】汗多，背热，怕热，冬天单衣，手脚热，为体内相火亢盛之象；口干口苦，口臭，夜间常要饮水，为阳明热盛，津液受伤之象；急躁易怒，为肝火亢盛之象；背痒、身痒较剧，为皮肤肌腠伏热生风之象；脑外伤后遗全身僵硬，手脚麻木多年，为伏火深重之体，因颅脑受伤，火热瘀滞全身经络生风致痉之象；记忆力严重下降，所说之事，常常扭头就忘，为大脑受伤，失于精血滋养之象；睡眠较差，睡中汗多如水，为伏火蒸腾，阳难入阴之象。

【辨证】伏火亢盛，肾水不足，颅脑受伤，全身经络火热瘀滞。

【方药】引火汤合滋养心脑方加减。熟地黄60克，天冬15克，麦冬15克，生石膏30克，柴胡15克，黄芩15克，女贞子15克，菟丝子15克，枸杞子15克，首乌藤15克，山萸肉15克，桑叶15克，茯苓15克，全蝎（冲）2克，蜈蚣（冲）2条。共5剂，水煎服，每日1剂。

【方解】熟地黄、天冬、麦冬滋阴清热，以水制火；生石膏清泻阳明火热，生津止渴；柴胡、黄芩从少阳疏解郁热，疏泄弥漫全身之火热；桑叶散热泻火，止汗；女贞子、菟丝子、枸杞子、制何首乌、首乌藤清热泻火，补益精血，滋养脑髓，改善记忆睡眠；茯苓养阴清热，安神促眠；全蝎、蜈蚣清热祛火，搜剔全身经络中之瘀热，熄风止痉。

服药5剂，睡眠明显改善，出汗减少，觉全身轻松，略有加减，续服10剂，两个月后追访，全身强硬感减轻大半，特别高兴的是记忆力恢复很多，虽在炎热的夏天，出汗也大大减少，嘱咐患者继续服药，患者想再等等，看恢复得如何再说，半年后患者来告，全身僵硬感基本消失，身体健康状态明显好转，未再服药。

病案49：汗多、难眠案

白某，女，51岁，于2020年3月18日初诊，汗多如水1个月，活动、睡眠均出汗，眠差已久，入睡难，易醒，醒后再难入睡，疲乏，总觉很累，健忘，畏寒，饮食、大便无异常，舌淡红苔白，脉沉细。

【逐症分析】：汗多如水1个月，活动、睡眠均出汗，为相火亢盛，蒸腾津液所致；眠差已久，入睡难，易醒，醒后再难入睡，提示相火蒸腾，阳难入阴；疲乏，总觉很累，为壮火食气，致中气不足之表现；健忘，提示精血亏虚，脑髓失养；畏寒，提示少阴元阳不足，温煦失职；脉沉细，为少阴元气不足之象。

【辨证】体内伏火亢盛，中气、元气皆虚，精血亏虚。

【方药】桂枝龙牡汤加减。桂枝15克，白芍30克，生姜15克，大枣12枚，炙甘草30克，生龙骨20克，生牡蛎20克，熟地黄90克，山萸肉30克，黑附片10克，生黄芪45克，菟丝子15克，五味子15克。共5剂，每日1剂，水煎1小时，煎出400毫升，分2次服。

服完5剂，患者停药未再诊，1年后因它病来诊，告知药后出汗基本停止，睡眠大有好转，虽未再吃药，汗多、眠差诸症俱已恢复正常，至今疗效巩固。

按：患者正直七七之年，癸水不足，相火蒸腾致汗多如水，同时伴有中气不足，元气不足，治疗加90克熟地黄于桂枝龙牡汤中，滋肾水，承降相火，是该患者取效快捷的特别之处。

病案50：儿童进餐、写字缓慢案

刘某，男，11岁，于2019年11月10日初诊，进餐、写字很慢，乏困，精神疲惫，口气秽，身易生皮疹，大便2～3日一解，时干，不畅，易汗，进餐出汗，不易入睡，易感冒，今晨目赤，舌尖红赤，苔白，脉弦有力。

【逐症分析】大便2～3日一解，时干，不畅，为阳明大肠腑燥热，气机通降不利之象；口气秽，为阳明胃肠宿食停积之秽浊之气；易汗，进餐出汗，不易入睡，为肾水不足，相火蒸腾，阳难入阴之象；乏困，精神疲惫，苔白，进餐、写字很慢，为壮火食气，致中气虚弱，承载推动无力之象；易感冒，提示伏热滞留体内，招惹外邪为患；身易生皮疹，为皮肤肌腠伏热，太阳不开之象；目赤、舌尖红赤，脉弦有力，阳明、厥阴热炽。

【辨证】阳明积热，相火鸱张，中气不足。

【方药】大黄10克、清半夏10克、神曲10克、山楂15克、麦芽15克、生白术10克，党参15克，柴胡10克，黄芩10克，山萸肉15克，熟地黄45克，麦冬10克，砂仁10克，菊花10克，土茯苓15克，白鲜皮15克，生甘草10克。共5剂，每日1剂，水煎1小时，煎出300毫升，分2次服。

【方解】大黄、清半夏、神曲、山楂、麦芽消食化积，清降胃火，祛除阳明积热；生白术、党参、生甘草清泻脾胃火热，补中气，健脾运；柴胡、黄芩，清热降火，以祛相火木火之炎烈，疏泄肝胆；熟地黄、麦冬滋肾水，养胃阴，以水制火；山萸肉滋阴补肝，敛降相火，促厥阴和缓有序之升发；砂仁泻火降气，降阳明之气机，促脾之运化；菊花，清热明目；土茯苓、白鲜皮疏散清解皮肤肌腠之伏火热毒，退疹止痒。

患者于2019年11月17日复诊，原有症状均显著减轻，大便通畅，睡眠显著改善，气力、精神明显增加，效不更方，原方再进5剂，写字、进餐不再缓慢，口气秽浊已去，睡眠、汗出、大便皆显著改善！

病案51：女童咳嗽手扑足蹬案

女童，6岁，于2019年12月18日初诊。干咳1周，近2日频发咳嗽，夜间咳嗽尤著，咳甚则气短难续，手扑足蹬，平素大便干，汗多，夜卧不宁，舌红苔少，脉细濡。

【逐症分析】平素大便干，提示阳明燥热；舌红苔少，脉细濡，提示阴分不足，水亏火旺；汗多，结合便干、舌红苔少，则认为是阳明燥热，相火燔灼之象；夜卧不宁，提示体内伏热燔扰，疏泄太过；干咳1周，夜间咳嗽频频，近2日频发咳甚气短，手扑足蹬，提示体内伏热灼伤肺阴，肺热气燥，失于宣肃，已至较严重之程度。

【辨证】肾水不足，阳明燥热，肝木疏泄太过，肺燥气逆。

【方药】麦冬10克，清半夏10克，五味子10克，白芍10克，淮山药15克，沙参10克，熟地黄30克，大黄7克，黄芩6克，桔梗6克，杏仁6克，木蝴蝶6克，白前10克，百部10克，浙贝母10克，炙甘草10克。5剂，水煎服，每日1剂。

服1剂，咳嗽显著减轻；服3剂咳止，剩余两剂药，未再服。

按：本例患者肺燥气逆，干咳较甚，以至于咳甚气短难续、手扑足蹬，家长颇为恐惧，针对肾水不足，肺燥气逆用药，以麦门冬汤加减，麦冬、熟地黄、沙参、淮山药滋阴清热，降相火，清半夏、五味子、白芍，为小青龙汤中几味主药，清肺热、降肺气、平喘咳；黄芩清肺热，降相火；大黄清降阳明腑大肠燥热；以桔梗、杏仁、木蝴蝶、白前、百部、浙贝、炙甘草，大队清肺热，降肺气之药，肃肺止咳，以去主症咳嗽，用药切中病机，故收良效。

病案52：手颤抖打碗案

王某，女，65岁，于2021年12月18日初诊。右手颤抖数年，伴左耳鸣，严重时手端不住碗，致碗掉地打碎，梦多，恶梦，入睡难，两眼珠胀痛，胃脘胀，恶心甚，怕冷，双膝凉，舌红裂纹少苔，脉缓。

【逐症分析】舌红裂纹少苔，为肾水不足，阴虚火旺之象；梦多，恶梦，入睡难，为相火扰神，阳难入阴之象；右手颤抖数年，为肾水不足，肝火亢盛，孳生肝风之象；耳鸣、两眼珠痛，为肾水不足，木火冲逆清窍之象；胃脘胀，恶心甚，为胃火亢盛，胃气失降之象；怕冷，双膝凉，脉缓，为元阳虚弱，失于温煦之象。

【辨证】肾水不足，肝风内动，元阳虚弱，胃火亢盛。

【方药】以柴胡龙牡汤加减。柴胡15克，黄芩10克，党参15克，清半夏15克，生龙骨、生牡蛎各30克，磁石30克，全蝎（冲服）2克，熟地黄15克，当归15克，白蒺藜15克，茯苓20克，黑附片10克，炙甘草15克，高良姜10克，陈皮15克，川芎15克。15剂，水煎服，每日1剂。

【方解】以柴胡龙牡汤清降肝胃火热；磁石助龙牡潜阳熄风，以去耳鸣；全蝎清热泻火，熄风止颤；熟地黄滋肾水以降木火，当归、川芎、白蒺藜滋水泻火，清利头目，去目珠疼痛；茯苓滋阴泻火，养肝宁心；高良姜伍陈皮散胃火降胃气，止胃痛除恶心；黑附片温益元阳，引火归元。

半年后追访，服完15剂，手抖减轻大半，未再服药，2个月后手抖消失，诸症改善。

病案53：嗜食辣椒致热痹案

赵某，女，50岁，于2016年12月14日初诊。肘、腕、膝、踝关节肿胀疼痛多年，伴手足小关节变形，时重时轻，全身强硬，行走蹒跚，抓握不便，被诊为类风湿性关节炎，身热，汗多，面色浮红，鼻、额、颧部红赤尤著，喜食瓜果，大便偏干，排解不畅，自述嗜食辣椒，每顿饭常食一小碗油泼辣椒，舌红嫩裂纹，苔白，脉细濡。

【方药】熟地黄45克，天冬15克，麦冬15克，巴戟天15克，生半夏15克，桂枝15克，生白芍30克，生石膏60克，忍冬藤30克，豨莶草30克，络石藤15克，制川乌15克，炙甘草15克。水煎服，每日1剂。

间断服药20剂，全身关节肿胀疼痛显著减轻，强硬感消失，其他诸症皆有减轻，断药数月，四肢关节又发肿胀疼痛，烧灼强硬，汗多，左小腿皮肤发红斑，搔痒尤著，可见红斑血痂，调整上方至熟地黄90克，天冬15克，麦冬15克，巴戟天15克，生半夏15克，桂枝15克，生白芍30克，生石膏60克，忍冬藤30克，豨莶草30克，络石藤15克，制川乌15克，土茯苓30克，白鲜皮15克，蜈蚣2克（研末冲服），炙甘草15克。水煎服，每日1剂。

服20余剂，关节肿胀疼痛消失，自觉身体软和，手足活动较灵活，大便变软通畅，汗也减少，小腿部皮损消失，可正常做家务，因就诊不便，将上方做水丸，久服缓图。

按：本案是一例典型之热痹案，与患者嗜食辣椒有密切关系，辣椒辛热，极易激发体内伏火，患者长期嗜食辣椒无度，致伏火亢盛，瘀滞筋骨、关节为患，发为热痹，面色浮红，鼻、额、颧部红赤，汗多，均为体内伏火亢盛之象，因此治疗以引火汤加减，熟地黄、天冬、麦冬、巴戟天滋肾水，承降相火；生半夏辛散之力极强，尤善祛除筋骨、关节热毒；生石膏、忍冬藤、豨莶草、络石藤、白芍清热泻火解毒，疏散关节瘀热，消肿除痹祛痛；川乌、桂枝辛热温散通达，善疏散筋骨关节瘀热，除痹止痛；加土茯苓、白鲜皮、蜈蚣进一步搜剔经络，清解疏利关节、筋骨、皮肤之热毒瘀滞，除痹，全方降火解毒，通络除痹，故收佳效。

病案54：新型冠状病毒感染案

某女，78岁，于2022年12月19日通过微信网诊。感染新型冠状病毒两天，头痛，浑身困痛，发冷发热，体温38.7℃，口苦口干，咽痛如割，咳嗽，乏力，卧床不起，不欲饮食，急性热病容，舌红苔白厚。

【逐症分析】头痛，浑身困痛，发冷发热，为新型冠状病毒入侵，激发患者体内伏热，而致太阳表热证之表现；体温38.7℃，口苦口干，咽痛如割，急性热病容，为少阳、阳明热盛之表现；火热袭肺，肺热气逆则咳嗽；壮火食气，则乏力，卧床不起；不欲饮食，舌红苔白厚均为胃肠郁热，脾胃不和之症。

【辨证】新型冠状病毒激发体内伏热，三阳热盛，伤及中气、阴津。

【治则】透解太阳表热，清解少阳、阳明里热，益气滋阴生津。

【方药】以小柴胡汤加减。柴胡30克，黄芩15克，党参15克，清半夏15克，生石膏60克，金银花15克，连翘15克，桔梗10克，杏仁10克，僵蚕10克，白前10克，百部10克，大青叶15克，羌活10克，川芎10克，芦根15克，天花粉10克，熟地黄30克，炙甘草10克。共3剂，水煎服，每日1剂。

【方解】柴胡透解太阳表热，与黄芩、生石膏相伍疏解清泻少阳、阳明火热；金银花、连翘散解太阳表热，伍大青叶清解三阳热毒，羌活、川芎疏散太阳肌腠郁热，以祛头身疼痛；清半夏、桔梗、杏仁、僵蚕、白前、百部清泻肺系火热，降气止咳；党参、炙甘草益气清热，扶正祛邪；熟地黄、芦根、天花粉滋阴泻火，清热生津，全方共奏解表清里，清热解毒，肃肺止咳，益气滋阴生津之功。

首剂于晚间服1次，晨起头痛、发冷发热、咽痛消失，可下床正常活动，自言"病好了"。服完3剂，诸症消失。当时，正值新型冠状病毒感染高峰时期，亲戚邻里患病者为数众多，见老人服药效果如此快捷，争相索方服用，在三五剂之内获愈者甚多，一时传为佳话。

按：新型冠状病毒之发病，系因新型冠状病毒侵入人体，激发了人体本身固有的伏热而发病，出现的诸多症状，均是三阳火热之表现，所以治疗以清解三阳火热为主，同时清热肃肺，益气滋阴生津，总不出四维辨证之火热亢盛、中气虚弱、肾水不足、元气虚弱这4个方面，均属太师父李可老中医强调的"凡病皆本气自病"的范畴，新型冠状病毒是外因，体内伏热是内因，外因是发病的诱因，内因是发病的根本，治疗主要针对"本气自病"之内因，至于新型冠状病毒，皆被人体自身免疫系统所杀灭，所以新型冠状病毒感染的治疗以清泻三阳伏热为主，兼顾中气、肾水之不足即可，如出现元气衰竭之危象，则以救元气为主，元气得救之后，仍以清热为主进行治疗。

病案55：为父求一方，全家获安康

寇某，男，80岁，于2022年12月27日初诊。感染新型冠状病毒数日，叠进感冒药无显效，头痛，恶寒发热，体温为38℃～39℃，口苦口干，咽痛，咳嗽痰多，乏力嗜卧，饮食懒进，舌红苔白厚，花剥。因患者年事已高，又有慢性气管炎、咳血病史，家人很恐慌，欲送市人民医院住院治疗，适遇其子问诊于我，为疏下方。

【方药】柴胡30克，黄芩15克，党参15克，清半夏15克，玄参15克，生石膏50克，知母15克，黄芩10克，枇杷叶15克，桔梗18克，白前10克，百部10克，浙贝母15克，熟地黄15克，牛蒡子10克，麻黄10克，川芎15克，炙甘草15克。3剂，水煎服，每日1剂。

因患者年高体弱，服药后缓慢向愈，服完3剂，体温虽已恢复正常，也可下床活动，但仍精神疲乏，气短，咳嗽痰多，为表热未清，肺热郁伏之象，以小青龙汤与小柴胡汤合方加减：麻黄10克，桂枝10克，白芍15克，细辛6克，五味子10克，柴胡15克，黄芩10克，清半夏15克，生石膏30克，陈皮15克，竹茹10克，枇杷叶15克，桔梗10克，白前10克，百部10克，浙贝母15克，熟地黄30克，牛蒡子10克，川芎10克，炙甘草10克。3剂，水煎服，每日1剂。

3剂药服完，热退净，咳嗽基本消失，痰少，精神转佳，已正常饮食，正常活动，患者停药修养，渐渐康复。期间，其老伴、两个儿子、儿媳等多人感染新型冠状病毒，均照患者首诊方取药服用，全部获愈。

第七章　医理揭秘 122 条集录

医理揭秘1：古中医融入了唯物辩证法思想和现代科学这两个元素之后，就能发展成为与现代科学相适应的现代中医了。

医理揭秘2：疾病的发生，都有一个从无到有的孳生过程，促使这个过程进行的根本因素就是木火之气，所以木火之气是一切疾病发生的根源。如疼痛的发生，搔痒、肿胀、结节的出现，任何一个症状的发生，都是一个从无到有的过程，都是木火之气所为。

医理揭秘3：风善行数变，极具能量，是大自然中容易带来灾害的一个气，在人体则是容易引发疾病的一个气，其本质是火气。

医理揭秘4：现代医学检验的各项指标出现阳性，其反映的是一个从无到有的变化过程，即生的过程，对应春天的生发之气，本质还是火气所为。

医理揭秘5：癌细胞的转移、扩散，对应风气、木气，本质还是火气所为，风火二气具有强大的爆发力和煽动力，是造成癌瘤转移的主要因素。

医理揭秘6：火为夏天的主气，主长，凡有增长特点的疾病状态，均是火象，如局部肿胀、关节肿大、肿瘤增长、息肉增长、宫颈肥大、体温升高、脉率增快、血压升高等，均对应夏天阳气增长之象，本质皆是火热所致。

医理揭秘7：火生湿，火为湿之母，湿为火之子。火去则水、湿、痰、带皆去，凡可治水、祛湿、化痰、止带之药，皆为清热之药。

医理揭秘8：大气中之木火之气，与患者体内之木火之气，两感而发，导致每年3~5月病人尤多。

医理揭秘9：任何一个人体内或多或少都有伏热的存在，体内没有伏热的存在的人几乎没有。

医理揭秘10：病种因体内伏热的不同而不同，伏热于肺之人，易发咳喘等肺系疾病，伏热于太阳体表者，则易发感冒，皮肤肌腠伏热者，易致各种皮肤疮疡疾病的发生，伏热于膀胱、尿道者，则易发淋证、癃闭等。

医理揭秘11：素体肾水不足、少阳相火和厥阴木火亢胜、或阳明伏热之体，易患发热性疾病，也易午后发热、中暑。

医理揭秘12：继《黄帝内经》之后，几千年的医学实践证明，古人关于"十二经脉"和"气穴三百六十五"的认识，是一种理论构思，不符合人体实际，"十二经脉"实际不存在，在三百六十五穴之外，还有无数腧穴。

医理揭秘13："心包""三焦"这一脏一腑实际不存在。

医理揭秘14：古人有关"十二"的诸多概念，都是基于"一年有十二个月"的推论。

医理揭秘15：增设"心包""三焦"这一脏一腑，是古代医家的理论需要。

医理揭秘16：多疑善虑，恐惧，害怕，觉身后有人跟随，总担心有不好的事情发生，为土气下陷，甲木胆失去脾土之承载，胆气下陷的表现；忧伤哭泣，为肝木之气下陷的一个特征性症状，肝气如不陷下，则不哭泣，如若哭泣，必有中气、肝气的下陷；自残、自杀为土气下陷，致木气下陷，肝火直升，患者万念俱灰而走极端的表现。

医理揭秘17：传统的太阴寒湿证，实为寒热错杂之证。便溏、腹泻、泛吐清水、泻下白冻诸症，为湿热之症，不论兼证如何，这些症状湿热之本质都会不变，包括四神丸所治之五更泻和痛泻要方所治之痛泻，均为湿热之证。

医理揭秘18：四君子汤是一首补土之气、清土之热、化土之湿、滋土之阴的培土之方。

医理揭秘19：肝主升发、疏泄，与人体节奏性的生理活动密切相关。

医理揭秘20：尿频、尿急、尿痛、尿不尽、遗尿、漏尿、尿失禁、尿床，小便不利诸症，皆为木火之气作祟，以泻火敛肝为治可获优良疗效。

医理揭秘21：头痛、头昏、头晕、头蒙、头重诸症，皆木火上冲头脑清窍所致，火热冲逆之势减则头痛、头昏、头晕、头蒙、头重之势减，火热冲逆之势去则诸症皆去。

医理揭秘22：肺中固有的伏热是咳嗽气喘发病的根本因素，六淫之邪、异常气味、情志不遂等，只是咳嗽气喘的诱因，因激发肺中伏热而发病，肺中伏热决定了咳喘的本质是火热之证，所以咳喘无寒证。

医理揭秘23：桂枝汤证系肝木疏泄升发太过，致太阳界面伏热，因感受风寒，引动太阳伏热，出现的太阳表热证，如发热、恶寒、汗出、鼻鸣等症，即原文所谓"阳浮者"，皆太阳表热之症状表现，桂枝辛温疏散，开太阳、散表热，芍药敛肝降胆泻木火，清解太阳表热，此二味为方中主药，生姜辛温助桂枝开太阳，散解表热，以炙甘草、大枣清热泻火，补益中气，全方祛邪（即去表热）扶正（补中气），以治太阳表热证。为对治汗出一症，以桂枝轻轻疏散太阳表热，而不以麻黄峻汗以防汗出太过，更以芍药苦泻酸敛，清热敛肝以止汗泄。

医理揭秘24：厥阴→太阳这一过程，正对应一气周流圆运动平旦之日出，日未出即是厥阴界面，日出就是太阳界面。如果厥阴阖，即厥阴的热能阖回去，不会窜扰太阳，则太阳顺开，如同早晨的旭日东升一样，显风和日丽，万物欣欣向荣之象，就不易发太阳病，即不易患感冒；如厥阴不阖，厥阴伏热窜扰太阳界面，致太阳伏热，伏热招惹风寒侵袭太阳，引发太阳病，即致感冒。桂枝既开太阳散表热，又善降厥阴木火逆冲之气，促厥阴之阖，白芍酸寒清热，敛肝降胆，也促阖厥阴之阖，所以桂枝汤的功效可概括为"开太阳，阖厥阴" 6个字。

医理揭秘25：柴胡、黄芩为本方主药，柴胡辛凉疏散升达，既可辛开太阳，使少阳郁热从太阳散解，又可直清少阳相火，条达厥阴肝木之气，黄芩清解太阳、少阳、阳明三阳之热，尤善清肺热，降胆热，两药相伍，可疏散和清解弥漫全身之火热，降体温，退高热，其效尤著；半夏伍生姜，泻火降气，降一切火热之气，降胆气，降肝气，降胃气，降肺气，除胸胁痞满，止呕、除烦、去咳；人参、大枣、甘草，清热、益气、生津，补中厚土，以土载木，助柴、芩、夏、姜，祛邪（火热）扶正，临床用于各种疾病的治疗，均有良好疗效。

医理揭秘26：小青龙汤为对治"龙火"而设，对治一切肺热气逆之咳嗽、气喘、痰多证。小青龙汤方中夏、芍、辛、味、姜、草，俱为降火降气肃肺之品，因热去而痰化饮消，所以小青龙汤，实为散表热，清肺热，消痰饮，降肺气之剂，适用于一切咳喘证，而且小青龙汤治肺热咳喘效力之强，远非麻杏石甘汤等方可比。小青龙汤因以清火热，消水饮为主要功效，故名"青龙"。

医理揭秘27：一切疼痛，皆为火热所致。各种头痛，咽痛，胸痛，心痛，胃脘疼痛，胁肋疼痛，一切腹痛（胰腺炎剧痛、阑尾痛、腹泻腹痛、痢疾腹痛、痛经、肠系膜淋巴结炎腹痛、疝气痛等），风湿性关节痛，颈肩腰腿痛类疾病等，凡痛皆火热所致。

医理揭秘28：搔痒性疾病，皆火热所致。

医理揭秘29：疮疡类疾病，皆为火热所致，如痈、疽、疮、疡、疹、斑块、疱疹、疣等皆火热所致。

医理揭秘30：火性热烈，体内伏热之体，易受各种因素激惹，而使人体易感招异气，引发过敏性疾病，所以清热祛火，是治疗过敏性疾病改变过敏体质的基本治疗原则。

医理揭秘31：现代医学各项检验指标的异常升高，均为火热之象，所以每发现一项检验指标的升高，就是一条有力的火热辨证依据。

医理揭秘32：因寒而发，因热而发者，均非寒证，遇寒加重，畏寒喜热者，却常是热证。

医理揭秘33：阳明之热、少阳相火、厥阴木火，此三者为体内伏热的主要方面，与人体绝大部分疾病密切相关，在上述3种伏热的基础上，不同的个体有不同的伏热，有伏热于脏腑的，有伏热于官窍的，有伏热于皮肤、肌腠的，有伏热于筋骨、关节的等。

医理揭秘34：癌瘤、结节、息肉，病灶局部为火热毒邪壅滞，整体常伴有中气不足，元阳虚弱。

医理揭秘35：万病本于火，任何疾病的发生、发展、转归，都与体内火热之气的孳生、亢盛、湮熄密切相关。

医理揭秘36：《伤寒论》是一部治热病的医学巨著，太阳病、少阳病、阳明病、皆为热病；太阴病、少阴病、厥阴病，皆寒热错杂病，皆以体内伏火为根源。

医理揭秘37：仲景《伤寒论》所有方剂，不论是仲景所创，还是仲景收录前人的方剂，也不论原文是怎么论述的，实际都是在祛除火热，均为治疗热病的方剂。

医理揭秘38：本气自病包括体内伏热、中气不足、元阳虚弱、肾水不足四个方面。

医理揭秘39：湿、痰、水皆为火热所生，也为火热之象，凡有湿、痰、水孳生者，皆为火热之证。

医理揭秘40：鼻涕、眼泪、痰液、耳水、尿浊、妇女带下、稀便、清水便、脓血便等，不论颜色白、绿、黄、红、黑，稠稀如何，皆为火热之象。

医理揭秘41：胸水、腹水、水肿、关节腔积液、滑囊积液均为火热所生。

医理揭秘42：一切虚弱之体皆包括体内伏热与正虚2个方面，正虚即中气、元阳、肾水的虚弱，所以虚弱之体的调养也包括2个方面，祛邪与扶正，祛邪即祛除伏热，扶正包括补中气，益元阳，滋肾水，祛热是最有力的扶正。

医理揭秘43：虚人即体内伏热之人，因自身伏热致身体敏感，既易感受六淫之邪而发病，又易因情志不调、饮食不节、劳倦而发病，同时伴随着中气、元气、肾水的不同程度损伤，治疗仍以祛火为主，祛火即补虚，火去体自强。

医理揭秘44：虚不受补，患者体内本有伏火，补品大多偏甘温壅补，如人参、鹿茸、黄芪、枸杞子等，易激发体内伏热而加重旧病，或出现新的疾病。虚不受补其实指的就是这种补药刺激、激发体内伏热的情况。

医理揭秘45：风、寒、暑、湿、燥、火六气，致病共同的特点都是给人以某种刺激，激发体内伏热而发病，所致疾病均为热证，其寒热性质由体内伏热所决定，体内伏热是导致疾病内在的根本原因（内因），以上六气只是诱发原因（外因），不影响疾病性质。

医理揭秘46：人体感受风寒，风寒并没进入人体，只作为一种刺激因素，激发了太阳伏热而使人体发病，即发风热表证，表证只有表热证，表寒证实际不存在。

医理揭秘47：一般感冒后，患者体温不一定高于普通人平均正常体温（37.5度），但会或多或少高于患者自身平时的正常体温，这其实就是在发热，均按发热论治，所以感冒均是热病。

医理揭秘48：太阳病之头项强痛、恶寒、发热、有汗或无汗、身痛、骨节疼痛、项背强痛，皆太阳肌腠伏热发飙之证，前人"解表"和"解肌"之说，实际就是散解表热和疏解肌中郁热。

医理揭秘49：心悸、心慌、心急、心抖、心颤、失眠、多梦诸症，均为火扰心神所致，火去则神安。

医理揭秘50：失眠，对应一气周流圆运动之太阳落山这个界面，太阳落山就进入黑夜，太阳不落山就是白昼，阳入于阴就进入睡眠状态，阳不入阴就是失眠状态。

医理揭秘51：一气周流之圆运动中，火热冲逆滞塞致西方降机不利，即为气滞，所以气滞的本质就是火热瘀滞。

医理揭秘52：所有行气解郁之药，皆为疏散郁火之药。

医理揭秘53：气逆也为火热冲逆之证，火降则气降，火降则气顺。

医理揭秘54：火性暴烈，一切尖锐剧烈的疼痛，均是火热郁滞所致，均为火热过亢之症，火去瘀自去，火去痛即止。

医理揭秘55：中医学"久痛入络"之说，实质就是火热瘀滞络脉，瘀热久久不去的情况，凡能祛除这种顽痛之药，必为疏散或剔除络中瘀火之药，络中瘀热得去，则顽痛得除。

医理揭秘56：在疾病过程中，火热亢盛与元阳虚弱并存，当机体某个局部一团火热的时候，整体元阳必然是虚弱的。

医理揭秘57：寒凉学派以清热为主的医学实践，扶阳学派以温补阳气为主的医学实践，都取得了卓越疗效，他们分别在清热和温阳2个方面，为中医学的发展做出了巨大贡献，但是他们并不是单纯清热或单纯温阳取效的，良好的疗效常常建立在清热与温阳并举的基础之上，分析这些医学巨匠们的医案和用方，方中用药无不是寒热并用。

医理揭秘58：一气周流阳气生长收藏，气机升浮降沉圆运动的原理，与人体之生理病理普遍密切相关，是中医理论的基础也是核心，所有疾病的病理，都与此原理密切相关，它是弄懂中医经典的一把金钥匙。

医理揭秘59：七情致病有以下致病特点：

1）七情直伤内脏，危害很严重。

2）致病范围很广，可随时激发或加重任何一种疾病。

3）七情的异常，是人体体内伏热的一个主要来源，这就是长期情绪异常之人，易病、多病、恶病的根源。

4）七情之一的任何一种异常情绪，都可致发各脏腑疾病和全身疾病。

5）土气承载万物，七情给人的刺激，即对人体造成的打击，均需脾胃土气的承载，即中气的承载，这种打击力常会超过中气的承载力，而使中气下陷，土失载木，致肝胆之气下陷，而出现恐惧、害怕、哭泣，甚至自残、自杀，这也是七情致病的一个特殊点。

医理揭秘60：父母遗传，饮食偏热和过量，七情化火，大病久病之后余热伏留，劳作致热，过度热疗保健，以及地球变暖，均是人体伏热的来源。

医理揭秘61：每一个症状发生的病理实质一般是固定的，并不是千变万化的，各个症状可出现在多种疾病中，不论是什么原因引发的，其病理实质在一般都是固定不变的。

医理揭秘62：易感冒发热——太阳、少阳、阳明伏热，易感招外邪所致。

医理揭秘63：易汗，自汗，盗汗，或进餐出汗，或睡中出汗，或轻微活动出汗；或头汗多，或上半身出汗；或手足心出汗——均为体内伏热，相火蒸腾之象。

医理揭秘64：易汗，但汗后身冷，或伴手足冷——为体内伏热，相火蒸腾与元阳不足同时并存。

医理揭秘65：喜食带汤带水的食物，或小儿每进食即要喝水——胃火亢盛，胃津受伤。

医理揭秘66：每食凉饮冷则胃胀、胃痛、胃酸——胃中伏热

医理揭秘67：食肉、蛋、油、奶即胁腹疼痛，常伴恶心——肝、胆、胃、肠郁热阻中，阳明降机不利。

医理揭秘68：大便溏——大肠伏热，生湿致溏；大便溏泻，同时大便次数增多，即为大肠热泻，如同时畏寒、腹凉、乏力，为大肠湿热，伴有中气不足，元阳虚弱的情况，以阳明、太阴、少阴俱病论治。

医理揭秘69：进食即便，或一日大便多次——为中气不足，承载无力之象，常伴有胃肠伏热。用较大剂量之黄芪、党参、白术与少量黄连相伍，益气清热并举，每有良效。

医理揭秘70：乱梦纷纭，为肾水不足，相火扰神；恶梦，为中气下陷，同时木火冲逆扰神。

医理揭秘71：忧愁、郁闷、思绪纷繁、悲伤、惊恐——为中气下陷，承载无力，木失调达，同时木火冲心扰神所致。

医理揭秘72：白苔、黄苔、黑苔、绿苔、厚腻苔——皆体内伏热蒸腾，湿热纠结之象。

医理揭秘73：鼻塞，流清涕或黄涕——热郁鼻窍。

医理揭秘74：心脏早搏（脉结代）——肝火亢盛，疏泄太过，木火扰心。

医理揭秘75：血压高——常因肾水不足，相火亢盛，阳明伏热，致肝火

上炎，东方风木升发太过，以致由肺所主的西方之降，包括肺、心、胃、胆、大肠、小肠、膀胱，诸脏腑之降机不利，致谷道、水道、气道，血道气机失降所致。

医理揭秘76：遗精、滑精、早泄、梦遗——多为生殖系前列腺等腺体内膜和输精管道内膜火热伏留，致敏所致，伴中气不足和元阳虚弱。

医理揭秘77：睡中汗多，睡卧不宁，踢被——阳明伏热，肾水不足，肝火亢盛。

医理揭秘78：小儿好动、多动，或烦躁、偏执，或不断提问，或上课爱说话，或不能专心听课、做作业——均为阳明热盛，灼伤肾水，致肝火亢盛，疏泄太过所致。

医理揭秘79：小儿夜啼——肝火亢盛，疏泄太过，致心神不安。

医理揭秘80：辨证结果只有4条，即火热亢盛、中气虚弱、元阳不足，肾水不足，一般情况下，以火热亢盛为疾病的主要方面，其他3个方面为疾病的次要方面，但疾病这几个方面的主次常常是转化的，在有些情况下，某一次要方面也可转化为主要方面，通过逐症分析即可辨证清楚。

医理揭秘81：自由基就是使人体发生疾病，产生火热的物质元素，或者说自由基是使人体发生疾病，产生火热的疾病因子和火热因子。

医理揭秘82：清热泻火的实质，就是消除自由基和抑制自由基的产生，凡具有清热泻火功效的药物，都是富含负离子或可使身体产生负离子的药物，包括各种中药、蔬菜、谷物、粮食，都含有负离子，或能使人体产生负离子，从而消除自由基及其产生。

医理揭秘83：中药之解表、清热、理气、活血、祛瘀、止血、化湿、化痰、消饮、利水、消癥、散结、益气、补血、滋阴、补阳、温里、泻下、致吐、消食、敛涩、祛风湿、通经络（计有20多个方面）等诸多功效，都是通过祛除火热而实现的，就连辛温大热的附子、干姜、肉桂等也有很强的祛火散热功效，除补阳和温里2个功效之外，以上诸多功效其实都是在清热祛火。

医理揭秘84：风寒进入人体的情况实际不存在，体内无寒可散，所以前人有关"散寒"的有关认识，根据现代物理学的原理应予以更新。

医理揭秘85：清热燥湿药因清热而有燥湿之效，也就是说其燥湿之效是建立在清热功效之上的。

医理揭秘86：胎动不安，为气火不降，火热扰胎所致，安胎之药皆是能够降气火，清宫热之药。

医理揭秘87：传统的祛风湿类药，就是祛除火热瘀滞以治痹证的一类药，性温者散热祛瘀以除痹，性寒凉者清热祛瘀以消痹，俱为祛除火热瘀滞之药。

医理揭秘88：水肿不论阴水与阳水，均为火热瘀滞脏腑经络，致水液代谢失常，水湿泛溢，水道不利之证，利水渗湿药类药都具有良好的泻火祛瘀，渗湿利水之作用，所以对阴水和阳水都适用。

医理揭秘89：淋证不论热淋、石淋、血淋、膏淋、劳淋，皆为火热壅结膀胱尿道之证，致膀胱和尿道黏膜肿胀、敏感，尿路狭窄不畅，出现尿频、尿急、尿不利、尿不尽、滴沥刺痛，甚或癃闭等症。

医理揭秘90：利水渗湿药，性皆寒凉，有清热泻火，消除尿道黏膜肿胀，降低和消除膀胱尿道的敏感性，通畅尿路的功效，即清热通淋之效。

医理揭秘91：黄疸虽有阳黄阴黄之别，但无热不发黄，阳黄固为湿热所致，阴黄也湿热与阳气虚弱兼夹之证，所以不论阳黄阴黄，均宜清热化湿退黄，阴黄在清热化湿的同时，兼以温益阳气，补益中气。

医理揭秘92：疼痛一症的产生需要足够的能量，产生轻微疼痛需要较少的能量，产生强烈疼痛，则需很多之能量，持续不断的疼痛，需要持续不断的能量，阵发性疼痛、暴发性疼痛，均需要强大的能量才能产生。

医理揭秘93：温里药之温里作用，其实包括了祛火与温阳2方面的作用，温助阳气的功效，在一定程度上是建立在祛除火热功效基础上的，或者说是在祛除火热的同时，温助阳气。

医理揭秘94：附子辛甘热，散热祛火止痛，回阳救逆，温益元阳。主治：①元阳亡脱之大汗淋漓、肤冷肢厥、气息微弱、神情淡漠。②元阳虚弱之全身畏寒、手足冰冷、喜热处暖。③火热瘀滞，阻隔阳气通达之心胸痹痛、脘腹诸痛、风湿痹痛、头风头痛、阴疽疮漏、寒热泄泻、呕吐及一切火热之证。

医理揭秘95：理气药之功效，虽有行气解郁，行气调中，行气疏肝，行气宽胸，行气消胀，行气止痛，破气散结等多种不同的表述，但皆建立在辛香，温散，苦泻的功效特点之上，具有泻火散郁，降气消滞，顺畅气机之功效，实为祛火降气之药。

医理揭秘96：祛痛的本质就是祛火，火去则痛止。

医理揭秘97：胸痹为火热瘀滞心胸，痹阻气机之证。

医理揭秘98：胃中积食，均是火热瘀滞证，常伴有脾胃气虚（中气虚弱）和胃阴不足。

医理揭秘99：出血有两个因素：一个是体内伏火亢盛，迫血妄行，为出血之最常见原因；另一个为中气、元气虚弱，失于统血，致血溢脉外而发生血证。

医理揭秘100：瘀热不可分离，瘀的本质就是热，血瘀就是火热瘀滞，活血化瘀类药作用的实质就是祛除血脉经络中之瘀热，血瘀证是一类特殊的火热证。

医理揭秘101：久痛入络的实质是火热瘀滞经络。

医理揭秘102：妇女月经不调、经闭、痛经、产后恶露不净，瘀阻疼痛等经产疾病皆火热瘀滞之证，能够治疗这些疾病的药均为泻火散瘀之药。

医理揭秘103：因筋伤骨折之局部瘀肿热胀疼痛，本就火热瘀滞之证，所以疗伤之药也为泻火散火，祛除瘀热之药。

医理揭秘104：筋、肉、骨痛诸症，不论是跌打损伤所致，还是过度劳作所致，或风湿痹痛所致，皆为火热瘀滞之证。

医理揭秘105："破血"是在强调其祛瘀功效之强，实际指其泻火散火作用之强，并不是说有破血致人出血的作用（水蛭例外），活血一词也是指化瘀类药祛痛、调经、疗伤、消癥的作用，并不完全是疏通血管，加速血液运行之意。

医理揭秘106：凡能够化痰，消痰，治疗痰证的药，都具有清热祛火的作用。

医理揭秘107：心神不宁皆因热扰心神所致，所以安神之药皆为清泻心火之药。

医理揭秘108：所谓的祛风、疏风等治法，实际均是在散热清热，人体体内无风可祛。

医理揭秘109：补气药除了补气（补元气，益中气，健脾胃，助运化，增加气力，改善人体虚弱状态）之功效外，其中每一味药都具有清热泻火的功效，其补气之功效在一定程度上是建立在清热功效基础之上的，因清热而补气。

医理揭秘110：遗精、滑精、早泄，也为湿热之证，所以凡能够治疗消除这些症状的药，都具有清湿热，敛肝火的作用，如巴戟天、淫羊藿、补骨脂、益智仁等。

医理揭秘111：崩漏的发生与火热密切相关，清热凉血对每一患者之崩漏出血，皆有显著疗效，能够治疗崩漏的药皆有祛除火热的作用，所以认为崩漏也为火热所致。

医理揭秘112：肾阳虚证，在温补肾阳的同时，针对性地清热祛火，更为有效。

医理揭秘113：蛤蚧实具清肺热，养肺阴，止喘嗽的功效，所谓其"补肺"之功，完全建立在清热肃肺的功效之上。

医理揭秘114：补血之功效，与清热泻火密切相关，可以说其补血的功效在一定程度上是建立在清热泻火的基础之上的，各味药清热的作用各不相同，其补血的效果也不一样，有待我们在实践中进一步去认识。

医理揭秘115：芍药甘草汤因清热而止痛，其良好的止痛之效建立在清热基础之上，缓急止痛的实质就是泻火止痛。

医理揭秘116：补中益气汤诸药皆有清热泻火的作用，所以本方有良好的降火退热之效，本是自然而然之事，前人以"甘温除大热"来认识本方，是因为没有认识到本方诸药清热泻火的作用，并且忽视了升麻、柴胡等药的苦寒清热的良好功效，所以关于本方"甘温除大热"的认识应予以更新。

医理揭秘117：传统认为四物汤活血补血，我通过反复实践，认识到活血的实质即是祛除火热瘀滞，补血的实质就是清热祛火，火去则火热瘀滞诸症和血虚诸症皆消失，所以四物汤的功效为滋阴清热，解郁散瘀，降火润肠。

医理揭秘118：治病总则就"祛邪扶正"4个字。祛邪即祛除火热，扶正则包括补中气、温元阳、滋肾水3个方面，一般疾病以祛邪为主，重病久病则祛邪扶正并重，生命垂危，元阳衰弱，则回阳救逆为急。

医理揭秘119：关于"气虚多汗"。有的患者易汗，汗多，同时体倦疲乏，喜睡卧，睡不醒，醒后乏力不欲起床，易感冒，被认为是气虚出汗，经过多年的临床体会，认识到虽然体倦疲乏，喜睡卧，睡不醒，确属气虚证，但汗出却不是气虚造成的。体内火热亢盛，蒸腾津液仍然是出汗的根本原因，体倦疲乏，喜睡卧，睡不醒，醒后乏力不欲起床，易感冒等症，却是"壮火食气"，致中气虚弱之证，即火热导致了出汗，火热导致了气虚，不是气虚导致了出汗，以玉屏风散治疗常获佳效。

医理揭秘120：痛泻要方主治泻必腹痛，泻后痛缓的痛泻证，诸痛皆火热所致，泄泻也为火热所致，故痛泻要方主治之痛泻，实际就是湿热泄泻，方中白术清热化湿，防风泻火除湿，止泻痢；白芍酸寒，清热降火，解痉止痛；陈皮散热泻火，行气解郁止痛，皆为清热泻火化湿之品，故痛泻要方止痛止泻之效，皆建立在清热泻火的基础之上，此即痛泻要方止痛止泻之奥妙。

医理揭秘121：据一气周流原理，血压、血糖的升高，均为火热之象，临床常见这类患者有阳明伏热、少阳相火、厥阴肝火亢盛的证象，同时有肺所主的胆、胃、大肠、小肠、膀胱，这一脏五腑之气机失于通降之象，因此认为，高血压是以上两个因素造成一气周流圆运动之东方风木升发太过，西方燥金失于通降，致南方心火失降，心脉通降不畅所致，常常兼有中气中气虚弱，肾水不足，或元阳虚弱的情况，据此清降阳明伏火，敛降厥阴、少阳之肝胆木火，通降心、肺、胆、胃、大肠、小肠、膀胱诸脏腑气机，可收良好疗效。

医理揭秘122：癌瘤手术、化疗、放疗后，主要问题是体内火热毒邪之伏留不去，常伴中气、元阳、肾水之不足，以祛除余热毒邪为主，火热去，则元气、中气、肾水自复，用药适当伍用补益元气、中气，滋肾水之品，常获良好疗效。

本书参考古籍

《黄帝内经》

《神农本草经》

《伤寒论》汉·张仲景

《金匮要略》汉·张仲景

《肘后备急方》东晋·葛洪

《本草经集注》南朝梁·陶弘景

《备急千金要方》唐·孙思邈

《日华子本草》唐·日华子

《四声本草》唐·萧炳

《海药本草》唐·李珣

《新修本草》唐·苏敬

《药性论》唐·甄权

《本草拾遗》唐·陈藏器

《仙授理伤续断秘方》唐·蔺道人

《开宝本草》宋·刘翰，马志

《是斋百一选方》宋·王璆

《小儿药证直决》宋·钱乙

《究度方》宋·张松

《太平圣惠方》宋·王怀隐，王祐等

《济生方》宋·严用和

《圣济总录》宋·佚名

《太平惠民和剂局方》宋·太平惠民
和剂局

《三因方》宋·陈言

《本草图经》宋·苏颂

《珍珠囊药性赋》金·张元素

《黄帝素问宣明论方》金·刘完素

《素问玄机原病式》金·刘完素

《素问病机气宜保命集》金·刘完素

《儒门事亲》金·张子和

《内外伤辨惑论》金·李东垣

《脾胃论》金·李东垣

《兰室秘藏》金·李东垣

《医学启源》金·张元素

《格致余论》元·朱丹溪

《局方发挥》元·朱丹溪

《本草衍义补遗》元·朱震亨

《丹溪心法要诀》元·朱震亨

《汤液本草》元·王好右

《此时难知》元·王好右

《本草发挥》元·徐彦纯

《世医得效方》元·危亦林

《明医指掌》明·皇甫中

《本草蒙筌》明·陈嘉谟

《食鉴本草》明·宁原

《医学入门》明·李梴

《伤寒蕴要》明·吴绶　　　　　　　《证治汇补》清·李用粹

《本草要略》明·贺岳　　　　　　　《冯氏锦囊》清·冯楚瞻

《本草原始》明·李中立　　　　　　《续名医类案》清·魏之琇

《景岳全书》明·张景岳　　　　　　《医理真传》清·郑钦安

《本草纲目》明·李时珍　　　　　　《医法圆通》清·郑钦安

《本草求原》明·李中梓　　　　　　《医方集解》清·汪昂

《滇南本草》明·兰茂　　　　　　　《医学衷中参西录》清·张锡纯

《内科摘要》明·薛己　　　　　　　《生草药性备要》清·何谏

《药镜》明·蒋仪　　　　　　　　　《得配本草》清·严西亭

《卫生易简方》明·胡濙　　　　　　《串雅补》清·鲁照

《本草江言》明·倪朱谟　　　　　　《本经逢源》清·张璐

《立斋外科发挥》明·薛己　　　　　《随息居饮食谱》清·王士维

《本草正》明·张介宾　　　　　　　《本草述》清·刘若金

《本草经疏》明·缪希雍　　　　　　《玉楸药解》清·黄元御

《普济方》明·朱橚，滕硕，刘醇　　《萃金裘本草述录》清·蒋溶

《品汇精要》明·刘文泰　　　　　　《药性通考》清·太医院

《外科正宗》明·陈实功　　　　　　《本草新编》清·陈士铎

《摄生众妙方》明·张时彻　　　　　《本草再新》清·佚名

《药品化义》明·贾所学　　　　　　《医林纂要》清·汪绂

《万病回春》明·龚廷贤　　　　　　《外科证治全生集》清·王洪绪

《神农本草经读》清·陈修园，伍悦　《长沙药解》清·黄元御

《本草求原》清·赵其光　　　　　　《本草从新》清·吴仪洛

《分类草药性》清·佚名　　　　　　《本草求真》清·黄宫绣

《蕙仪堂经验方》清·陈丈缙　　　　《本草备要》清·汪昂

《温病条辨》清·吴鞠通　　　　　　《医林改错》清·王清任

《温热论》清·吴又可　　　　　　　《傅青主女科》清·傅山

本书参考古籍

· 291 ·

《医学心悟》清·程国彭

《外科证治全生集》清·王洪绪

《岭南采药录》民国·萧步丹

《药性集要》民国·丁甘仁

《药物图考》民国·王通声

本书参考书籍

《圆运动的古中医学》民国·彭子益

《急危重症及疑难病临床经验集》李可

《气一元论与临床》吕英

《气一元论中医临床参悟集》吕英

《中药大辞典》江苏新医学院

《广西中药志》广西壮族自治区卫生厅

《江西中药》江西省中医药研究所

《湖南药物志》湖南中医药研究所